Leben LERNEN
Klett-Cotta

Zu diesem Buch

Können früh und schwer traumatisierte Kinder dennoch eine gute Entwicklung nehmen? Die erfahrene Kinderpsychotherapeutin zeigt an vielen eindrücklichen Beispielen: unter sehr positiven Umständen und mit genauer Kenntnis der hier vorgestellten Therapieform kann dies gelingen.

Das Buch

- erklärt anschaulich Regeln und Vorgehensweisen der traumabezogenen Spieltherapie;
- macht die Arbeit an Bindungs- und Gewaltschäden im Therapieverlauf deutlich;
- vermittelt die neuesten neurophysiologischen Erkenntnisse.

Die Reihe »Leben Lernen« stellt auf wissenschaftlicher Grundlage Ansätze und Erfahrungen moderner Psychotherapien und Beratungsformen vor; sie wendet sich an die Fachleute aus den helfenden Berufen, an psychologisch Interessierte und an alle nach Lösung ihrer Probleme Suchenden.

Alle Bücher aus der Reihe ›Leben Lernen‹ finden Sie unter:
www.klett-cotta.de/lebenlernen

Dorothea Weinberg

Psychotherapie mit komplex traumatisierten Kindern

Behandlung von Bindungs- und Gewalttraumata der frühen Kindheit

Klett-Cotta

Leben Lernen 233

MIX
Papier | Fördert gute Waldnutzung
FSC® C083411

Klett-Cotta
www.klett-cotta.de

Printed in Germany
Umschlag: Hemm & Mader, Stuttgart
Titelbild: © Hannah Weinberg, 2010
Gesetzt aus der Minion von Eberl & Kœsel Studio GmbH, Altusried-Krugzell
Gedruckt und gebunden von CPI – Clausen & Bosse, Leck
ISBN 978-3-608-89101-0

Sechste Auflage, 2022

Bibliografische Information der Deutschen Nationalbibliothek
Die Deutsche Nationalbibliothek verzeichnet diese Publikation in der Deutschen Nationalbibliografie; detaillierte bibliografische Daten sind im Internet über <http://dnb.d-nb.de> abrufbar.

Inhalt

Ein Wort zum Anfang

Dieses Buch basiert auf meinem früheren Buch »Traumatherapie mit Kindern« (2005). Vieles aus diesem Buch wird hier nicht mehr wiederholt, sondern vorausgesetzt. Dies bezieht sich insbesondere auf die allgemeine Trauma-Neurobiologie des Kindesalters und auf die Strukturierte TraumaIntervention.

In den Jahren nach der Erstveröffentlichung hat sich das Konzept der traumabezogenen Spieltherapie so enorm weiterentwickelt und präzisiert, dass es hier in einer wesentlich ausgereifteren Form dargestellt werden kann. Diese dynamische Entwicklung liegt im Wesentlichen an dem permanenten fachlichen Diskurs mit Hunderten von erfahrenen KindertherapeutInnen in meinen Kursen und an meiner langjährigen ehrenamtlichen Arbeit in Dom Duga, dem bosnischen Säuglings- und Kleinkinderheim von »Schutzengel-gesucht e.V.«. Die Bindungsinterventionen, die ich für Dom Duga entwickelt und vielfach erfolgreich angewendet habe, flossen in meinen Blick auf meine misshandelten und missbrauchten, zum Teil schwer deprivierten Therapiekinder in Nürnberg ein: Wie könnte ich ihnen helfen, traumatische Bindungen zu lösen und stattdessen Bindungssicherheit aufzubauen? Die Ideen dazu habe ich in meiner Praxis erprobt, überprüft und weiterentwickelt. Dadurch kamen sie allmählich auch in die Fortgeschrittenen-Kurse und wurden dort präzisiert.

Der Theorieteil des vorliegenden Buches befasst sich mit der Störungsgenese in den ersten Lebensjahren durch passive (Deprivation und Unterlassung) und aktive Schädigung (wie Misshandlungen, sexueller Missbrauch) und deren Auswirkungen in späteren Krankheitsbildern der Seele, des Geistes, des Verhaltens und der körperlichen Entwicklung. Dieser erste Teil des Buches ist zuweilen anstrengend, sodass ich Laien empfehle, mit dem therapiepraktischen zweiten Teil zu beginnen und sich erst allmählich durch den ersten Teil durchzuarbeiten.

Angesichts unserer aktuellen gesellschaftlichen Entwicklung, die es mittels vorgeschobener Gründe – nämlich der angeblichen Förderung des Sozialverhaltens und der kognitiven Entwicklung von Kleinstkindern – propagiert, die Jüngsten unter uns zu institutionalisieren und damit ihr biologisches Bedürfnis nach Bindung zu vernachlässigen und zu frustrieren, ist es fast zu befürchten, dass wir zukünftig Bindungsschäden in der jüngsten Generation innerhalb ganz normaler Familien vorfinden werden. Ein Zyniker würde jetzt sagen: »Ist doch prima! Geht uns trotz sinkender Geburtenzahl nicht die Arbeit aus!« Mich macht es aber wütend!

Ganz herzlich danken möchte ich Thomas Hensel für seine langjährige und unermüdliche Unterstützung – auch und gerade in kritischen Momenten meines Weges als Therapiepionierin!

Er und meine Kollegin und Mitarbeiterin Heidi Zorzi sowie meine Schwester Gunhild Vestner haben viel von ihrer knappen Zeit investiert, um mein Manuskript zu studieren und mir Anregungen und kritische Rückmeldungen zu geben.

Danken möchte ich auch meiner Tochter Hannah, die mir ihr Bild »Licht der Welt« für das Buchcover überließ! Ihnen allen meinen herzlichen Dank!!

I. Die Diagnose

1. Begriffsklärung

Komplexe Traumatisierung; Persönlichkeitsentwicklungsstörung; Minimale Cerebrale Dysfunktion; Frühe Störung, Bindungsstörung etc.; Developmental Trauma Disorder (DTD) (übersetzt in etwa: Traumabedingte Entwicklungsstörung); Komplexe Entwicklungsstörung nach Frühtraumatisierung (KEF).

Wovon reden wir in diesem Kapitel? Zunächst wird der Diagnose-Vorschlag von van der Kolk et al. für das DSM-V vorgestellt werden, denn obwohl er mittlerweile abgelehnt worden ist, bleibt er fachlich und gesundheitspolitisch von größter Bedeutung: Developmental Trauma Disorder[1]. Der Hauptteil dieses Kapitels aber wird sich auf eine frühere Veröffentlichung des NCTSN (Cook et al., 2003) beziehen, die die psychisch und gesellschaftlich verheerenden Konsequenzen von Verwahrlosung und Gewalterfahrungen in der frühen Kindheit nachweist. Während »Developmental Trauma Disorder« ohne Eingrenzung der Störungsgenese arbeitet, ist die NCTSN-Veröffentlichung überwiegend auf eine Störungsgenese in den ersten Lebensjahren bezogen. Dies ist so wichtig, weil durch die frühe Pathogenese ein spezifisches Störungsbild über sieben Entwicklungsbereiche hinweg unter Einbeziehung von Bindungsstörungen und neurologischen Defiziten entsteht. Im deutschen Sprachraum haben wir immer mal wieder wechselnde Begriffe für diese Problematik benutzt, die jeweils bestimmte Aspekte des komplexen Störungsbildes benannten, wie z. B. die Minimale Cerebrale Dysfunktion, Bindungsstörung, Persönlichkeitsentwicklungsstörung, Frühe Störung, Komplextrauma etc. Leider haben die Kollegen des NCTSN für das von ihnen präzise beschriebene Störungsbild keinen eigenen Begriff geprägt, sondern behalfen sich ebenfalls mit »Komplexe Traumatisierung bei Kindern und Jugendlichen«. Da wir aber komplexe Traumafolgeerkrankungen auch bei

1 v. d. Kolk, Pynoos, Cloitre etc. (2009), Proposal to include a Developmental Trauma Disorder Diagnosis for children and adolescents in DSM-V

Kindern und Jugendlichen vorfinden, bei denen die Traumagenese erst in der zweiten Hälfte des ersten Lebensjahrzehntes einsetzt, werde ich in diesem Buch mit einem eigenen Begriff arbeiten, der zunächst nichts anderes als ein vorläufiger Arbeitsbegriff ist:

Komplexe Entwicklungsstörung nach Frühtraumatisierung (KEF).

Den von van der Kolk geprägten Begriff »Developmental Trauma Disorder« übersetze ich mit:

Traumabedingte Entwicklungsstörung, behalte aber als Kürzel »DTD« bei.

Seit der Studie von Ackerman et al. von 1997 wissen wir, dass die häufigste Diagnose nach sexuellem Missbrauch und körperlichen Misshandlungen an Kindern keineswegs die Posttraumatische Belastungsstörung ist. In dieser Studie an 204 kindlichen Opfern von gerichtlich überführten Tätern folgte die PTBS erst an vierter Stelle (nämlich mit 34% der Betroffenen) nach Trennungsangst und Überängstlichkeit (59%), oppositionell-trotziger Verhaltensstörung (36%, aber 46% bei den Jungen!) und Phobien (36%)! (Ackerman et al., 1997)

Genauso selten, wie diese Diagnosen als Traumafolgeerkrankungen erkannt werden – es gibt sie schließlich auch ohne den Traumahintergrund –, werden die Kinder, um die es in diesem Buch geht, erkannt als Betroffene einer Traumafolgeerkrankung. Dies liegt meines Erachtens an der extremen Vielgestaltigkeit, Weitläufigkeit und zugleich Verstecktheit der Symptomatik, die uns dazu verführt, nur das zu sehen, womit wir rechnen. Typisch für diesen Vorgang ist die massenweise Diagnostizierung der Betroffenen als ADHS-Patienten, wobei dann ihre tiefe Bindungsproblematik, ihr negatives Selbstkonzept, ihre Verweigerung gegenüber Anstrengung und ihre mangelhafte Verhaltenskontrolle lediglich als Folge der Aufmerksamkeits- und Hyperaktivitätsstörung verstanden werden – wenn diese Bereiche überhaupt gesehen werden. Die defizitäre Affektkontrolle fällt zwar meistens auf, wird aber in ihrer besonderen Dynamik verkannt. Was aber grundsätzlich ignoriert wird, sind die dissoziativen Phänomene und die Symptome des Wiedererlebens, ohne deren Behandlung keine wirkliche Besserung möglich ist, denn in diesen Phänomenen spielen sich ganz klar die traumabedingten Reinszenierungen, intrusiven Erinnerungen und traumabedingten Projektionen ab und entziehen sich komplett der willentlichen Kontrolle.

1.1 Developmental Trauma Disorder – DTD (Traumabedingte Entwicklungsstörung)

Dieser Begriff erfasst die tief greifende Schädigung der Gesamtentwicklung durch Kindesvernachlässigung, das heißt durch Deprivation, Bindungsabbrüche, Verwahrlosung, Misshandlung, Missbrauch und generell Schutzlosigkeit in Vereinsamung, Ablehnung und in schwerer Beängstigung.

Diese Diagnose würde darauf verzichten, dass die auslösenden Situationen objektiv lebensbedrohlich gewesen sein müssen, so wie es in DSM-IV für die PTSD gefordert wird. Die »Traumabedingte Entwicklungsstörung« setzt schwere Frustrationen natürlicher kindlicher Bedürfnisse voraus, die sich bis hin zu lebensbedrohlicher Stärke steigern können, aber nicht müssen. Die Auswirkungen dieser Störung sind noch viel komplexer als ihre Ursachen.

Im Folgenden übersetze ich die Beschreibung von van der Kolk aus einem früheren Artikel[2]:

»Traumabedingte Entwicklungsstörung

a) Exposition:
   Das Kind ist oder wurde vielfältigen oder anhaltenden Formen von entwicklungsschädigenden zwischenmenschlichen Traumaereignissen ausgesetzt (z. B. verlassen werden, Verrat [betrayal], körperliche Angriffe, sexuelle Angriffe; Drohungen gegen die körperliche Integrität, erzwungene Handlungen, emotionaler Missbrauch, Gewalt und Tod miterleben müssen).
b) Getriggerte Dysregulationen:
   Die Erregungsregulation entgleist nach oben oder unten in Reaktion auf sensorische Auslöser. Diese Veränderungen bleiben erhalten und schwingen nicht auf eine Grundlinie zurück. Auch bei Bewusstwerdung des ungewöhnlichen Verhaltens reduziert sich die Intensität des Verhaltens nicht.
   Die Dysregulationen betreffen:
   - Affekte
   - Körper (z. B. physiologische Regulierung, Motorik, Erkrankungen)
   - Verhalten (z. B. Wiederholungszwang, Selbstverletzungen)

2 v. d. Kolk (2007), A new diagnosis

- Kognitionen (»Jetzt passiert es wieder!«, Verwirrung, Dissoziation, Depersonalisation)
- Beziehungsaufnahme (z. B. klammernd, oppositionell, misstrauisch, folgsam)
- Selbstbewusstsein (z. B. Selbsthass, Schuld [blame])

c) Einstellungen und Erwartungen:
Dauerhaft erhalten bleiben:
- negative Selbstattributionen
- Misstrauen gegenüber dem/den schützenden Pflegepersonen
- Überzeugung, dass niemand schützen wird
- Vertrauensverlust gegenüber gesellschaftlichen Institutionen mit Schutzauftrag
- keine Zuflucht (recourse) zur gesellschaftlichen Gerechtigkeit nehmen, stattdessen Vergeltung suchen
- zukünftige Viktimisierung wird als unausweichlich empfunden

d) Geschwächte Funktionen:
- im Erziehungsprozess
- im familiären Miteinander
- mit Gleichaltrigen
- gesetzestreues Verhalten
- beruflich«

1.2 Komplexe Entwicklungsstörung nach Frühtraumatisierung (KEF)

Obwohl man die Konzeptionalisierung von DTD durchaus als erschlagend komplex empfinden mag, ist sie – verglichen mit der ganzen Palette an Symptomen, mit denen bei einer Komplexen Entwicklungsstörung nach Frühtraumatisierung zu rechnen ist, wie sie vom eingangs erwähnten National Child Traumatic Stress Network zusammen gestellt worden ist – noch sehr griffig. In die Symptomtabelle des NCTSN[3] habe ich einen weiteren Entwicklungsbereich kursiv eingefügt, den der Sexualität, der im Original gar nicht vorkommt, aber gerade in diesem Störungsbild von enormer Bedeutung ist.

An diesem siebenteiligen Symptomkatalog plus dem Entwicklungsbereich der Sexualität werde ich mich entlangarbeiten und jedem Entwicklungsbereich einen eigenen Abschnitt widmen.

3 In der Übersetzung von Oliver Schubbe (2005)

Symptomliste der Komplexen Entwicklungsstörung nach Frühtraumatisierung

I. Bindung

Unsicherheit bzgl. Verlässlichkeit und Vorhersehbarkeit
Probleme mit Grenzen
Misstrauen und Argwohn
Soziale Isolation
Interpersonelle Schwierigkeiten
Schwierigkeiten, sich in emotionale Zustände anderer Menschen hineinzuversetzen
Schwierigkeiten, die Perspektiven anderer einzunehmen
Schwierigkeiten, sich Verbündete zu machen

II. Biologie

Sensomotorische Entwicklungsstörung
Empfindlich gegenüber Körperkontakt
Schmerzunempfindlichkeit
Schwierigkeiten mit Koordination, Gleichgewicht und Muskeltonus
Somatisierung
Ein großes Spektrum medizinischer Probleme, z. B. Magenschmerzen, Asthma, Hautprobleme, Autoimmunstörungen, Pseudo-Krampfanfälle

III. Affektregulation

Schwierigkeiten bei der Affektregulation
Schwierigkeiten bei der Beschreibung von Gefühlen und inneren Erfahrungen
Probleme beim Erkennen und Beschreiben innerer Zustände
Schwierigkeiten, Wünsche und Sehnsüchte zu kommunizieren

IV. Dissoziation

Unterscheidbar unterschiedliche Bewusstseinszustände
Amnesie
Depersonalisation und Derealisation
Zwei oder mehr unterschiedliche Bewusstseinszustände mit Gedächtnisstörung für zustandsbezogene Ereignisse

V. Verhaltenskontrolle

Geringe Impulssteuerung
Selbstschädigendes Verhalten
Fremdaggressives Verhalten
Pathologisches Selbstberuhigungsverhalten
Schlafstörungen
Essstörungen
Substanzmissbrauch
Überanpassung
Oppositionelles Verhalten
Schwierigkeiten, Regeln zu verstehen und zu befolgen
Kommunikation der traumatischen Vergangenheit durch Reinszenierung im Alltag oder Spiel (sexualisiert, aggressiv etc.)

VI. Kognition

Probleme der Aufmerksamkeitsregulation und ausführender Funktionen
Weniger lange andauernde Neugier
Probleme bei der Aufnahme neuer Information
Probleme bei der Konzentration und Beendigung von Aufgaben
Objektkonstanzschwierigkeiten
Schwierigkeiten, vorauszusehen und zu planen
Probleme, den eigenen Beitrag zu den äußeren Umständen zu erkennen
Lernschwierigkeiten
Sprachentwicklungsstörungen
Probleme bei der Zeit- und Raumorientierung
Akustische und visuelle Wahrnehmungsstörungen
Eingeschränkte Aufnahmefähigkeit für komplexe räumlich-visuelle Muster

VII. Selbstkonzept

Eingeschränkt kontinuierliches und vorhersagbares Selbstkonzept
Eingeschränktes Empfinden, eine eigene Person zu sein
Körperbildstörung
Niedriges Selbstbewusstsein
Scham- und Schuldgefühle

Tabelle nach Cook et al., 2003*

VIII. Sexualität

Sexuell übergriffiges Verhalten	*Masturbation dient Autoregulation*	*Fühllosigkeit*
Promiske Kontaktaufnahme	*Sexuelle Stimulation erforderlich*	*Opferverhalten*

* © Übersetzung Oliver Schubbe (2005) in Hensel & Meusers Hrsg. (2005) EMDR mit Kindern und Jugendlichen. Göttingen: Hogrefe

1.3 Anamneseerhebung

Solche Vorgeschichten oder gegenwärtigen Lebensbedingungen, die diese Symptome bewirken, im Anamnesegespräch mit den leiblichen Eltern zu erheben, stellt ein riesiges Problem dar. Nicht nur, dass sie es nicht oder nur kaum zugeben mögen bzw. können. Das Problem setzt früher an:

»... social taboos prevent obtaining information about childhood trauma, abuse, neglect, and other exposures to violence.« (v. d. Kolk, S. 401) Diesen Tabus unterliegen auch wir als Profis, wir spüren selbst die Scheu, nach diesen Dingen zu fragen.

Ein Beispiel aus einer Supervisionsgruppe: Ein Mann meldet sich zur Behandlung an und berichtet von großen Selbstzweifeln: Ist er ein geborener Päderast? Er erklärt, dass er seine ersten sexuellen Erfahrungen mit seiner jüngeren Schwester gemacht hat, als er zwölf Jahre war. Er wird nicht nach dem Altersunterschied zur Schwester gefragt und nach dem Hergang. Die beschriebene »gute Beziehung zur Schwester« wird mit Erleichterung zur Kenntnis genommen: Dann muss man da ja auch »keinen Kochtopf öffnen«, an dem sich womöglich alle verbrennen.

Wenn wir schon bei einem Bruder so reagieren, der mit genau diesem Tabu- und Unrechtsthema kommt, wie viel mehr sperrt sich unser psychisches System, Väter oder Mütter zu befragen, ob sie ihr Kind schlagen oder sonstwie misshandeln, sexuell missbrauchen, ablehnen, zum Zeugen von Gewalttaten werden lassen ...

Natürlich gibt es viele objektive Gründe, solche Befragungen zuweilen zu unterlassen – aber darüber dürfen wir unseren eigenen Anteil am Schweigen nicht weiterhin ignorieren!

Bei mir selbst liegt die Schwelle, die sich emotionale Abwehr nennt, zwar deutlich niedriger – aber es gibt sie auch. Als ich z. B. in einem Elterngespräch von ritueller Gewalt und Geheimbünden hörte, ging ich innerlich auf Distanz: Das Leben ist doch kein billiger Thriller! Tatsächlich gibt es gelegentlich KollegInnen, die die biografischen Hintergründe gezielt in diese Richtung aufplustern – aber es gibt eben auch die Fälle von tatsächlicher ritueller oder organisierter Gewalt. Das Einzige, was uns hilft, sind Offenheit und Aufmerksamkeit und viel Geduld, weil sich vage biografische Ausgangssituationen manchmal erst sehr langsam und zuweilen gar nicht klären lassen.

Dies ist auf dem Gebiet der Traumapsychotherapie ein besonderes Problem, weil wir wesentlich effektiver arbeiten können, wenn wir detaillierte biografische Fakten vorliegen haben. Das Aktenstudium der Vorgeschichte macht tatsächlich Sinn, weil es uns hilft, ansonsten unverständliches Symptomverhalten des Kindes/Jugendlichen biografisch und funktionell zuordnen zu können. Da das Zuordnen in der Therapie mit diesen Kindern ein gemeinsamer heilsamer Suchprozess ist, brauchen wir Fakten.

Fakten im Kopf brauchen wir ebenso im Gespräch mit möglichen TäterInnen, denn diese Menschen sind nicht selten hoch manipulativ, sie wickeln uns ein, ziehen uns emotional auf ihre Seite. Wenn wir nicht wissen, was passiert ist, wenn wir die Fakten nicht parat haben, sind wir verloren. Entscheidend für die Einschätzung der pathogenetischen Faktoren sind weiterhin die spontanen Darstellungen des Kindes (Rollenspiele, Zeichnungen) im Zweiersetting mit dem Therapeuten, seine verbalen Äußerungen und Wünsche, seine Vorstellungen von Sicherheit.

Nach wie vor gilt meine Empfehlung, den Kontakt mit dem »offending parent« vom Kindertherapeuten fernzuhalten (Weinberg 2005), wenn sich abzeichnet, dass er/sie absichtsvoll, verheimlichend oder fortgesetzt das Kind manipuliert oder gar bedroht. Der Kontakt zum Kind muss dann nach Möglichkeit unterbunden und die darauf erfolgende Entwicklung des Kindes von uns genau beobachtet werden. Daraus ergibt sich, dass wir als Kinderbehandler ein Netzwerk mit Jugendamt, Beratungsstellen und Kollegen aufbauen müssen, innerhalb dessen wir unsere Ressourcen auf die Entwicklung des Kindes, die allein unser Ziel ist, konzentrieren können.

In der Anamneseerhebung ist es wichtig, über die üblichen prä-, peri- und postnatalen (die frühkindliche Entwicklung, familiäre Einflussfaktoren und Situation und gegenwärtiges Symptomverhalten und Probleme) Angaben hinaus aktiv nach folgenden Umständen zu fragen:

- Wie verhält sich das Kind, wenn die Mutter/Hauptbezugsperson weggeht oder wiederkommt oder wenn es seinen gewohnten sozialen Kontext verlassen soll (z. B. bei der Oma oder bei Freunden schlafen)?
- Gibt es Probleme mit dem Schlafen bzw. Ängste und Albträume, und wie genau gehen die Bezugspersonen damit um?

- Wie geht das Kind mit anderen Kindern um, sucht es Dominanz oder gar eine Täterrolle auf, oder ist es verschüchtert, womöglich unterwürfig und bietet sich in einer Opferrolle an? Oder zeigt es alternierendes Verhalten?
- Wann und wie sucht das Kind Trost, Beruhigung oder Schutz und wie genau geht die Bezugsperson damit um?
  Kann sich das Kind fallen lassen, wozu auch Fieber- und Infektionserkrankungen gehören?
- Kann es seinen Körper, insbesondere stärkere/starke Schmerzen, spüren? Wie genau verhält es sich in typischen Trigger-Situationen (Spritzen, Zahnarztbesuch, Badewanne …)?
- Was genau geschieht in den Minuten und Sekunden vor dem Einsetzen des Problemverhaltens (aggressive Durchbrüche, Kontaktabbrüche, Weglaufen …)? Sind seine Handlungen verständliche Reaktionen auf falsches Verhalten der sozialen Umgebung oder sind sie getriggert und spulen sich ohne angemessenen Grund und ohne Maß automatisiert ab?
- Welche beängstigenden, beschämenden, schmerzhaften oder verwirrenden Ereignisse und Verlassenheitserlebnisse kamen im Leben des Kindes, insbesondere in den ersten drei Lebensjahren, vor?
- Gab es möglicherweise Nahtoderlebnisse, also das Empfinden, dass jetzt der Tod naht (auch prä- und perinatal)?
- Welcher Alkohol- und Drogenkonsum kommt und kam im Umfeld des Kindes vor?
- Welche seelischen und geistigen Erkrankungen existieren im Umfeld des Kindes – auch in Bezug auf die Vergangenheit?

Mit diesen Informationen kann man schon ziemlich gut abschätzen, ob das angemeldete Kind unter einer Traumafolgestörung mit oder ohne Bindungsverunsicherung, unter einer traumabedingten Entwicklungsstörung (DTD) oder unter KEF leidet. Oder ob es tatsächlich »nur« wegen AD(H)S, Phobie, sozialer Unsicherheit etc. ohne Traumahintergrund kommt.

1.4 Verhaltensbeobachtung

Der Moment der ersten Kontaktaufnahme des Kindes zu Ihnen ist von instruktiver Bedeutung:

- Löst sich das Kind wie selbstverständlich von seiner Bezugsperson, geht es Ihnen womöglich voraus in die fremden Räume?
- Strahlt es Sie an?
- Klammert es sich an seine Bezugsperson?
- Ist es angespannt und abgekapselt?
- Versucht es, Ihnen alles recht zu machen?
- Will es alles bestimmen?
- Trumpft es auf?
- Zeigt es antagonistisches Verhalten, z. B. strahlt es Sie an und versteckt sich gleichzeitig hinter der Mutter.

Das Kind – gleich welchen Alters – wird sich in dieser unwägbaren Situation der ersten Begegnung immer so verhalten, dass es sich möglichst sicher fühlt. Dadurch geben Ihnen diese ersten Momente viele Hinweise auf die Bindungssituation, die inneren Sicherheitskonzepte und Bewältigungsmuster des Kindes in sozialen Stresssituationen und können schon gleich bindungstherapeutisch genutzt werden. Dem einen Kind können Sie sagen: »Oh, warte einmal, du läufst so allein los, aber du bist ja hier fremd und ich bin dir auch fremd. Ich möchte gerne, dass jemand aufpasst, dass es dir hier bei mir gut geht. Wer könnte das denn sein?«

Dem anderen Kind können Sie sagen: »Du bist ja hier fremd und kennst mich noch gar nicht. Darum brauchst du vielleicht jemanden, dass du nicht so allein bei mir bist. Wollen wir die Mama/den Papa mitnehmen?«

Häufig werden Sie allein dadurch eine merkliche Entspannung von Hyperaktivität, Grenzenlosigkeit oder Verängstigung erleben. Wenn nicht, bekommen Sie zumindest einen relevanten diagnostischen Einblick in Beziehungsstrukturen und Problematik.

Insgesamt ist es wichtig zu akzeptieren, dass bei traumabedingten Entwicklungsstörungen die Eingangsdiagnostik nie abschließend ist, sondern nur der erste Schritt der therapiebegleitenden Langzeitdiagnostik. Sie umfasst bei mir freie Spielbeobachtung, Bau-dir-Instruktion oder Baut-dem-Kind-Instruktion[4], Zeichenverfahren (MZT, Baum und Haus, FiT und evtl. Rosenbusch), im späteren Verlauf Dissoziationsfragebogen, wenn sinnvoll. Ansonsten gehe ich mit Fragebögen

4 Beide Manuale dazu im Anhang

sparsam um. Intelligenz-, Teilleistungs- und Entwicklungsdiagnostik überweise ich an spezialisierte Beratungsstellen oder Kinder- und Jugendlichen-Psychiatrie.

1.5 Täuschung als vierte Stressreaktion

Das instinktive Täuschungsverhalten stellt eines der größten Probleme in der Verhaltensbeobachtung und Diagnostik von traumatisierten und bindungsgestörten Kindern dar. Das Verhalten der betroffenen Kinder und Jugendlichen stellt nicht nur für den Täter oder später für potenzielle Täter eine überzeugende Fassade her, sondern auch für die Außenwelt. Ohne über diese Stressreaktion Bescheid zu wissen, können sehr viele Verhaltensweisen nicht richtig zugeordnet werden und führen geradewegs dazu, dass Kinder ihren Tätern von gesellschaftlichen Instanzen (Jugendämter, Familienrichtern, Erziehungsberatungsstellen) ausgeliefert werden.

Wenn man sich klarmacht, welche Funktionen die Täuschungsreaktion im Tierreich umfasst, erkennt man deutlich eine enorme Spannbreite, die hier an einigen Beispielen verdeutlicht werden soll:

- Tarnung, die präventive äußere Ausstattung einer Art zum Zweck ihrer Unsichtbarmachung, u. U. sogar bei voller Bewegungsfreiheit.
- Mimikrie, d. h. Übernahme der optischen Merkmale eines Raubtieres oder eines giftigen Tieres, um eigene Fressfeinde abzuschrecken, wie z. B. beim Pfauenauge oder bei harmlosen Insekten, die das gelb-schwarze Streifenmuster der Wespe angenommen haben. Das Pfauenauge macht sich höchst sichtbar für den Fressfeind (Vogel), indem es seine Flügel aufschlägt, die es allerdings als einen Fressfeind des Vogels (z. B. Katze) erscheinen lassen.
- Befriedung innerhalb einer Art, v. a. durch Jungtiere gegenüber angreifenden Alttieren, wie man es bei Welpen sehen kann, die sich direkt vor dem angreifenden Rüden auf den Rücken werfen, ihm ihr Bäuchlein hinstrecken, mit den Pfoten drollig zappeln, fiepen. Das Signal der Unterwerfung (Bewegungsblockade und Blickabwendung) dauert nur eine Sekunde und wird vom Beobachter kaum registriert. Er löst aber eine Beißhemmung aus und befriedigt den Aggressor.
- Ablenkung, z. B. bei vielen Sorten von Eidechsen, die ihre Schwanzspitze abstoßen, sowie der Schatten eines Raubvogels, der auf sie

fällt. Der Raubvogel stürzt sich auf die zuckende Schwanzspitze, und die Eidechse ist im Gebüsch verschwunden.

Im menschlichen Zusammenhang sehen die Täuschungsreaktionen natürlich anders aus, was schon deswegen sein muss, weil sich beim Menschen zusätzliche Selbsttäuschungsmechanismen einklinken. Dadurch ist die Täuschungsreaktion niemals eine Schauspielerei oder gar Lüge, sondern eine Stressreaktion, die nicht willentlich kontrolliert wird. Emotionen werden oft sehr überzeugend gezeigt, sogar wenn es keine entsprechenden Gefühle dazu gibt[5]. Insbesondere im Zusammenhang einer traumatischen Bindung (s. Abschnitt 1.6.1 zur Bindung) vollzieht sich ein grundlegender Umwälzungsprozess innerer Werte: Nicht mehr das dringende Bedürfnis nach körperlicher Integrität und organismischer Aktualisierung bestimmt die affektiven Tönungen von Lebenssituationen im Kleinkindalter, sondern die verzweifelten Bemühungen um Bindung. So übernimmt das Kleinkind die affektiven Wertungen der TäterIn, erklärt sich selbst und seine leiblich-seelischen Bedürfnisse für böse – oder zumindest als unmaßgeblich –, dagegen den Starken, von dem es mit seiner physischen und psychischen Existenz abhängt, für gut – oder zumindest für einzig maßgeblich –, gibt seine anfänglichen Aggressionen gegen die Übergriffe auf und wird innerlich und äußerlich zum Resonanzboden der elterlichen Affekte und Verhaltensanforderungen. Ein solchermaßen bindender Elternteil bekommt nicht selten den Status der Gottgleichheit für ein Kind. Und dies ist der Kitt, mit dem die stärksten Bindungen gemacht sind, die wir kennen: die unlösbaren Verwicklungen und Verquickungen zwischen den Generationen.

Daniel S. Schechter stellte 2003 eine Studie über sozial schlechter gestellte Mütter mit erlittenen Gewalttraumata und ihre Kleinkinder vor. Er zog das Resümee, dass die Kleinkinder aktiv versuchen, der dysregulierten Mutter Ruhe und der verzweifelten Mutter Sinn zu geben (2003, S. 224). »Kinder von traumatisierten Pflegepersonen reagieren manchmal pseudopositiv auf deren ausgeprägt unfeinfühlige Verhaltensweisen, um den affektiven Kontakt mit ihren Pflegepersonen auf jeden Fall aufrechtzuerhalten.« (ebd. S. 226) Andere Kleinkinder, auf

5 Perry spricht davon, dass auf einer bestimmten Stelle des Dissoziationskontinuums eine Haltung der »Einwilligung« Platz greift, wobei das dazugehörige Verhalten subjektiv als losgelöstes mechanisches Abspulen erlebt werden kann, das Perry als »roboterhaft« bezeichnet, s. S. 312

die negative Projektionen vom »bösen Kind« fallen, seien »sogar bereit, sich den negativen Verhaltenszuschreibungen ihrer Pflegepersonen anzupassen und sich entsprechend diesen Zuschreibungen zu verhalten.« (ebd.) Dies würde bedeuten, dass sich manch ein aggressives oder ungesteuertes Kleinkind so verhält, um den unbewussten Beziehungserwartungen seiner Mutter zu entsprechen und ihr damit zu helfen, sich zurechtzufinden. Aus meiner Praxis kann ich dazu beisteuern, dass die bodenlosen Verlassenheitsgefühle von bindungstraumatisierten Kindern für diese Kinder und ihre leiblichen Mütter so extrem belastend und unaushaltbar sind, dass sie wirklich gerne gegen Aggression »umgetauscht«[6] werden.

Innerhalb der Täuschungsreaktion wird eine enorme Spannweite an unterschiedlichsten Verhaltensweisen produziert, was zunächst ein diagnostisches Problem darstellt. Verkompliziert wird die Diagnose auch dadurch, dass die Bindung an einen non-offending-parent, der von den traumatischen Übergriffen auf sein Kind nichts weiß (das gibt es auch!), durch traumatisierende Handlungen des anderen Elternteiles zerstört wird. Die Beziehung eines traumatisierten Kindes zu seinem non-offending-parent wird in den meisten Fällen als dysfunktionale Eltern-Kind-Beziehung für den Beobachter offensichtlich. Die Zerstörung der Bindung zum non-offending-parent liegt zum einen an den Abwertungen und Beschuldigungen des offending-parent gegen den abwesenden Elternteil, die sich dem Kind einprägen. Zum anderen liegt es aber an dem authentischen Erleben des Kindes:

- der abwesende Elternteil schützt es nicht;
- der abwesende Elternteil liefert es regelmäßig an das Grauen aus;
- das Kleinkind empfindet aber den abwesenden Elternteil, insbesondere wenn es sich um die Mutter handelt, als wissend. Erst erheblich ältere Kinder können kognitiv verstehen, dass die abwesende Mutter womöglich keine Ahnung hat von dem, was hinter ihrem Rücken

6 Der Begriff »Umtausch von Emotionen« habe ich von Gabriele Frick-Baer (2009) entliehen, die einen leibtherapeutischen Zugang der Traumatherapie beschreibt. Tatsächlich lässt sich die instinktive Täuschung immer als ein Vorgang des »Umtauschens« verstehen.
Hier stellt sich auch eine Verbindung zu der von Anna Freud beschriebenen Abwehrstrategie der Reaktionsbildung dar, die allerdings von ihr als ein Schutzmechanismus des Ich definiert wird. Ich selbst vermute aber, dass der Schutzmechanismus der Täuschung wesentlich basaler gesteuert wird.

passiert. Ein Kleinkind wird den abwesenden Elternteil, insbesondere wenn es die Mutter ist, für verantwortlich halten;
- und ganz wichtig: Der non-offending-parent wird als schwach und bedeutungslos erlebt.

Der Mangel an Vertrauen, Achtung und Liebe, der aus diesem Konglomerat entsteht, ist sowohl für den betroffenen Elternteil als auch für den Beobachter offensichtlich und führt leicht zu einer Abwertung des non-offending-parent und zu einer Aufwertung des offending-parent bezüglich seiner positiven Bedeutung für das Kind.

Während nun all dies verwirrend und frustrierend wirken mag, ist es doch in der Praxis so, dass man, sowie man bei seiner Verhaltensbeobachtung an die Möglichkeit einer Täuschungsreaktion denkt, wesentlich klarer sieht. Allerdings darf man nicht erwarten, dass sich innerhalb von ein oder zwei isolierten Interaktionsbeobachtungen dazu diagnostische Aussagen treffen lassen. Erst durch eine Verlaufs- und Umfeldbeobachtung werden die Mechanismen identifizierbar:

- Wie reagiert das Kind in den Nächten und Tagen vor und nach dem Umgang, tauchen Ängste, Albträume, Schlafstörungen, psychosomatische Beschwerden oder andere Belastungssymptome auf?
- Wie reagiert es bei der Übergabe? Kommt es zu dissoziativen Brüchen im Verhalten oder zu Erstarrungsmomenten?
- Wie reagiert es bei der Rückgabe? Ist es aggressiv, abwertend gegen seine vertraute Pflegeperson, autoaggressiv, verschlossen, ermattet? Wie lässt es sich beruhigen und trösten oder ist es unzugänglich?
- Wie entwickelt sich das Kind bei längerer Trennung von einem Elternteil, z. B. aufgrund einer Kur, Urlaub oder weil Umgangstermine abgesagt worden sind?

Aus diesen Umfeldbeobachtungen lassen sich relevante Hinweise ziehen, ob die Interaktionsbeobachtung selbst mit dem Leben des Kindes stimmig ist oder ob es zu Diskrepanzen kommt. Wenn es zu Diskrepanzen kommt, gibt es bisher im deutschsprachigen Bereich eine einhellige Überzeugung: Der sorgende Elternteil oder die Pflegepersonen machen etwas falsch! Sie manipulieren oder verunsichern das Kind gegen den anderen Elternteil. Oder sie übertreiben maßlos die auftretenden Probleme. Oder sie sind schlicht unfähig, für das Kind zu sorgen.

Jeder Einwand kann stimmen – trifft aber eher selten zu. Sehr häufig trifft dagegen zu, dass das Kind die Begegnungen nicht verkraftet, weil es den TäterInnen-Kontakt nicht verkraftet und dringend davor geschützt werden muss.

Haben wir es mit Kindern in Ersatzfamilien zu tun, sind die vielfältigen Täuschungsmechanismen ebenfalls unbedingt zu beachten, z. B.

- Die strahlenden, süßen, charmanten Pflegekinder, die meistens schon eine Scheinpersönlichkeit ausgebildet haben, hinter der der schwere Bindungsschaden und das tiefe Misstrauen gegenüber den Pflegeeltern und der Welt für Außenstehende kaum sichtbar wird.
- Die überaus braven Pflegekinder, die tief in sich destruktive Gefühle gebunkert haben.
- Die kalten, unabhängig scheinenden Pflegekinder, die so unendlich tief verletzt sind.

Wir sollten immer im Auge behalten, dass wir vermutlich bei Kindern mit früher Deprivation und Gewalterfahrung nichts anderes als ihre Überlebensstrategien präsentiert bekommen.

1.6 Die Symptomatik der Komplexen Entwicklungsstörung nach Frühtraumatisierung

Einführung

Diesem Kapitel liegt die von Cook et al. (2003) veröffentlichte Tabelle der sieben gestörten Entwicklungsbereiche nach anhaltender Deprivation und Gewalttraumatisierung zugrunde. Auch wenn es von den Autoren nicht ausdrücklich so eingegrenzt wird, beginnen diese Probleme üblicherweise schon in der frühen Kindheit. Ein weiterer Entwicklungsbereich, der im Zusammenhang mit KEF thematisiert werden muss, ist die Sexualität.

Die unterschiedlichen Entwicklungsbereiche werden im Folgenden sehr ungleichmäßig ausführlich dargestellt. Dies liegt zum einen daran, dass ohne ein fundiertes Verständnis der Störungen und der Bedeutung der Bindung keine Therapie mit diesen Kindern möglich ist. Darum ist der Abschnitt zur Bindung sehr ausführlich. Zum anderen sind Entwicklungsbereiche wie Verhaltenskontrolle und Kognition und auch Selbstkonzept innerhalb der Kinderpsychopathologie traditionell gut beschrieben und therapeutisch beantwortet worden. Diese Bereiche brauchen hier also nicht im Fokus der Darstellung zu stehen. Andererseits ist der traditionell gut beschriebene Entwicklungsbereich der

Affektregulation im Rahmen unseres Themas so verdreht und zugleich so basal für den Therapieerfolg, dass er hier doch viel Raum in Anspruch nimmt. Weiterhin ist der Entwicklungsbereich »Biologie« eine Schnittstelle mit anderen therapeutischen Professionen (Ärzte, Frühförderung, Ergotherapeuten, Heilpraktiker, Osteopathen, Krankengymnasten, Körpertherapeuten ...), wobei wir das meiste therapeutisch delegieren müssen, wie z. B. sensomotorische Integration, Reflexintegration, Feldenkrais, homöopathische Tic-Behandlung oder Konstitutionstherapie ...). Dementsprechend haben andere Professionen außerhalb dessen, was ich im Kapitel I.1.7 »Die Biologie der komplexen Entwicklungsstörung« und im hier folgenden Abschnitt darlege, wesentlich mehr dazu zu sagen. Schließlich kann ich zum Entwicklungsbereich Sexualität nur auf meine eigene klinische Beobachtung zurückgreifen, die ich hier kurz darstelle, und hoffe, dass ich damit einen fachlichen Dialog anstoße.

1.6.1 Bindung

Die vorrangige Stellung der Bindung in der NCTSN-Tabelle halte ich für absolut angemessen.

Die Ergebnisse der Bindungsforschung und ihre Methoden der »Fremden Situation« werden hier als bekannt vorausgesetzt[7]. Sie werden, verbunden mit unserem traumapsychologischen Wissen, in mancher Hinsicht von mir anders akzentuiert.

Die Verhaltenskriterien in der bindungspsychologischen Beobachtungssituation führten dazu, dass jahrelang tatsächlich misshandelte Kleinkinder als sicher gebunden eingestuft worden sind, was dann erst durch Mary Main und Salomon infrage gestellt worden ist und mit der Beschreibung eines vierten Bindungsstils beantwortet wurde: D – für desorganisierten und desorientierten Bindungsstil des Kleinkindes. Ich selbst schließe mich der Sichtweise an, nach der D nicht für einen abgeschlossenen Bindungsstil steht, sondern für eine Risikokomponente, die im Rahmen der anderen drei Bindungsstile auftauchen kann und dort mehr oder weniger dominant ist.

Ab wann aber wird aus einem Bindungsstil eine Bindungsstörung?

7 Nach wie vor stellen Spangler & Zimmermann (1995) das bindungstheoretische Grundlagenwerk im deutschsprachigen Raum dar. Spannend aber auch die bei uns eher unbekannte Darstellungsweise von Patricia Crittenden (2006), einer Ainsworth-Schülerin, die näher an der Originaldarstellung bleibt.

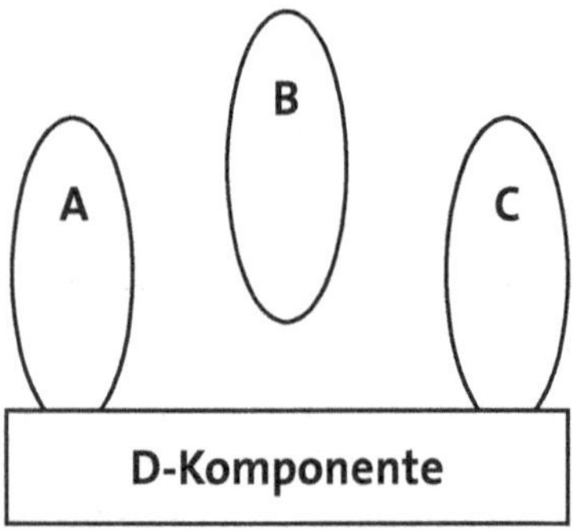

Je höher platziert, desto besser ist der Schutzfaktor. D. h., unter low-risk-Bedingungen werden sich auch A- und C-Bindungs-Kinder unauffällig entwickeln, weil der geringere Schutzfaktor noch reicht.

Brisch führt aus, dass es auch innerhalb des A- und C-Stils möglich sein muss, für die Sicherheit des Kindes zu sorgen, allerdings erst bei bedrohlicheren Situationen, in denen zum Beispiel die körperliche Unbeschadetheit zur Disposition steht. Solange also die Mutter eines A-gebundenen Kindes die Situation des Kindes für unproblematisch hält, z. B. Schrecken bei kleineren Verletzungen, Ängsten vor ungefährlichen Tieren oder Fernsehbildern, Schmerzen bei banalen Infekten etc., wird sie sich nicht in seine Affekte einschwingen, um es von dort aus zu beruhigen und zu trösten, sondern kühl und eher zurückweisend behandeln nach dem Motto: »Was stellst du dich nur so an!« Wenn das Kind aber gravierend verletzt oder erkrankt ist oder sich in Gefahr befindet, wird genau diese Mutter zupackend eingreifen und dadurch, dass sie das Leid des Kindes ernst nimmt, ihm signalisieren, dass sie ihr Kind ernst und wichtig nimmt und für es verlässlich ist.

Die Mutter eines C-gebundenen Kindes wird ebenfalls in der ernsten Situation zum Wohle ihres Kindes reagieren, auch wenn sie sich im Beziehungsalltag in ihren affektiven Ambivalenzen verstrickt.

Taucht nun im Bindungsverhalten von Kleinkindern zusätzlich die D-Komponente auf, geschieht dies, weil das Kind in einer einmaligen Situation, oder in wiederholten oder gar ständigen Situationen, nicht den Schutz der Mutter erleben konnte. Das Vertrauen in die Mutter ist beschädigt oder gar verloren gegangen, auch wenn diese dem Kind nichts Böses getan hat, u. U. noch nicht einmal etwas ahnt von den Übergriffen auf das Kind. Das Drama von heimlich misshandelten oder missbrauchten Kindern sind neben der Gewalttraumatisierung das zerbrochene Vertrauen in den non-offending-parent und die traumatische Bindung an den offending-parent.

Damit sind wir nun schon mitten im Bereich der Bindungsstörung, wobei es hilfreich ist, die Kennzeichen einer solchermaßen gestörten Bindung unter verschiedenen Aspekten zu betrachten.

Die Kennzeichen der D-Komponente in der Fremden Situation sind:

- aufeinanderfolgendes oder gleichzeitiges Auftreten widersprüchlicher Verhaltensmuster;
- fehlgerichtete, unvollständige Bewegungen und Ausdrücke;
- Stereotypien, asymmetrische, zeitlich nicht abgestimmte Bewegungen und ungewöhnliche Körperhaltungen;
- Ausdruck und Bewegung wirken wie eingefroren, erstarrt oder verlangsamt;
- direkte Anzeichen von Ablehnung der Bezugsperson;
- direkte Anzeichen von Desorganisation oder Desorientierung[8].

Ich möchte aus meiner Praxis hinzufügen:

- Lächeln bei Schmerzen, bei Konflikten, wenn es seine Eltern provoziert, oder bei der Trennung in unbekannter Umgebung. Diese Kennzeichen sind möglicherweise im frühen Alter, in dem die »Fremde Situation« durchgeführt wird, nicht beobachtbar, aber später typischerweise bei Pflege- oder Adoptivkindern zu beobachten.
- Antagonistisches Verhalten bei Täterkontakt, sodass der Mensch, der dem Kind die größten Schmerzen oder Ängste zugefügt hat, überschwänglich begrüßt und »umcirct« werden kann.

In unseren Diagnosemanualen haben wir die reaktive Bindungsstörung mit Hemmung (ICD-F94.1) und mit Enthemmung (F94.2) sozialer Funktionen kodifiziert. Hierbei handelt es sich um wenig differenzierte Sammelbegriffe. Die Langzeitstudie von Sir Michael Rutter ab 1993 (Rutter, 2005) bis in die Gegenwart an rumänischen Adoptivkindern in England ergab, dass diese Kinder, die mit höchstens dreieinhalb Jahren adoptiert worden waren, zunächst häufig mit einem schwer gehemmten Beziehungsverhalten in Form von autistischem Verhalten aufgenommen wurden. Danach entwickelte sich als Durchgangssyndrom eine Bindungsstörung mit Enthemmung, und schließlich verloren fast alle Kinder die Diagnose einer Bindungsstörung. Die Studie konnte eine deutliche Abhängigkeit der Beziehungsfähigkeit dieser Kinder von der Dauer der Deprivation in rumänischen Kinderheimen nachweisen:

8 Main & Salomon (1990)

- Waren die Kinder ab Geburt höchstens sechs Monate depriviert worden, waren 10 Jahre nach Aufnahme in ihrer Adoptivfamilie nur noch bei 2% die schweren Bindungsstörungen nachzuweisen.
- Sind sie erst bis zu zwei Jahren nach der Geburt adoptiert worden, waren nach einer 10-Jahresfrist noch 8% schwer bindungsgestört.
- Sind sie zwischen zwei und dreieinhalb Jahren nach der Geburt adoptiert worden, waren nach der 10-Jahresfrist noch 19% schwer bindungsgestört!

Leider beobachtet diese Studie nicht die Bindungsqualität und deren Entwicklung, denn ich vermute, dass kaum ein einziges dieser Kinder, das die Diagnose Bindungsstörung verloren hat, bei einer sicheren Bindung angekommen ist. Vielleicht eher bei einer der folgenden Bindungsstörungen.

Nach Brisch können wir außerhalb der schweren Bindungsstörungen (die er mit Typ I und Typ IIa kennzeichnet) weitere relevante, aber nicht so augenfällige Bindungsstörungen abgrenzen:

- Typ II b: Bindungsverhalten in Form von Risikoverhalten;
- Typ III: übermäßiges Klammern;
- Typ IV: übermäßige Anpassung und Hemmung;
- Typ V: Bindungsverhalten in Form von Aggression;
- Typ VI: Bindungsverhalten in Form der Rollenumkehr;
- Typ VII: Psychosomatische Störungen bis hin zur Wachstumsstörung.

Ich selbst halte diese Ausweitung des Begriffs der Bindungsstörung für unumgänglich.

- Hinzufügen würde ich das oben beschriebene täuschende Bindungsverhalten bei Täterkontakt, was oft mit aggressiv-dominantem Bindungsverhalten gegenüber non-offending-Pflegepersonen gepaart ist.

Das verbindende Gemeinsame dieser Störungen ist, dass die Kinder kein »Urvertrauen« in ihre Pflegepersonen und das Gute in der Welt spüren. Sie können die Zuwendung, Wegweisung und Zuneigung ihrer neuen Eltern nicht als das wahrnehmen, was sie sind. Als beispielhaften Beleg führe ich eine Äußerung des achtjährigen Stefan (s. 2.1.2.1) an, der mit zwei Jahren zu seinen Pflegeeltern kam: »Manchmal glaub ich immer noch, dass sie vielleicht doch Diebe sind. Dass sie klauen, wenn ich nicht hinsehe.« Statt sich also anzuvertrauen, fühlen sie sich gezwungen, ihre persönliche Sicherheit nach ihren individuellen Fähigkeiten und Eigenarten und ihren Lebensumständen allein zu gewährleisten.

Zur Erklärung der verhaltensbiologischen Dynamik der Bindung im Rahmen von KEF stelle ich im Folgenden das »Verlaufsmodell traumatischer Entwicklung in der frühen Kindheit« von Jochen Peichl vor:

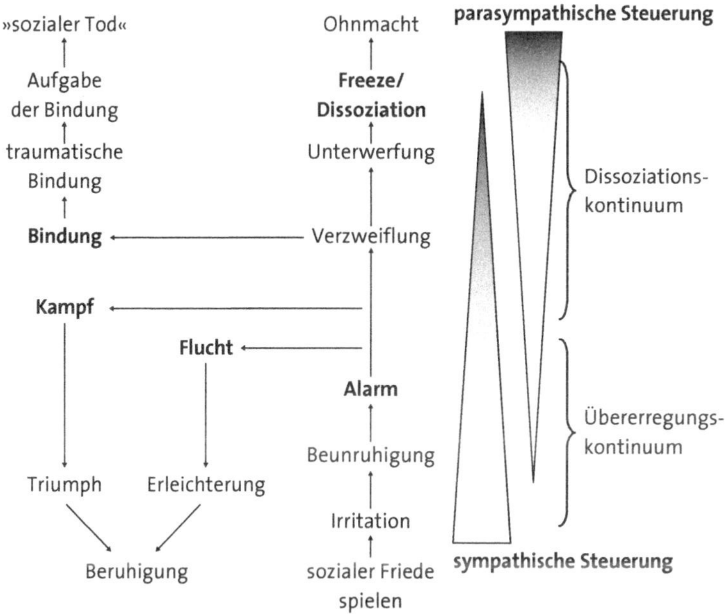

Verlaufsmodell traumatischer Entwicklung in der frühen Kindheit: Bindung – Flucht/Kampf – Dissoziation, aus: Peichl, J., Die inneren Traumalandschaften, 2007, S. 44

Während in der bisherigen Traumapsychologie stark auf die sympathische Aktivierung fokussiert (fight und flight im SAM-System) und als weitere Möglichkeit der Erstarrungszustand anerkannt wird, impliziert dieses Modell eine ganze Bandbreite weiterer neurophysiologischer Aktivierungen und Verhaltensmöglichkeiten: Indem die parasympathische Aktivierung zunehmend die Kontrolle über das Individuum übernimmt, erfolgt bei zunehmender Verzweiflung nun das Alarmieren der Pflegepersonen, das Rufen nach Hilfe.

Eine noch stärkere parasympathische Aktivierung bei nachlassender sympathischer Aktivierung aber ermöglicht erst die Unterwerfung unter den Aggressor, das Eingehen einer traumatischen Bindung, die psychische Abspaltung von Gewalt- und Angsterlebnissen und in Reaktion darauf dissoziative Zustände. Zunehmend wird das angeborene Bedürfnis nach Geborgenheit und Intaktheit also zugunsten der verbleibenden Chancen auf Überleben auf niedrigem Niveau aufgegeben. Wenn auch dieses nicht mehr gewährt wird, verschwindet die sympathisch-adrenerge Aktivierung ganz. Damit wird dem Organismus keine Energie mehr zugeführt, stattdessen werden seine vitalen Systeme noch mehr heruntergefahren: Herzschlag, -frequenz, Blutdruck, Atmung, muskulärer Tonus lassen noch mehr nach, sodass es zu Ohnmachtsanfällen kommen kann und bei ausbleibenden durchgreifenden Sicherungs- und Fürsorgemaßnahmen für den jungen Menschen zum biologischen Absterben. Peichl bezeichnet dies als »sozialen Tod«, um klarzustellen, dass weder Erkrankungen noch Verletzungen den Tod dieser Kinder verursacht haben, sondern soziale Umstände. Diese Verläufe wurden ausgiebig und detailliert von René Spitz beschrieben und als »anaklitische Depression« konzeptionalisiert. Ich selbst kam mit ihnen in Berührung durch unser Engagement in Bosnien, das mit den »vergessenen Kindern von Bihac« anfing: Säuglinge, die nach ihrer Geburt von ihren Müttern im Krankenhaus liegengelassen wurden, dort gepflegt und ernährt wurden, aber aufgrund der Bedingungen (Krieg, zerbrochene Großfamilien, Überlastung der Pflegekräfte, keine funktionierende kommunale Fürsorge) dahinvegetierten, in der Entwicklung stagnierten und zu einem großen Teil die frühen Lebensmonate und -jahre nicht überlebten. Die finale Lungenentzündung darf aber nicht als eigentliche Todesursache angesehen werden. Der eigentliche Grund ist, dass bei neugeborenen Säugetieren die Natur für das Absterben derjenigen sorgt, die für sich keinen Platz im natürlichen Fürsorgesystem vorfinden. Bei uns Menschen wird das natürliche Fürsorgesystem ergänzt durch ein gesellschaftlich-kulturelles, das die Prozesse des Absterbens aufhält oder verhindert. Allerdings gelingt es nur, gravierende Entwicklungsstörungen zu vermeiden, wenn dieses eingreifende Fürsorgesystem schnell reagiert und für eine verlässliche Neuanbindung sorgen kann. Ansonsten sind die Schäden, die durch Vereinsamungsgefühle, Angst und Schmerzen gesetzt werden, kaum mehr wettzumachen. In Peichls Modell wird nun eine klinisch hoch relevante Beobachtung verständlich: Junge Menschen mit diesen Früherfahrungen erleben Todesnähe, lange bevor sie physiologisch am Absterben sind! Dieses Empfinden von Todesnähe bleibt erhalten und taucht in späteren Angst-, Verlassenheits-, Schmerz- und Bedrohungserlebnissen als physiologische und emotionale Reaktion auf. Auch kognitiv wird diese Panik gespiegelt, indem Kinder und Erwachsene dann schnell denken: »Die bringen mich um!« oder »Jetzt muss ich sterben« oder »Das überlebe ich nicht«. Völlig absurdes, z. B. maßlos aggressives oder submissives Verhalten erklärt sich oftmals daraus, dass das Individuum auf eine vermeintlich tödliche Bedrohung reagiert, die nicht existiert.

In diesem Modell werden wir daran erinnert, dass wir Menschen Säugetiere sind. Unsere Kinder sind zunächst Säuglinge und Traglinge und auf die permanente Nähe und Betreuung der Pflegepersonen notwendigerweise angewiesen. Deswegen verbindet dieses Modell eine traumapsychologische mit einer bindungspsychologischen Sichtweise, denn Kinder werden von Natur aus das Bindungssystem im Angst- und Stresszustand aktivieren. Ich vermute, dass es in Wirklichkeit vielleicht nicht nur die kaskadenhafte Abfolge von sympatho-adrenerger Aktivierung hin zur ausschließlich parasympathischen Aktivierung gibt, die uns dieses Modell zeigt, sondern z. B. auch ein blitzartiges Hin- und Herschlagen. Nichtsdestotrotz erläutert es einen bisher nicht gesehenen und ganz entscheidenden Zusammenhang von Überlebenskampf, traumatischer Bindung und Absterben. In 1.7.1 (s. S. 67) wird dieses Modell zum Ausgangspunkt meines eigenen verhaltensbiologischen Modells für Frühtraumatisierung.

Die Täuschungsreaktion als vierte Stressreaktion stellt also im Wesentlichen zwei Fähigkeiten zur Verfügung: einerseits die Fähigkeit, den Aggressor zu befrieden, und andererseits die Fähigkeit, eine traumatische Bindung einzugehen und so seinen Platz im Leben zu sichern. Auch wenn sie in der traumapsychologischen Literatur leider nicht beachtet wird, ist sie von grundlegender Bedeutung. Gerade das Verhalten von Kindern und Jugendlichen im Kontakt mit Tätern kann man ohne das Wissen um diese Stressreaktion oftmals gar nicht durchschauen. Vielmehr kommt der Beobachter zu verheerenden Fehlurteilen!

Auch Peichl spricht nicht von der Stressantwort der Täuschung, aber sein Modell bietet ihr eine neurophysiologische Verortung: Der

Mensch schickt sich in das Unvermeidliche und macht das Beste daraus, indem er Unterwerfung und Aktivität miteinander verbindet. Je nach dem Anteil sympathischer und parasympathischer Aktivierung kommt es zu unterschiedlichen Täuschungsreaktionen und damit zu unterschiedlichen Auswirkungen auf die Bindungsqualität.

Prinzip dieser traumatischen Bindung ist: Ich passe mich dem Misshandler und seinen Erwartungen an und mache das Beste daraus.

Hat der neurophysiologische Erregungszustand noch ein Übergewicht in der sympathischen Steuerung, erleben wir diese Menschen als harte, oft unnahbare Kinder, die jeden Kampf führen werden, um ja nicht wieder in die Opferrolle zu geraten. Mit der hohen Aggressionsbereitschaft täuschen sie sich selbst und alle anderen wirkungsvoll über die starken Ängste und Opfergefühle hinweg – und dabei insbesondere über ihr durch einen verärgerten Blick oder ein scharfes Wort oder einen Schubser aktiviertes Grunderleben von Weggestoßensein, von In-die-Einsamkeit-gestoßen-Sein, von Ein-Nichts-Sein. Sie werden diesen Kampf aber nicht – oder fast nie – gegen die wirklichen Täter, die sie geschädigt haben oder noch immer schädigen, führen. Nein, sie geraten in die Kampfaktivierung in Situationen, in denen ihre organismische Risikoabwägung ihnen einen schwächeren bzw. nicht aggressionsbereiten Gegner signalisiert. Dann bricht die traumabedingte Projektion ungehemmt durch, die täterbezogene Aggressionshemmung wird aufgehoben, und der Aggressionsdurchbruch ist horrend. Dieses Phänomen finden wir oft bei angenommenen KEF-Kindern gegenüber ihren Adoptiv- oder Pflegeeltern oder bei leiblichen KEF-Kindern gegenüber ihrem non-offending-parent. Hier zeigt sich also ein offensichtlich gestörtes Bindungsmuster, während dieselben Kinder gegenüber ihren Misshandlern meist in eines der im Folgenden dargestellten Muster traumatischer Bindung fallen werden.

Denn sinkt die sympathische Aktivierung nur wenig unter die erstarkende parasympathische Aktivierung, werden die Betroffenen aus einer traumatischen Bindung heraus hochgradig aktiv sein, um das Gefühl der Kontrolle und Eigenwirksamkeit in Bezug auf das eigene Opferverhalten zu haben: Lolita-Syndrom, Stockholmsyndrom, Menschen, die innerhalb einer Unterwerfungsbeziehung andere (schwächere Kinder, Tiere) quälen bzw. foltern, Masochisten, selbstverletzende und selbstzerstörende Menschen. Das Prinzip dieser Art traumatischer Bindung ist wieder:

Ich passe mich dem Misshandler und seinen Erwartungen an und mache das Beste daraus.

Überwiegt dagegen die parasympathische Aktivierung gegenüber einer schwindenden sympathischen Aktivierung, werden die Betroffenen alles tun, um bloß nicht anzuecken und keinen Grund zur Aggression zu bieten. Sie wirken dann eifrig, lieb, engelhaft und verdammt unauffällig – auch für die sozialen Systeme. Trotz des eifrigen Verhaltens liegt ihnen schon der Frost der Erstarrung in Gliedern und Seele (»frozen watchfulness«). Das Prinzip dieser traumatischen Bindung lautet:

Ich tue wirklich alles, was du willst! Bitte, bitte tu mir nichts!!!

Wenn auch mittels dieser eifrigen Unterwerfung kein Leben – und das heißt für ein Kind nicht nur körperliches Überleben, sondern auch: gar keinen Platz im Herzen seiner Pflegepersonen – mehr möglich ist, wird die Aktivität zunehmend erliegen, und der Prozess des Absterbens kann beginnen, so wie ihn uns Spitz mit dem Begriff der »anaklitischen Depression« vor Augen geführt hat. Wenn jedes Bindungsbemühen aufgegeben worden ist, fällt auch dem ungeschulten Beobachter auf, dass »Holland in Not« ist.

Aber bis dahin werden massenhaft Beobachter, auch Fachleute, der Täuschung anheimgefallen sein: Non-offending-parent, Lehrer und Kindergartenerzieherinnen, Jugendamtmitarbeiter, Psychologen, Gutachter für Familien- und Strafgerichte, ausschließlich systemisch denkende Berater, Ärzte … Denn die Täuschung ist keine durchschaubare Schauspielerei, sie ist eine perfekte Instinktreaktion zur Lebensrettung, und oft genug glaubt der Betroffene es – zumindest im entscheidenden Moment – selbst!

All diesen Täuschungsreaktionen ist gemeinsam, dass ihnen keineswegs die Energie und Tatkraft abhanden gekommen ist. Im Gegenteil, es wird tatkräftig eine völlig falsche Botschaft über das Befinden und die Not des Betreffenden nach außen kommuniziert: Ich bin stark, ich komme klar, mit mir ist alles in Ordnung!

In Teil II dieses Buches werden die unterschiedlichsten Kinder und Jugendlichen zwischen ein und 14 Jahren in einer entscheidenden Behandlungseinheit vorgestellt, die sich ihrem Bindungstrauma widmet, Kleinstkinder mit einem reinen Bindungstrauma, die wir im bosnischen Kinderheim Dom Duga betreuen, und ältere Kinder mit zusätzlichen und sich darauf aufpflanzenden Gewalt- und/oder Sexualtraumata.

1.6.2 Biologie

Das NCTSN listet ein breites Spektrum an Symptomen auf, die von sensomotorischen Entwicklungsdefiziten, über Veränderungen in der Berührungs- und Schmerzwahrnehmung bis hin zu somatischen Anfälligkeiten gehen.

In diesen Nennungen spiegeln sich alte Begriffe wie die »Minimale cerebrale Dysfunktion« wider, die im letzten Jahrhundert ein geläufiger Begriff im Zusammenhang mit der Diagnostik bei deprivierten Kindern war. Die kinderneurologischen Befunde, z. B. bezüglich der noch nicht ausgeblendeten Reflexe und der nicht erworbenen grob-, fein- und visuomotorischen Koordinationsfähigkeiten, waren in meiner Zeit als Heimpsychologin mein ständiger Begleiter.

Auch das erstaunliche Phänomen, dass ein und dasselbe Kind bei Berührungen erstarrt oder auf Abwehr geht, bei einem leichten Anrempler heftigst und wie im Reflex zurückschlägt, sich aber bei erheblichen Schmerzen oder Verletzungen, invasiven medizinischen Untersuchungen oder anderen Bedrohungssituationen völlig unbeeindruckt zeigt, ist hier einzuordnen. Damit einher geht auch die gezielte Selbstbeschädigung oder -verletzung mit dem Ziel, extreme innere Spannungen abzubauen, wie wir es bei Kindern beobachten müssen, die sich rhythmisch den Kopf anhauen, die Betreuungsperson so lange provozieren, bis sie zuschlägt oder – was bei Kindern noch nicht so verbreitet ist, aber wie im Fall Kiki[9] auch vorkommt – sich selbst Schnittwunden zufügen.

In Bezug auf die genannte Somatisierung kann ich persönlich nur die somatoforme autonome Funktionsstörung (ICD-10 F45.3) als halbwegs typisch für KEF erkennen, nicht aber die anderen Somatisierungsstörungen der ICD. Ich spreche von »halbwegs typisch«, weil wirklich typisch ist die internale Wahrnehmung von innerer Leere, quälende Langeweile oder entsetzlicher Anspannung, die dann jeweils ausagiert wird oder mit Apathie gekoppelt ist. Die Irritation von Organsystemen aufgrund von vegetativer (also autonomer) Überreizung wird wegen der defizitären internalen Wahrnehmung der KEF-Kinder gerade nicht oder nur selten empfunden. Vielmehr gehört es zu einem wesentlichen Bestandteil der Therapie, diese Innenwahrnehmung – zum Beispiel das »Bauchgefühl« – spüren und regulieren zu lernen.

---

9 Weinberg 2005, S. 53 f. und 225 ff., Kikis Falldarstellung wird hier in Kap. III fortgesetzt.

In Bezug auf die biologischen und immunologischen Hintergründe verweise ich hier auf die späteren Abschnitte 1.7.2 – 1.7.7.

Das breite Spektrum biologischer Symptome erfordert eine gute Kooperation mit körpertherapeutischen Spezialisten (s. a. 1.6.0), da sie sich üblicherweise selten allein mit Psychotherapie erledigen.

1.6.3 Affektregulation

Wenn ein Kind seine Mutter anbrüllt: »Du Sau! Hau ab!« als Reaktion darauf, dass die Mutter an das Ende der täglichen Fernsehzeit erinnert hat, dann muss man von einer emotionalen Entgleisung sprechen. Die Wortwahl und die Heftigkeit des Ausbruchs steht in keinem Verhältnis zum Anlass. Vielleicht fühlt das Kind sich durch das nahende Ende seiner Fernsehzeit in seinem Wohlgefühl und seiner Selbstbestimmung bedroht und erlebt die Mutter als Exekutor, also als Feind[10]. Vielleicht verachtet es die Mutter und sieht sie in einer Opferrolle, was den verächtlichen Umgang mit ihr zur Folge hat. Was auch immer dahinter stecken mag (und vom Therapeuten geklärt werden muss), die Entgleisung ist auch einer ganz erheblichen Unfähigkeit des Kindes anzulasten, dass es sich weder selbst in seinem Erregungsprozess steuern oder beruhigen (es könnte z. B. schimpfen »Mann, bist du fies!«, sich trollen und etwas anfangen zu spielen), noch sich einer Bezugsperson anvertrauen kann: Es könnte sich z. B. so wie oben im Grunde der Führung der Bezugsperson und ihrer verlässlichen Regeln überlassen und dennoch die eigene Ansicht dazu nicht unterschlagen. Es könnte aber auch um Verständnis werben (»Ich hab doch gestern nichts gesehen!«), oder einen Kompromiss anbieten (»Wenn ich den Film zu Ende anschauen darf, sehe ich morgen gar nicht fern!«) …

All diese Lösungsmöglichkeiten basieren auf Vertrauen und Achtung für die Bezugsperson, auf der Grunderfahrung, unzählige Male als ganz kleines Kind aufgefangen worden zu sein. Kinder, die nur tausend Mal aufgefangen worden sind, 100 000 Mal weggestoßen wurden und viele Male allein gelassen worden sind, bringen diese Voraussetzung nicht mit.

Gleiches gilt von Situationen der Angst und Trostlosigkeit. Erlebt ein solches Kind zum Beispiel eine Zurückweisung von Klassenkame-

---

10 Im letzten Kapitel dieses Buches spreche ich über die »Erziehung in der fünften Dimension der Projektion«.

raden, wird es entweder das schlimme Gefühl des Weggestoßenseins ganz schnell mit Aggressivität oder Verhärtung wegwischen, oder es rutscht hinein, kann sich selbst nicht beruhigen und wird vielleicht in Trostlosigkeit verstummen. Die Affektregulation kann also in beide Richtungen misslingen.

Ist die Affektregulation innerhalb der ersten drei Lebensjahre nicht aufgebaut worden, ist es unwahrscheinlich, dass die Fähigkeit dazu noch von allein nachwachsen wird. Die allerersten Lebensjahre sind der naturgegebene Zeitraum, in dem Eltern die impulsiven Affekte ihres Kindes durch den eigenen Körper aufnehmen, spiegeln, verdauen, beruhigen, verbalisieren. In dieser Zeit sollten sich Kind und Bezugsperson körperlich noch sehr nah sein, sodass die Außenregulation des Kindes meist mühelos – wenn auch nicht immer – gelingen kann.

Wenn z. B. ein Säugling Hunger bekommt, erlebt er das vielleicht als ein plötzliches und bedrohliches Einsetzen von Schmerzen im Bäuchlein, er beginnt von jetzt auf gleich furchtbar zu brüllen und ist hoch erregt. Mama oder Papa nehmen ihn auf den Arm und reden beruhigend auf ihn ein, erzählen vom Fläschchen, das noch zu heiß ist, oder davon, dass jetzt noch keine Stillmahlzeit dran ist. Durch rhythmische Körperbewegung, den Stimmklang und den vertrauten Körpergeruch der Bezugsperson setzt normalerweise eine Beruhigung ein, denn der Spannungszustand des Säuglings wird zunächst aufgenommen und, wenn der Gleichklang eingetreten ist, dann abgebaut. Danach kann auch eine Ablenkung angenommen werden, vielleicht ein Guckguckspiel. Durch die viele tausende Male, bei denen sich dieser Vorgang so oder so ähnlich wiederholt, gewinnt das kleine Kind sowohl das Vertrauen, dass es in seiner Not gesehen und nicht allein gelassen wird, dass für es gesorgt wird, als auch die Erfahrung, dass das Nervensystem aus einem Erregungszustand in einen Entspannungszustand überführt werden kann[11]. Dadurch wächst die Fähigkeit zur Affektregulation in das seelische System des jungen Kindes hinein. In den geringfügigen Belastungssituationen einer normalen Kindheit wird es sich später selbst beruhigen können im Vertrauen darauf, dass es nicht allein ist. In den gravierenderen wird es seine Bezugspersonen aktivieren im Vertrauen darauf, dass sie Hilfe und Rat wissen. Anders sieht das aus bei Kindern, die nicht das Glück gehabt haben, in ihren kleinen Kin-

11 nach Papoušek (2006) der »Engelskreis«

dernöten gesehen, getröstet und dann ermutigt worden zu sein, sondern z. B. zurückgewiesen wurden (unsicher-vermeidender Bindungsstil: »Stell dich nicht so an!«), oder ihre Bezugspersonen haben aus Verunsicherung oder emotionaler Ambivalenz heraus mal die Nöte selbst überbewertet, mal ignoriert (unsicher-ambivalenter Bindungsstil). Diese Bindungspersonen reagieren erst in deutlich gravierenderen Notsituationen angemessen schützend und unterstützend.

Wenn nun aber die Bezugspersonen die Kleinen gezielt oder unwissentlich in schwere Belastungssituationen geraten lassen und sie sie gar darin belassen, zerbricht jede bisher aufgebaute Belastbarkeit und Regulationsfähigkeit oder kann erst gar nicht aufgebaut werden. Das einzige natürliche Mittel, das dann noch helfen kann, ist sofortiger und strikter Schutz durch den »non-offending-parent or caregiver« und viel, viel Körpernähe, bis der Schock sich gelegt hat und die Erstarrung weicht. Aber meist steht ja genau diese Lösung nicht zur Verfügung.

Damit ist die Fähigkeit zur Affektregulation bei diesen Kindern schwer lädiert und baut sich nicht mehr von allein auf. Das heißt dann auch, dass Erzieher und Ersatzeltern und non-offending-parents es mit herangewachsenen Kindern zu tun haben, bei denen die Außenregulierung dringend vonnöten ist – und zwar wesentlich länger als im biologischen Lernfenster zwischen null und ca. 3 Jahren. Statt 36 Monate »Engelskreis« braucht dieses Kind eher 120 Monate davon.

Aber was heißt »Außenregulierung«?

Das meint zunächst einmal etwas völlig Unerwartetes, nämlich unseren Umgang mit uns selbst als Erwachsene!

Um dies zu erklären, muss ich etwas weiter ausholen: Sowohl die Therapeuten als auch die Pflegepersonen müssen sich selbst verstehen lernen als Resonanzboden der kindlichen Affekte. Das früh traumatisierte Kind erlebt sehr viele zwischenmenschliche Interaktionen völlig anders als ein gesundes Kind. Wird man z. B. in der Schule von Klassenkameraden gemobbt oder von Lehrern vor der Klasse bloßgestellt, ist das für jedes Kind eine schwer verkraftbare Erfahrung. Für ein früh traumatisiertes Kind aber wird zusätzlich sein »Lebensthema« nach oben katapultiert: Für mich gibt es keinen Platz auf dieser Welt, ich bin ein Fehler, niemand liebt mich, ich bin ganz allein und verlassen, ich bin hilflos ausgeliefert, jetzt muss ich sterben – … Auf jeden Fall gerät dieses Kind in eine existenzielle Krise und reagiert darauf, z. B. aggressiv überkompensierend oder autoaggressiv oder in Opfermanier oder durch soziale Abkapselung oder Depression. Wahrscheinlich wird es nicht nach Hause kommen und von der Begebenheit erzählen, denn das hieße sich anzuvertrauen, seine Schwäche bloßzulegen, auf Hilfe zu hoffen …

Alles unmöglich! Darüber hinaus wissen wir, dass die phylogenetisch spät erworbenen kortikalen sprachlichen Zentren unter schwerem Stress als Erstes »abgestellt« bzw. die Vernetzung mit ihnen blockiert wird (Weinberg 2005, S. 86 ff.): Unter Hochstress fällt der Organismus auf die robusten instinktiven Überlebensreaktionen zurück. Und für diese Kinder ist sehr häufig, u. U. ständig, Hochstress und existenzielle Überlebenskrise angesagt. Auch ein Schimpfwort oder ein Angerempeltwerden kann schon die beschriebenen existenziellen Affekte aufstacheln und zu heftigsten Reaktionen führen – kann, muss aber nicht, denn die meisten Betroffenen haben ja doch auch Kompetenzen fragmentarisch aufgebaut. Ich selbst habe nur zwei Kinder in den letzten zehn Jahren erlebt, die über Jahre hinweg völlig berechenbar nichts verkraftet haben: Beide hatten schweren Hunger, schwere Misshandlungen des eigenen Körpers, Bluttaten als Zeugen, schwerste Deprivation, Verwahrlosung, mehrere Todesnäheerfahrungen und vieles andere erlebt. Der eine die ersten drei Lebensjahre, die andere die ersten sechs (Sina wird als Fallbeispiel immer wieder auftauchen). Ein solches Kind vor der Straße, dem Gefängnis, der Psychiatrie zu bewahren, das ist das tagtägliche Werk der Menschen, die ich als die wahren Helden des Alltags ansehe – über viele Jahrzehnte hinweg. Und ohne Erfolgsgarantie. Bei diesen beiden Kindern sah ich am Ende enorme Zuwächse an Belastbarkeit, Regulationsfähigkeit, an der Fähigkeit, mit den eigenen Beschränkungen umzugehen, das Beste daraus zu machen, die Fähigkeit, sich anzuvertrauen, die Fähigkeit, Freundschaften zu pflegen, Schwächen oder Fehler zuzugeben, sich helfen zu lassen, über sich selbst viele positive Gefühle und Gedanken zu hegen etc. etc. Sie werden sicherlich niemals »normale« Erwachsene sein, aber von unendlicher Weisheit über das Gute und das Böse in der Welt.

Wir wissen also jetzt, dass diese Kinder emotional entgleisen, weil sie die Fähigkeit zur Eigenregulierung nicht entwickeln konnten und weil viele Situationen im Alltag für sie eine existenziell bedrohliche Qualität haben. So kommt es zu der kuriosen Situation, dass man mit Acht- oder 16-Jährigen zu tun hat, die wie ein- oder zweijährige Kinder beruhigt und getröstet werden müssten. Allerdings geht dies nicht, weil sie sich meist nicht anfassen lassen, denn ihre Körper sind von Misshandlungs- und sexuellen Übergriffserfahrungen sowohl betäubt als auch übersensibilisiert. Und ihre Seelen sind voller Misstrauen und Kriegsgefühlen. Dennoch gibt es einige, die es lieben, im Moment des Eigenkontrollverlustes festgehalten zu werden, die meisten rasten dann aber erst recht aus und erleben eine Retraumatisierung.

Was bleibt dann?

Unseren eigenen Körper als Resonanzboden der kindlichen Affekte kennenzulernen. Die in uns (!) aufsteigenden Affekte frühzeitig wahrzunehmen lernen. Diese beginnenden Hassimpulse, Mordgelüste, Hilflosigkeiten, Erstarrung und Bedrohungsgefühle sofort mit Eigenregulation beantworten:

»Du, Moment mal! Ich merke, dass ich (!) mich gerade aufrege, und das will ich eigentlich nicht. Ich muss mich eben mal selbst beruhigen. Ich glaube, ich gehe kurz an die frische Luft und atme drei Mal durch. Dann geht es mir besser und ich komme wieder. Dann schauen wir zusammen, was helfen könnte.«

Sowie die Stress-Spirale zwischen Kind und Erwachsenem startet, muss die Eigenregulation des Erwachsenen einsetzen. Nur dann kann er für das Kind wieder frei werden und es bei seiner Beruhigung begleiten. Fast nie macht es irgendeinen Sinn, seinen Gefühlen in Gegenwart des Kindes nachzugeben, zu schimpfen, zu schreien oder auch nur nonverbal zurückzuschießen: Blicke und Stimmklang können als genauso aggressiv erlebt werden und Überlebensreaktionen auslösen.

Es geht nicht darum, Echtheit aufzugeben und auf Keep Smiling zu machen, es geht nicht um Unterdrückung und Übertünchen von Aggressionen gegen das Kind. Sondern sofortige frühzeitige Selbstfürsorge und -beruhigung des Erwachsenen ist die via regia. Es ist übrigens keineswegs »echt«, die erlebte Wut gegen das Kind rauszulassen – denn diese Affekte sind so heftig, das sind gar nicht unsere Affekte. Es sind fremde Affekte, die in uns wachgerufen werden (Gegenübertragung), indem das Kind uns in eine Täter- oder Opferrolle bringt. Es sind die Affekte der traumatischen Vergangenheit des Kindes – nicht unsere eigenen! Wollen wir die wirklich haben – geschweige denn ausagieren? Nein! Schützen wir uns selbst!

In der traumabezogenen Spieltherapie ist ein komplettes Regelwerk entstanden, das die Therapeuten genau vor diesen Affekten schützt und dennoch – oder gerade deswegen – den Kindern einen weiten Projektionsrahmen für ihre traumatischen Erlebensweisen bietet, innerhalb dessen sie sie inszenieren und verarbeiten können, ohne dass irgendetwas Schlimmes passiert. Das ist Vorteil, Chance und Aufgabe des therapeutischen Rahmens. Der pädagogische Alltag hat dagegen ein hohes Maß an Zwängen und Notwendigkeiten, die im therapeutischen Rahmen wegfallen. Und er sollte gerade nicht zum offenen Projizieren einladen, sondern im Gegenteil sehr strukturiert sein. Während man nämlich im therapeutischen Rahmen sehr gut mit dem Instrumentarium der traumabezogenen Spieltherapie zwischen traumatischen Projektionen und Realität unterscheiden kann, wird dies im Alltag mit seinen realen Anforderungen und Zwängen kaum gelingen. Dort hätte man wahrscheinlich ganz schnell Täter-Opfer-Spaltungen und traumatische Reinszenierungen in der Realität, wo sie nur verheerende Auswirkungen haben.

Was man aber tatsächlich im Alltag genauso wie in der Therapie sehr gewinnbringend einsetzen kann, ist die Außenregulierung des Kindes auf der Grundlage der Eigenregulierung des Erwachsenen. Auch hier haben es die Therapeuten wieder leichter, weil es wesentlich einfacher ist, sich nicht in traumatische Affekte hineinziehen zu lassen, wenn wir ein Kind nur einmal die Woche für 50 Minuten sehen. Außerdem sollten wir sehr viel Selbsterfahrung haben, die uns in dieser Hinsicht enorm unterstützt. So sollten wir es schaffen (meistens), emotional offen und zugleich geschützt zu sein, emotional präsent und zugleich auf Abstand zu sein.

Für die Bezugspersonen des Alltags ist die Herausforderung in dieser Hinsicht um ein Vielfaches größer. Und darum wäre ein wirkliches Training von Eigenwahrnehmung, -regulation und Außenregulation für diese Menschen Gold wert. In Kapitel IV wird dazu von mir ein Elterntraining vorgeschlagen.

Kinniburgh & Blaustein (2010) haben dafür ein sehr praxisbezogenes Handbuch erstellt[12], das hoffentlich bald ins Deutsche übersetzt sein wird. Wilma Weiss et al. (2009) haben für die stationäre Arbeit eine Grundlagenarbeit geschrieben[13].

---

12 Kristine Kinniburgh & Margaret E. Blaustein (2010), Treating Traumatic Stress in Children and Adolescents.
Zu meinem großen Bedauern bin ich nur im Rahmen eigener Fortbildungen befugt, dieses wunderbare Training der beiden Kolleginnen weiterzugeben.

13 Bausum, Besser, Kühn, Weiß et al., Traumapädagogik (2009)

Warum hilft nun die Eigenregulation der Bezugsperson dem Kind auf seinem Weg Richtung Affektregulation?

- Die Erwachsenen üben eine Vorbildfunktion bzgl. Eigenregulation, aber auch in Bezug auf die Wertschätzung für sich selbst und das Kind aus.
- Die Affektspirale zwischen Kind und Erwachsenem wird unterbrochen.
- Der Erwachsene steigt aus den Täter- und Opferprojektionen des Kindes auf seine Person aus, bzw. er nimmt sie nicht an, sondern erkennt sie als solche. Bei einer Täterprojektion kann er z. B. sagen: »Du, eigentlich wollte ich dir nichts Böses tun. Oder hast du was Schlimmes bei mir gesehen?« Oder im Fall einer Opferprojektion, z. B. auf den Vater: »Weißt du, eigentlich bin ich dein Vater – und nicht irgendein Stiefelknecht.« – »Doch, natürlich bist du das – und ich trete dich gleich, dass du das nur weißt!!« – »Weißt du, ich möchte nicht getreten werden. Ich mag Schmerzen nicht. Oder magst du Schmerzen? Würde es dir gefallen, wenn dich jemand treten würde? Ich würde mich auf jeden Fall sehr ärgern, wenn dich jemand (!) treten würde. So was würde ich auf jeden Fall verhindern.« Nie: »... wenn ich dich treten würde«, weil Sie damit aus einem persönlichen Racheaffekt heraus in die Täterrolle wechseln – wenn auch nur verbal.

1.6.4 Dissoziation / kortikale Integration

»Dissoziation« ist sicherlich der geheimnisvollste und erklärungsbedürftigste Symptombereich unserer Liste. »Praktisch jeder, der etwas mit psychischen Traumata zu tun hat, benutzt den Begriff Dissoziation auf eine andere Weise ...« (Hart, Nijenhuis & Steele, 2008, S. 17) In der US-amerikanischen Fachdiskussion wird »Dissoziation« nicht als Symptomverhalten oder Störung an sich aufgefasst, sondern als Fähigkeit, so wie Sprechen, Körperkoordination oder Bindungsverhalten. Insofern kann also Dissoziation gut oder schlecht entwickelt sein bzw. gut oder schlecht angepasst an ursprüngliche Belastungserfahrungen und gegenwärtige Lebenssituationen sein.

Auch in Deutschland gibt es Vertreter der Auffassung, dass Dissoziation etwas ganz Normales ist und gerade das normale kindliche Erleben durchdringe. Ich selbst mag diese Auffassung nicht vertreten, zum einen, weil es für die angeblich normalen oder guten Ausprägungen von Dissoziation wesentlich treffendere und weniger irreführende Begriffe gibt: Ein in sein Spiel versunkenes Kleinkind wird in der personzentrierten Theorie z. B. nicht als »gut dissoziiert« beschrieben, sondern schon seit Rogers in einem ganzheitlichen Zustand der organismischen Aktualisierung, denn es gibt sich vollkommen den körperlichen, emotionalen und kognitiven Empfindungen und Handlungsweisen hin, die sich im Hier und Jetzt gut anfühlen. Ein anderer treffender Begriff ist der des »flow«[14]: Wenn sich ein Mensch im »flow« befindet, fühlt er sich mit sich und seiner Welt ganz und gar eins. Soweit schon ein problematisches und rigides Selbstkonzept aufgebaut ist, kann der Zwang zur Selbstkonzeptaktualisierung nachlassen und der organismischen Aktualisierungstendenz den Raum überlassen. Diese Auffassung halte ich für wesentlich hilfreicher und zielführender als eine breite Auffassung des Begriffs Dissoziation. Natürlich handelt es sich um einen Zustand von Selbstvergessenheit, aber um einen hochintegrierten Seelenzustand. Die Kinder sind vollkommen wach und können leicht in die Realitätsorientierung zurückkehren. Solche extremen Vorkommnisse, wie sie Moreno über sich selbst als Kind berichtete, sind bei emotional und bindungsmäßig gut entwickelten Kindern extrem selten: Er spielte mit seinen Kameraden den »lieben Gott und seine fliegenden Engel« und stürzte dabei vom Tisch ab, den sie als Wolke der Engel erkoren hatten, um als fliegender Engel mit einem Beinbruch zu enden. Aber üblicherweise gilt das Gegenteil: Sicher gebundene und spielbegabte Kinder haben eine deutlich geringere Unfallgefahr, sind wesentlich besser seelisch-körperlich-sozial integriert als früh trainierte[15] oder gar deprivierte Kinder. Wenn man das so sieht, dann entsteht eine lächerlich paradoxe Begriffsverwendung, dann würde nämlich gute Dissoziation Integration bedeuten.

Zum anderen weist auch die neurophysiologische Betrachtung in eine andere Richtung:

Zu Beginn der Entwicklung ist das kindliche Hirn noch kaum vernetzt. Dadurch werden unterschiedliche Erfahrungen, sogar auch mit

14 Flow wurde erstmals von Mihaly Csikszentmihaly beschrieben.

15 Emmi Pikler hat in ihrem wunderbaren Buch »Lass mir Zeit« und in ihrem sagenhaften Lebenswerk im Kinderkrankenhaus Loscine/Budapest die enorme Bedeutung des persönlichen Entwicklungstempos in der Bindungs- und Bewegungsentwicklung nachgewiesen.

derselben Person, unabhängig voneinander abgespeichert. Außerdem lebt das Kind dadurch in seinen ersten Kindheitsjahren allein im Hier und Jetzt. Mit der langsam wachsenden Vernetzung entstehen die Fähigkeiten zum Assoziieren mit bisherigen Erfahrungen, damit zum Relativieren und Hinterfragen von aktuellen Wahrnehmungen und Affekten. Damit einher geht übrigens auch die weniger schöne Befähigung zum nachtragenden Grollen. Die Entwicklung vollzieht sich also natürlicherweise von relativ isolierten hin zu integrierten kortikalen Prozessen. Darum habe ich in die Überschrift »kortikale Integration« eingefügt.

Ein weiteres Argument gegen den Begriff der Dissoziation als Entwicklungsbereich stammt aus der Selbsterfahrung: Jeder von uns, der Autogenes Training intensiv praktiziert, erfährt die Segnungen der starken parasympathischen Aktivierung: tiefe Erholung, Erliegen der Gedanken, stille Ruhe, reines Da-Sein. Man ist nicht mehr weit von einer mystischen Erfahrung entfernt. Will man nun den Moment starker Rückverbundenheit mit dem Leben und dem Universum ernsthaft als Extremform von Dissoziation bezeichnen? Das ist nicht hilfreich, sondern in meinen Augen irreführend. Die starke parasympathische Aktivierung macht solche Erholung und Ganzheitserfahrung möglich – aber nur unter der Bedingung von Sicherheit! Dagegen führt die starke parasympathische Aktivierung unter der Bedingung von Unsicherheit, von Angst und Schrecken tatsächlich in die Dissoziation, wie uns die Arbeit von Peichl gezeigt hat. Nur unter der Angstbedingung macht der Begriff, der eine »Abkopplung« bezeichnet, wirklich Sinn: Dissoziation koppelt Realitäts-, Körper-, Affekt- bzw. Panikwahrnehmung voneinander ab, um vor Erregungsüberflutung zu schützen.

Ich verwende also den Begriff **Dissoziation** in seiner simplen Form, **um schwer verständliche Abkopplungsphänomene der impliziten und expliziten Vorgänge von Wahrnehmung, Abspeichern und Erinnern, der Körperwahrnehmung, Affektivität, Emotionalität, Kognitionen und des Verhaltens zu bezeichnen, die durch eine starke bis extreme parasympathische Aktivität unter subjektiv erlebter Gefahr ermöglicht werden.**

Dazu zählen selbstverständlich die in den Diagnosekatalogen aufgeführten Krankheitsbilder der Konversionsstörungen (ICD-10): Dissoziative Amnesie (F44.0); Dissoziative Fugue (F44.1) mit amnestischem Ortswechsel; Dissoziativer Stupor (F44.2) mit Bewegungs- und Sprachlosigkeit; Trance und Besessenheitszustände (F44.3); Dissoziative Bewegungsstörungen (F44.4) mit Lähmungen oder Schütteln; Dissoziative Krampfanfälle (F44.5); Dissoziative Sensibilitäts- und Empfindungsstörungen (F44.6); das Ganser Syndrom (F44.80); und schließlich die Multiple Persönlichkeit (F44.81), die eine dissoziative Identitätsstörung darstellt. Dann noch die vorübergehenden dissoziativen Störungen in Kindheit und Jugend (F44.82) und der psychogene Dämmerzustand und Verwirrtheit (F44.88).

Darüber hinaus spricht aber vieles dafür, dass wir es bei sämtlichen Traumafolgestörungen mit dem Phänomen der Dissoziation zu tun haben. Um sich die Äußerungsformen dissoziativer Phänomene zu vergegenwärtigen, helfen die Fragebögen von Frank Putnam »Checkliste für dissoziative Erfahrungen von Kindern« und von Huck und Hiller »Fragebogen Somatogene Dissoziation für Kinder und Jugendliche«, der an Nijenhuis angelehnt ist[16].

Zur Verdeutlichung des Phänomens soll ein Fallbeispiel dienen:

Margit, 18 Jahre:

Die junge Frau berichtet von einem Erlebnis, das sie mit zwölf Jahren bei dem Schulsozialpädagogen hatte, den sie sehr gemocht hatte und als sanftmütig schilderte. Er habe von ihr Auskunft über eine aggressive Attacke von ihr gegen einen Mitschüler haben wollen. Er sprach nicht vorwurfsvoll, aber hartnäckig und skeptisch blickend. Allmählich fühlte sich Margit in die Ecke gedrängt und infrage gestellt. Plötzlich wird sie »innerlich still«, und dann wechselte ihre Wahrnehmung: Sie sieht (!) in diesem Mann den Nachbarn, der sie missbraucht hatte, und spricht mit harter verächtlicher Stimme und wie aus einer anderen Welt: »Was bist du für ein ekliger alter Mann!«

Nach wenigen Sekunden löste sich das Bild des alten Nachbarn auf, und sie sah wieder ihren Berater. Sie erinnerte sich wohl an ihren Satz, war einerseits sehr betreten über ihr Verhalten, andererseits aber irgendwie auch völlig einverstanden mit dem Satz. Und insgesamt fühlte sie sich selbst nicht wirklich verantwortlich für die zurückliegenden Sekunden. Aus Verwirrung über dieses Durcheinander brach

16 Quelle für beide Fragebögen ist die Homepage www.kindertraumainstitut.de. Der Putnam-Fragebogen in deutscher Übersetzung richtet sich an die Eltern/Bezugspersonen und ist nach meiner Erfahrung nicht leicht für diese auszufüllen. Dagegen ist er für uns als Therapeuten sehr illustrativ für die Dissoziation im Kindesalter.

sie nun aus: »Ich will jetzt was anderes machen!«, sagte sie, stand auf und holte sich schon die Darts aus dem Regal.

Aus dieser minutiösen Innenansicht einer dissoziativen Erfahrung geht hervor, dass ihre Wurzel in einer Opfererfahrung der Vergangenheit liegt und ihr Auslöser in einer subjektiven Bedrohungserfahrung im Hier und Jetzt liegt. Dann schaltet sich die vergangene Wahrnehmung ein, und der Betroffene reagiert auf diese in einer Weise, die ihm in der Vergangenheit nicht möglich war: mit (Gegen-)Gewalt, in welcher Form auch immer.

Aber auch das Gegenteil hätte in der oben beschriebenen therapeutischen Situation passieren können. Hätte der automatisierte Machtcheck die Figur des Schulpsychologen als übermächtig und sexuell erwartungsvoll bewertet, wäre Margit womöglich in eine Reinszenierung im Lolita-Modus geraten: Flirten, glockenhelles Lachen, um den Bart gehen …

Sechs Jahre später kam die junge Frau wegen sexueller Probleme in ihrer Liebesbeziehung zu probatorischen Sitzungen: Sie kannte weder erotische Spannung noch eigene sexuelle Erregung. Sie hatte zudem in einem Entspannungskurs irritierende Erfahrungen mit dem eigenen Körper gemacht: Sie konnte propriozeptiv ihre Körpermitte nicht wahrnehmen – Unterbauch und Oberschenkel waren aus ihrem Körperempfinden im Ruhezustand fast wie herausgeschnitten.

Im Entspannungskurs, den sie wegen ihrer Rückenschmerzen besucht hatte, wurde sie von der Leiterin gefragt, ob sie einmal eine schwerere Schrecksituation gehabt habe, weil ihre gesamte Körperhaltung wie eine eingefrorene Schreck- oder Schamhaltung im Miniformat wirke.

Darüber hinaus schilderte sich Margit als eine fröhliche, kontaktfreudige, beziehungsstarke, genussvolle, engagierte, leistungs- und ruhebefähigte Person.

In der Tat stellte sich heraus, dass ihre Probleme alle auf einen mehrfachen sexuellen Missbrauch ohne körperliche Gewaltanwendung und Penetration im Alter von sieben Jahren durch einen mit der Familie befreundeten Nachbarn zurückgingen. Dieser war nie aufgedeckt worden. Nach der Bearbeitung mit der Strukturierten TraumaIntervention (STI)[17] und einer ausführlichen körperlichen Abreaktion aller verblei-

17 S. Weinberg, 2005, S. 118 ff.

bender körperlichen Affekt- und Spannungszustände löste sich die beschriebene Symptomatik auf, und sogar die Rückenschmerzen verschwanden.

Auch andere dissoziative Phänomene wie innere Gefährten und innere fremde Stimmen, Wechsel der Ego-States funktionieren nach dem Muster, wie es im Fall von Margit und ihrem Schulberater sichtbar wurde: Durch spezifische Trigger springt die Vergangenheit in die Gegenwart und verändert die Wahrnehmung. Die reaktiven Handlungen dagegen werden von einem realistischen Kräftecheck gesteuert.

Es ist spannend zu sehen, dass dissoziative aggressive Durchbrüche fast nie gegenüber starken und gewaltbereiten Personen und erst recht nicht gegenüber den ursprünglichen Tätern erfolgen – es sei denn, diese liegen besoffen am Boden. Das heißt, es gibt auf der einen Ebene die dissoziative Wahrnehmung, die die Erfahrung der Vergangenheit in die Gegenwart projiziert. Gleichzeitig muss es aber auch eine an der echten Gegenwart orientierte Risikoabschätzung geben: Wenn das aktuelle Gegenüber als mächtiger und gewaltbereiter eingeschätzt wird, unterbleibt der Angriff und erfolgt Unterwerfung in all ihren Varianten. Ich wage die Hypothese, dass es für diese Abschätzung wohl vollkommen vorbewusste und instinktive Abläufe geben muss, die vermutlich auf sehr alten hirnphysiologischen Fähigkeiten basieren, die sich in der Phylogenese mit der Fähigkeit zum Kämpfen herausgebildet haben: der blitzschnelle Kraftvergleich. Nur wenn dieser zugunsten des dissoziativ Projizierenden ausfällt, wird das frühere Opfer zum Täter.

Beispiele für dissoziierte Persönlichkeitsanteile sind:

- Innere Gefährten entstanden in einer von Verlust und Verlassenheit geprägten Vergangenheit und tauchen in allen Situationen von subjektivem Verlust- und Verlassenheitserleben im Hier und Jetzt auf. Sie können tatsächlich aber auch zu ständigen, von der Außenwelt unentdeckten Begleitern des Kindes werden.
- Innere fremde Stimmen sind die verbalen Äußerungsformen dieser inneren fürsorglichen (oder auch aggressiv beschützenden) Begleiter.
- Fremde innere Stimmen können aber auch der schlichte »Abdruck« von bösartigen, bedrohlichen oder schamverletzenden akustischen Wahrnehmungen im Zuge von kränkenden oder gar traumatischen Erfahrungen sein. »Du kannst das nicht!«, »Du taugst wirklich zu

gar nichts!«, »Du gehörst ins Kinderheim!« etc. wirken zunächst vielleicht wie eigene innere Selbstbewertungsmuster. Wenn man aber herausfindet, dass sie so klingen wie zum Beispiel die Mutter, dann stellen sie sich doch eher als fremdeingepflanzte Prägungen dar.

- Ähnlich gelagert, aber viel tragischer sind die »Abdrücke« des Täterverhaltens in der eigenen Persönlichkeit, die gegenüber Schwachen und Hilflosen zur Reinszenierung drängen – aber diesmal in der Täterrolle.

Solchermaßen aggressive innere Begleiter könnten tatsächlich als Täterintrojekte bezeichnet werden. Meist bezieht sich dieser Begriff aber auf jedes Täterverhalten nach traumabedingtem Wechsel der Persönlichkeitszustände oder -anteile. Aber:

- Häufig sind es im Ursprung fürsorgliche und in der traumatischen Erfahrung emotional schützende Persönlichkeitsanteile, die später gegenüber weniger gewaltbereiten Menschen im Hier extrem aggressiv werden können – und zwar mit derselben zerstörerischen Kraft, deren Opfer das Kind vormals geworden ist. Aber die aggressiven inneren Begleiter, die in der Gegenwart die Handlungsregie übernehmen, hatten sich damals abgespalten, um zumindest einen seelischen Schutz für das Kind bereitzustellen: Wenn es schon seinen Körper preisgeben muss, soll zumindest die Seele einen imaginierten mächtigen Schutz gegen den Aggressor bekommen. Und dieser mächtige Schutz muss die Macht des Aggressors kopieren, um als glaubwürdige Hilfe erlebt werden zu können. Denn das Kind kennt nichts Mächtigeres als diesen/diese Aggressor/en. Der beschützende Persönlichkeitsanteil kopiert also die Macht des Aggressors und übernimmt die Regie, wenn sich »sein Kind« allein gelassen, ausgeliefert, zurückgestoßen … fühlt.

Im deutschsprachigen Bereich hat sich v. a. Dagmar Eckers mit der Diagnose und Behandlung von dissoziativen Störungen bei Kindern einen Namen gemacht. Ihre wichtigste Erkenntnis, die sie engagiert vertritt, ist: »Wer versteht, dass die Introjekte eine ursprünglich positive, lebenserhaltende Bedeutung für unsere Patienten hatten, der kann sie auch gebührend würdigen und damit in die Persönlichkeit integrieren!«

Sina, 12 Jahre:

Dagmar Eckers hatte mir für eine meiner schwierigsten Therapien die entscheidende Hilfestellung gegeben, um die verbliebenen, aber hartnäckigen dissoziativen Symptome behandeln zu können. Sie half mir zu verstehen, dass das exzessiv aggressive Introjekt, das das rumänische Adoptivkind Sina »Hund« nannte, nicht nur primäre Schutzfunktion gegen die hilflose Ausgeliefertheit an Gewalt verkörperte, sondern noch viel weiter gehend positiv war: Es entstand in einem Leben gnadenloser Deprivation und seelischer Vereinsamung in einem Kinderheim, als dem Kind sein Ein und Alles, sein Schmuse-Hund, geklaut und zerstört wurde. In diesem Moment der grausamen Verlustschmerzen entstand das Introjekt des »Hundes«, um für das Kind ein innerer Gefährte zu werden. Dieser lud sich dann immer mehr mit tödlicher Aggression auf und ließ nach außen von seinem Ursprung nichts mehr erahnen. Als sie Jahre später mit den unbekannten Leuten, die ihre Adoptiveltern waren, im Flugzeug saß und sie die schockartige Erkenntnis überflutete, dass sie womöglich von ihnen weggebracht wird, um getötet zu werden, tauchte »der Junge« auf, der sich neben sie setzte und ihrem erstarrten Körper half, durchzuhalten. »Der Hund« und »der Junge« verschmolzen in der folgenden Zeit miteinander und übernahmen jeweils die Handlungsregie, wenn das Kind seine Verlassenheit spürte – z. B. wenn es ein hübsches deutsches Mädchen sah, das immer schon von seiner Mama geliebt und niemals fortgegeben worden war. Der »Junge-Hund« stieß die hübsche Kleine flugs die ganze Treppe hinab und war monatelang lebensgefährlich für andere Kinder. Dieser Fall Sina illustriert eine extreme Variante der Komplexen Entwicklungsstörung nach Frühtraumatisierung[18].

Es gibt diverse Bemühungen, dem undurchschaubaren Durcheinander, mit dem uns die zweifelsohne vorhandenen Phänomene der Dissoziation konfrontieren, mit Konzepten Herr zu werden. Derzeit läuft die Diskussion innerhalb der scientific community auf die Theorie »Strukturelle Dissoziation« von Hart, Nijenhuis & Steele (2008) hinaus. Ich selbst beziehe mich auf Waters und Perry.

---

18 Die erste spieltherapeutische Therapiephase bei Sina wurde ausführlich in Weinberg & Hensel (2008), S. 129 ff., dargestellt. Hier wird im zweiten Kapitel (2.4) der nächste dissoziationspsychologische Therapieabschnitt beschrieben.

Fran Waters (Vortrag November auf ISSD-Tagung 2006 in Bad Krozingen) unterscheidet in Anlehnung an Putnam (1997) drei Hauptaufgaben der ursprünglichen dissoziativen Reaktion auf eine schwerwiegende Bedrohung oder einen Angriff:

- eine Automatisierung des Verhaltens angesichts der Überwältigung;
- eine Aufteilung schmerzlicher Affekte und Erinnerungen;
- eine Entfremdung von sich selbst angesichts eines möglichen Vernichtetwerdens.

Auch die späteren dissoziativen Symptome lassen sich diesen drei Hauptaufgaben zuordnen.

Mit dieser schlichten Ordnung scheinen mir die meisten dissoziativen Phänomene der Kindheit beschreibbar zu sein, denen wir bei unseren Therapiekindern begegnen. Allerdings glaube ich, dass es noch »geringfügigere« Entstehungszusammenhänge geben muss. So entstehen durch frühe emotionale Vernachlässigung z. B. im Zuge einer postpartalen Depression, nicht selten sogenannte »innere Freunde«, die dann nicht – wie in vielen Kinderbiografien, passager auftauchen und dann wieder verschwinden. Stattdessen tauchen sie sehr früh auf, können sich regelrecht in großer Zahl vervielfältigen, nehmen enorm viel von der Aufmerksamkeit des Kindes in Beschlag, die Kinder nehmen sie meist als real wahr, auch wenn sie schon darum wissen, dass es »unsichtbare Freunde« sind. Und sie bleiben über viele Jahre und dominieren das innere Erleben.

Denn erlebte Margit (s. o.) eine Automatisierung ihres Verhaltens innerhalb der traumatischen Erfahrung? Erlebte sie einen Angriff, spürte sie Schmerzen oder schmerzliche Affekte? Waren ihre Erinnerungen anschließend schmerzlich? Oder erlebte sie eine Entfremdung? Margit verneinte auf jeden Fall jede dieser Fragen. Dagegen entdeckte sie in der Introspektion folgende Zusammenhänge:

- Sie war in der Traumaerfahrung verwirrt, weil sie gedacht hatte, sie wolle etwas (genitaler Kitzel im angezogenen Zustand, Befriedigung der sexuellen Neugierde, Aufmerksamkeit des netten Nachbarn), war aber in etwas ganz anderes hineingeraten. (Sie wurde dazu gebracht, sich zu entkleiden, ihr wurden die Oberschenkel mit zielstrebigem Griff gespreizt, sie wurde dadurch fixiert, wenn auch nicht gewaltsam; ihr Genital wurde ausgiebig geleckt, sie empfand Kitzel und Ablehnung gleichzeitig – und: sie konnte das, was da mit ihr passierte, nicht zuordnen).

- Sie ist sich sicher, dass durch das mentale »Wegmachen« ihr Platz in der vertrauten Lebensgemeinschaft von Nachbarschaft und Freundeskreis erhalten geblieben ist. Und nicht nur ihr Platz darin, sondern in ihrer Lebenswelt überhaupt. Noch heute überkommt sie ein Schreck bei der Vorstellung, wie ihre Welt kollabieren würde, wenn sie es offenlegen würde.
- Sie vermutet, dass aber gleichzeitig eine Abtrennung von ihrer familiären Lebensgemeinschaft durch die Ereignisse und ihr Schweigen eintrat: Sie konnte etwas sehr Verwirrendes und auch Unangenehmes weder mit ihrer Mutter noch mit sonst jemandem teilen. Es hatte im Tabubereich stattgefunden und also durfte es nicht geschehen sein.
- Andererseits aber hat sie durch das mentale Wegmachen, das sich bis auf ihre Körperwahrnehmung ausgedehnt hatte, für die ungestörte Existenz ihrer Familie in der vertrauten Lebenswelt gesorgt.

Ethnologen beschreiben Scham- und Schuldgefühle als die persönliche emotional-kognitive Widerspiegelung von Tabubrüchen. Tabubrüche passieren, wenn strenge Regeln von einer Lebensgemeinschaft aufgestellt werden, religiös und/oder moralisch eingemantelt werden und dann willentlich oder unwillentlich gebrochen werden. In der Ethnologie sind viele Beispiele beschrieben worden, wie solche Tabubrüche zu einem endogenen Tod führten – oft innerhalb von wenigen Stunden. Der Parasympathikus wird offensichtlich so stark durch einen Tabubruch aktiviert, dass der Vagusnerv das Herz zum Stehen bringen kann. So geschah es auf einer wissenschaftlichen Naturexpedition in Neuseeland[19]. Sie wurde von vielen Eingeborenen begleitet, die als Führer und Lastenträger dienten. Auch junge Frauen waren dabei, die die Kocharbeiten übernahmen. Eine der Frauen entfernte sich bei einer längeren Rast in den Urwald und berichtete nach ihrer Rückkunft von ihren Beobachtungen. Einer der Führer war der Medizinmann ihres Stammes und er lauschte ihr intensiv. Als sie einen ungewöhnlichen Baum beschrieb, konnte man beobachten, wie der Medizinmann blass wurde

19 Mit dem Bericht des Expeditionsleiters beschäftigte ich mich im Rahmen eines religionswissenschaftlichen Seminars über die Maori während meines Theologiestudiums in Marburg.

und erstarrte. Er sagte etwas zu ihr, was die Forscher nicht verstanden. Das Mädchen zog sich zurück und verstarb innerhalb weniger Stunden. Die medizinischen Maßnahmen der Forscher konnten ihr nicht helfen. Erst später erfuhren sie, dass das Mädchen unwissentlich einen heiligen Baum gefunden hatte. Es sei nicht nur in seinen Bannkreis eingedrungen, sondern habe ihn sogar berührt. Damit habe sie die Ahnen, Väter und Geister gekränkt und beleidigt. Unklar blieb für die Forscher, ob sie vom Medizinmann ein Todesurteil bekommen hatte oder ob ihre Lebenskraft allein infolge der Mitteilung des offensichtlich gravierenden Tabubruchs erloschen war. Nach Einschätzung von Ethnologen sind Tabus die mächtigsten Instrumente, um Stammesidentität und -zusammenhalt zu erzwingen. Während Bindung, Modelllernen und Erziehung die Prägung der einzelnen Menschen auf die Gruppe und ihre Normen bewirken, sorgen Tabus dafür, dass sie nicht davon abweichen werden. Wer Tabus bricht, fällt aus der Gemeinschaft heraus. Wer nicht wieder rituell-magisch in die Gemeinschaft aufgenommen werden kann, muss sie so oder so verlassen: Er wird verstoßen, oder er muss sterben. Sicherlich spielt die Überaktivierung des Nervus vagus, so wie ja vermutlich auch beim Voodoo-Tod, die entscheidende Rolle.

Auch der moderne Mensch ist viel mehr Urmensch, als er es glaubt. Trotz der enormen Individualisierung und Flexibilisierung unserer Gesellschaften, die nicht nur der Aufklärung und der modernen Wirtschaftweise geschuldet sind, sondern auch der erheblich erhöhten physischen und materiellen Sicherheit der Bevölkerung – trotz alldem: Der Mensch ist primär ein soziales Wesen. Der Mensch kann nur in Beziehungen und Gemeinschaften gedeihen – und dies gilt ganz extrem für Kinder. Die Furcht, selbst aus der Gemeinschaft hinauszufallen, ist existenziell. Und auch die Vorstellung, die eigene Lebensgemeinschaft zu verletzen oder gar zu zerstören, ist – ganz besonders für Kinder und Frauen – fast unerträglich. Dadurch werden massive Abwehrinstinkte mobilisiert und tiefste Bedürfnisse verletzt. Der Parasympathikus wird vermutlich schon allein bei der Vorstellung, aus der eigenen Lebensgemeinschaft herauszufallen oder diese selbst zu zerstören, stark aktiviert, und dies wiederum ist das neurologische Einfallstor für Dissoziation. Die »natürliche« Antwort des Seelenkörpers auf die Furcht, aus der Gemeinschaft hinauszufallen, scheint mir die Dissoziation zu sein: Was nicht sein darf, ist nicht! Dissoziation ist das Abspalten und damit vorläufige Stilllegen der Wahrnehmungsinhalte, die die basale Bedrohung bewirken.

Die körperliche Auslösebedingung für Dissoziation ist nach Perry (2008) eine körperliche Verletzung, ja auch schon die Erwartung derselben: »Während einer Dissoziation bereitet das Gehirn den Körper auf Verwundung vor. Der Blutfluss zu den Extremitäten wird reduziert und das Herz schlägt langsamer, um den Blutverlust durch Wunden zu reduzieren. Es wird eine Flut von endogenen Opioiden ausgeschüttet, ... die Schmerzen verringern sowie Ruhe und ein Gefühl von emotionaler Distanz zum Geschehen herstellen.« (S. 72)

Diagnostisch hilfreich scheinen mir die von Fran Waters[20] formulierten ernsten Warnhinweise auf ein Vorliegen dissoziativer Symptome:

In der **Anamnese**:

- tauchen frühe Kindheitstraumata auf wie sexueller und/oder körperlicher Missbrauch, Beziehungsabbruch, erhebliche Vernachlässigung, schmerzhafte Verletzungen oder medizinische Maßnahmen. In diesen traumatischen Erfahrungen gab es keinen elterlichen Schutz bzw. Unterstützung.
- In der Familiengeschichte werden dissoziative Störungen vermutet.
- Unzulänglicher Fortschritt in der Entwicklung und/oder Kind aus seiner Familie genommen.
- Frühere Diagnose einer seelischen Erkrankung, bei der die Behandlung gescheitert ist.

In der **Verhaltens**beobachtung oder Verhaltensbeschreibung der Eltern:

- Glasiger oder ausdrucksloser Blick. Vielleicht rollen die Augen nach hinten oder die Lider flattern.
- Das Kind spricht von sich selbst in der Mehrzahl oder in der dritten Person.
- Das Gedächtnis zeigt Ausfälle oder andere Probleme.
- Die Stimmungslage wechselt extrem, auch ohne Anlass. Verhaltenswechsel bzgl. Stimme, Gesichtsausdruck, Handschrift, Ernährung und Kleidung, evtl. eingeleitet durch starke Kopfschmerzen.
- Fehlverhalten wird trotz Zeugen überzeugt abgestritten. Man wirft ihm vor zu lügen, aber es weist diesen Vorwurf aufrichtig zurück.

20 Vortrag und Workshop »Understanding and treating childhood dissociation«, Dissoziationspsychologischer Kongress in Bad Krozingen, November 2006

- Schlafstörungen als Angst, ins Bett zu gehen, oder Albträume. Dissoziative Zustände in verschiedenen Schlafphasen.
- Der schulische Lernfortschritt ist inkonsistent.
- Das Kind zeigt sich im Auftreten wortgewandt, intelligent und kreativ, was aber nicht mit dem IQ übereinstimmt.

Nur wenn das Kind in der **Exploration** gezielt gefragt wird:

- Es erzählt von inneren fremden Stimmen oder inneren Gefährten. Die inneren Spielgefährten können als real dargestellt werden.
- Ein Gefühl von Entfremdung von sich selbst oder der Welt wird berichtet.

Typische Kommorbiditäten sind PTSD, Angststörungen, Depression, Essstörungen, Borderlinezüge, ADHS, Enkopresis und Enuresis und Verhaltensprobleme im Betragen.

Erstaunlicherweise tauchen in dieser sehr instruktiven Darstellung von Waters nicht die auffälligsten Verhaltensweisen auf, die uns stutzig machen müssen und die Bezugspersonen regelmäßig zur Verzweiflung treiben: die völlig unverständlichen oder unverhältnismäßigen aggressiven Durchbrüche dieser Kinder gegen Schwächere oder friedfertige Leute und gegen Sachen, wie z. B. ihre Einrichtungsgegenstände. Nicht dass einem solchen Verhalten grundsätzlich ein dissoziativer Prozess zugrunde liegen muss, aber dies ist nicht selten der Fall und sollte deswegen immer überprüft werden. Man sollte es gegen die Möglichkeit eines Lernens am Modell oder am Erfolg abgrenzen, aber auch gegen eine Impulskontrollschwäche, wie sie zum ADHS gehören kann, oder auch zur Traumafolgesymptomatik der latenten und chronifizierten Übererregung, so wie sie von Perry beschrieben wurde. Häufig aber stellen sich die aggressiven Durchbrüche bei detaillierter Nachforschung dar als eine Gegenreaktion auf vorausgehende Gefühle tiefer Verlassenheit, Zurückgestoßenheit, Ausgeliefertheit, Bedrohung … Diese Gefühle drohen den Seelenkörper in ein bodenloses Loch stürzen zu lassen und werden gerade noch rechtzeitig durch einen Wechsel zum aggressiv-beschützenden Persönlichkeitsanteil hinweggespült.

Zudem taucht nicht das von mir beschriebene Phänomen der Täuschung auf, das aber von grundlegender Bedeutung im Umgang mit diesen Kindern ist, zu endlosen Missverständnissen führt und es vielfach unmöglich macht, diese Kinder vor TäterInnen zu schützen und traumatische Bindungen aufzulösen.

Als weitere Warnhinweise würde ich deswegen anfügen:

- unverständliche und unverhältnismäßige Affektdurchbrüche und
- heitere, besänftigende, charmante Verhaltensweisen in Momenten subjektiv erlebter Bedrohung.

1.6.5 Verhaltenskontrolle

Die aufgeführte Symptomliste spricht für sich selbst und muss nicht im Detail kommentiert werden. Lediglich eine gewisse Ergänzung scheint mir sinnvoll:

Das Ausmaß an Aggression, Zerstörung und Delinquenz, das Menschen, die mit KEF-Kindern oder -Jugendlichen zusammenleben, zuweilen mitmachen, ist einem Außenstehenden gar nicht zu vermitteln. Aber natürlich gibt es auch die ganz stillen, gehemmten oder überangepassten Kinder, deren Fehlentwicklung gar nicht so offensichtlich ist. Hier findet das Leiden der Eltern oder Bezugspersonen auf einer ganz anderen Ebene statt: Wenn sie ein wenig feinfühlig sind, spüren sie nämlich, dass ihr Kind noch nach Jahren wie ein Fremder in ihrem Haus ist. Es ist dauerhaft in sich selbst eingeschlossen wie in einer Muschel. Pflegeeltern und Adoptiveltern beschreiben ziemlich unisono, dass ihre angenommenen Kinder in den ersten Wochen und Monaten sehr unauffällig und unkompliziert gewesen waren. Danach erst beginnen in vielen Fällen die Verhaltensprobleme – aber in manchen Fällen bleiben die Kinder in der gehemmten Verfassung. Kinnihead & Blaustein sprechen in Bezug auf Letztere von dem »overconstricted child«. In der NCTSN-Liste (s. S. 15) tauchen sie unter »Überanpassung« auf. Denn auch eine übermäßige Impulshemmung und -kontrolle stellt eine Entwicklungsstörung dar.

Warum manche Kinder gehemmt bleiben und andere Kinder ungehemmt werden, ist für meine Begriffe nicht auf eine einfache Ursache zurückzuführen. Vermutlich spielt ein ganzes Bündel an Umständen eine Rolle:

- die genaue Art der Schockerlebnisse und der resultierenden eingefrorenen Affekte;
- tiefsitzendes Misstrauen der Welt gegenüber;
- neurophysiologische Prägungen und Fehlentwicklungen;

- anlagebedingte Wesenszüge des Individuums wie z. B. starke versus geringere Erregbarkeit oder Introversion versus Extraversion;
- Umstände der posttraumatischen Umgebung u. v. m.

Aus dieser Auflistung geht deutlich hervor, dass es keine »Prädestination« der späteren Symptome durch die Frühtraumatisierung gibt, wohl aber eine überschaubare Anzahl von möglichen Prägungen. Diese Art von früher Kindheit schädigt in meinen Augen jeden und immer[21], bloß eben unterschiedlich.

Die Längsschnittstudie von Sir Michael Rutter machte uns mit einem Phänomen vertraut, das wir unter unseren gesellschaftlichen Bedingungen nur abgeschwächt sehen: Die rumänischen Kinderheimkinder wiesen zu einem großen Anteil bei der Erstuntersuchung nach der Adoption ein quasiautistisches Verhalten auf: Unfähig zur emotionalen und kommunikativen Kontaktaufnahme verharrten sie in ihrer Verkapselung, fixiert auf wenige Dinge und perseverierende Beschäftigungen. Nach einiger Zeit überwanden fast alle diesen Zustand und traten in eine Bindungsstörung mit Enthemmung ein, d. h., sie liefen ständig weg, liefen fremden Menschen zu und schlossen sich ihnen an, gingen anderen Leuten an die Wäsche. Auch diesen Zustand konnten die meisten überwinden und bildeten als Residualsyndrom ein ADHS aus!

Man denke an dieser Stelle auch an den von mir dargestellten Zusammenhang des extremen hyperkinetischen Syndroms und des Bindungsverlustes bei Sabahudin (s. S. 101). ADHS kann sowohl eine posttraumatische Reaktion des ZNS mit Übererregung sein als auch eine unbewusste Selbsthilfe gegen Verlustkummer und tiefen emotionalen Schmerz.

Wir wissen darüber hinaus, dass frühkindliche Deprivation ein eklatantes Minderwachstum des gesamten Gehirns (man denke an den verminderten Kopfumfang der Kinder aus der Rutter-Studie), insbesondere aber des Balkens und des präfrontalen Kortex, und eine Unter-

---

21 Der unter 1.7.5 dargestellte Befund einer Resilienz gegen Bindungstraumatisierung bei Säugetieren mit einer langen Allelvariante auf dem Serotonin-Transporter-Gen ist in seiner Übertragbarkeit auf den Menschen gänzlich ungewiss. Wenn ich angeblich unauffällige Geschwister von meinen KEF-Patienten vorgestellt bekomme, sehe ich niemals emotional ausgeglichene, sicher gebundene Kinder, sondern geschädigte Kinder.

funktion des Hippocampus bewirkt. Zugleich werden durch die permanente starke Stressbelastung aufgrund von Vereinsamung, Angst und Schmerzen die Art der Neurotransmitter und ihr Funktionieren massiv auf Überlebenskampf oder gar auf die Aufgabe dieses Kampfes geprägt. Es scheint so zu sein, je stärker der Parasympathikus die Steuerung übernimmt, desto stärker werden dissoziative Phänomene und/oder eine zunehmende Blockierung der vitalen Aktivität in der Erstarrung möglich. Diese dienen zunächst der Unterwerfung, des sich Hineinschickens in das Unvermeidliche und bieten somit eine Chance, auf niedrigem Niveau, unter Aufgabe der Ansprüche auf körperlich-seelische Intaktheit, die Existenz zu sichern. Wenn dies gelingt, also Überleben auf niedrigem Niveau möglich war, haben wir es im weiteren Verlauf mit dem Fortbestehen dieser Zustände in der Verhaltensregulation zu tun. Diese Zustände schießen ein, sowie das Kind in Stress gerät, und übernehmen dann die Verhaltenskontrolle. Genauer gesagt interpretieren sie die gegenwärtige – und oft nicht besonders bedrohliche – Situation im Sinne der traumatischen Urerfahrungen, erleben zuweilen völlig andere Dinge als ein außenstehender Beobachter, und ihr Verhalten reagiert auf das durch traumatische Projektion verfälschte Erlebnis. So können diese Kinder tatsächlich empfinden, dass sie geschlagen werden, obwohl sie »nur« wütend angeschaut oder angeraunzt worden sind[22]. Wenn sie es mit einem als mächtiger erlebten Gegenüber zu tun haben, verfallen sie in die Opferrolle und blockieren muskulär oder erschlaffen. Diese Situation wird dann womöglich als Misshandlungs- oder Vergewaltigungserlebnis abgespeichert und auch zuweilen dementsprechend kommuniziert. Beschuldigungen gehen also nicht per se auf reale Misshandlungen oder »Lügen« zurück. In jedem Fall müssen sie aber sehr ernst genommen und ihnen muss nachgegangen werden. Nach meiner Erfahrung kann es bei der Klärung der Vorgänge helfen, sie im Therapiezimmer mit Stellvertretern und genauer räumlicher Wiedergabe (Stabilisierung des rechten Hippocampus) nachzustellen. Falls die Beschuldigungen aber auf Projektionen zurückgehen, führen sie zu verheerenden sozialen Verwerfungen, und so manches Pflegekind wurde darüber aus seiner Pflegefamilie hinauskatapultiert.

Wenn die limbische Risikoabwägung aber ihr Gegenüber als schwächer einschätzt, springen dieselben Kinder in die Täterrolle und lassen

22 Ein Fallbeispiel ist dafür Carla (Weinberg & Hensel, S. 126 ff.).

ihr Gegenüber das Leben als Opfer spüren. Die Verhaltenskontrolle dieser Kinder ist von der blitzschnellen und völlig unbewussten Risikoabwägung abhängig, sodass ein und dasselbe Kind mal aggressiv ausagiert und dann wieder äußerst »brav« ist.

Heiko, 7 Jahre:

Mein persönliches Schlüsselerlebnis hatte ich mit 18 Jahren, als ich als Erziehungspraktikantin im Kinderheim den Auftrag bekam, dem kleinen Charmeur Heiko die Haare zu schneiden. Mühelos gelang es ihm mit seinem unmöglichen Verhalten, mich zur Weißglut zu treiben, sodass ich ihm schließlich im Affekt eine scheuerte. Ich selbst war sichtlich erschrockener über mich als er, denn er entspannte sich sofort und war ab da brav und freundlich. Ich denke, er hatte durch sein Fehlverhalten meine Gewaltbereitschaft getestet, ein ihm vertrautes Ergebnis hervorgerufen und dadurch eine klare Vorstellung von seinem Platz in der Hierarchie erlangt. Dass ich meinen Platz als »Leitwölfin« durch diese Ohrfeige geklärt hatte, hat ihm natürlich keinen Schritt in seiner Entwicklung weitergeholfen – aber mir dauerhaft die Arbeit mit ihm erleichtert.

1.6.6 Kognition

Hier wird eine enorme Bandbreite an möglichen kognitiven Beeinträchtigungen aufgeführt, die sicherlich noch erweitert werden sollte um ausgesprochene Teilleistungsstörungen. Auch in diesem Bereich haben sich vor allem die Verhaltenstherapie und auf sie aufbauend das Konzentrationstraining innerhalb der ADHS-Behandlung und die Legasthenie- und Dyskalkuliebehandlung ihre Meriten verdient. Auch das soziale Kompetenztraining hat hier etwas beizusteuern und natürlich außerhalb der psychologischen Behandlungen die Logopädie, Ergotherapie und die sich erst entwickelnden Hörverarbeitungstrainings. Allerdings sehe ich auch die Spieltherapie in diesem Zusammenhang als eine wirksame und kindgemäße Breitbandentwicklungsförderung an. Insbesondere die traumabezogene Spieltherapie mit ihrem Konzept der 2. Realitätsebene, in der die räumliche Gliederung und die stimmige Gestaltung des Spieles immanente Bestandteile sind, tragen viel zur kognitiven Entwicklungsförderung bei.

Wieder einmal muss uns hier als Kinder- und Jugendlichentherapeuten klar werden, dass wir in der KEF-Behandlung keine Einzelkämpfer bleiben dürfen. Die in den ersten Lebensmonaten und -jahren angelegten Entwicklungsdefizite und -störungen sind so breit gefächert und gravierend und sie überschreiten bei Weitem das eigentlich Psychische, dass wir im Netzwerk arbeiten müssen: Kindergarten, Schule, Funktionstherapeuten, Ärzte brauchen eine gemeinsame Sichtweise und Ausrichtung mit uns, den Eltern und dem Jugendamt.

1.6.7 Selbstkonzept

An erster Stelle möchte ich etwas ausführen, was in der Symptomliste nicht auftaucht: Bettina Bonus gebührt die Anerkennung für die Beobachtung und Formulierung der grundlegendsten destruktiven Prägung im Selbstkonzept, die man sich nur vorstellen kann:

Ich bin ein Fehler auf dieser Welt:

Bonus erklärt mit diesem Satz, warum früh komplex traumatisierte Kinder im Laufe ihrer Entwicklung im Allgemeinen ein ausgeprägtes und verhärtetes »Anstrengungsverweigerungssyndrom« entwickeln. Jeder Fehler, der ihnen unterläuft, bekommt existenzielle Bedeutung, weil er ihnen ja beweist, dass sie selbst der Fehler sind. Fehler können nicht toleriert und ausgehalten werden, Anstrengung wird als vergeblich erlebt. Anstrengung hat nie einen Sinn gemacht: Als der Säugling um Nähe schrie, wurde er verlassen, als er um Nahrung brüllte, wurde sie ihm vorenthalten, als er sich gegen die Irritationen von An- und Ausziehen und Wickeln mit Strampeln und Zappeln wehrte, wurde er misshandelt, als er zum Ball robben wollte, kam er nicht weiter als bis zum Bettgitter … Alle seine Anstrengungen waren vergebens – oder führten in schreckliche Ängste und Schmerzen. Die Tatsache, dass es für dieses Kind keinen (guten) Platz auf der Welt gibt, münzt sich nicht nur in die vielfachen Defizite und Schäden in der neurologisch-biologischen Entwicklung um, sondern prägt auch das Verhältnis zu sich selbst.

Wie die Symptomliste aufführt, ist es aber keineswegs so, dass diese Kinder immerzu nur negativ über sich denken. Typischerweise finden wir in Momenten ohne unmittelbare Konfrontation mit den eigenen Grenzen oft bemerkenswerte Übertreibungen der Selbsteinschätzung. Eine völlig unrealistische Selbstüberschätzung kann also genauso gut auftreten und stellt die andere Seite der Medaille dar. In jedem Fall wird eine realistische Auseinandersetzung mit den eigenen Stärken und Schwächen vermieden, Größenfantasien werden mit Realität verwechselt, bis sie wie Seifenblasen platzen. Fehler oder mangelnde Fähigkeiten werden sogleich als Beweis der umfassenden eigenen Nutzlosigkeit und/oder der Feindlichkeit der Welt empfunden. Bei jungen Kindern fällt dieses Hin- und Herschwanken des Selbstkonzeptes nicht so stark auf, weil niemand von einem jüngeren Kind ein kontinuierliches kohärentes Selbstkonzept erwartet. Spontan schwankende und sogar weit voneinander abweichende Selbsteinschätzungen können wir je nach Tagesform zuweilen auch bei ganz normalen Kindern finden, und insbesondere Größenfantasien, sind nicht ungewöhnlich. Während bei ihnen aber im Laufe der Entwicklung und mit zunehmender Realitätserfahrung die Selbstbewertungen fast immer realistischer werden, gilt dies nicht für früh traumatisierte Kinder. Auch noch so viele Misserfolge ändern nichts am Auftreten der Größenfantasien, und noch so viele Erfolgserlebnisse im späteren Alter ändern nach Bonus kaum bis gar nichts an der Grundempfindung: Ich bin ein Fehler auf der Welt.

Daniel S. Schechter (2003) berichtet aus seiner klinischen Studie zu gewaltbedingten Traumata in der Generationenfolge, dass junge Kinder von traumatisierten Müttern durchaus bereit sind, »sich den negativen Verhaltenszuschreibungen ihrer Pflegepersonen anzupassen und sich entsprechend diesen Zuschreibungen zu verhalten. Diese negativen Zuschreibungen entstehen durch die Projektionen von Gefühlen und Fantasien auf das Kind, die aus den unverarbeiteten traumatischen Erfahrungen in den Pflegepersonen entstanden sind.« (S. 226) Ich möchte hinzufügen, dass allein schon durch diese beständigen Projektionen ein gewaltsames Formen des kindlichen Selbstkonzeptes vonstatten geht, das zu einem destruktiven, aber rigiden Endergebnis führt: »Ich bin das böse Kind. Ich verdiene es, gehasst zu werden.« Oder gar: »Ich bin ein Fehler auf dieser Welt.«

Die Theorie von Rogers über das Selbstkonzept beinhaltet auch die Beobachtung, dass ein unter Druck entstandenes Selbstkonzept rigide werden muss. Damit lösen alle mit diesem rigiden Selbstkonzept nicht kompatiblen Reize nicht Staunen und Neugier, sondern Angst aus, sodass sie nichts zur Modifikation des Selbstkonzeptes beitragen können. Wenn das Kind grundsätzlich empfindet: »Ich verdiene es, gehasst zu werden«, dann kann sich auch durch die jahrelange Liebe seiner Pflegeeltern die Einstellung des Kindes zu sich selbst kaum ändern[23].

23 Diesen wichtigen Gedanken – wie viele andere auch – verdanke ich Thomas Hensel, der den Theorieteil dieses Buches mit mir durchgeackert hat.

1.6.8 Sexualität

Gesunde kindliche Sexualität umfasst Neugierde und Interesse für den eigenen Körper, dem des anderen Geschlechtes, für die anatomischen Unterschiede der Geschlechter, taktil und genital lustvolle Exploration und Zurschaustellung des eigenen Körpers, milde Masturbation, die manchmal als aufregend, manchmal als beruhigend-tröstend erlebt wird. Schon bei kleinen Jungs ist dies mit einer Erektion verbunden. Weiterhin umfasst es taktile Exploration der Körper anderer gleichaltriger Kinder. Bei Kleinkindern nach einem späten Abstillen habe ich zuweilen für längere Zeit noch einen recht besitzergreifenden Anspruch auf die Brust der Mutter beobachtet. Von Jungs aus dem Schulalter hören wir v. a. aus der Literatur, dass die Entdeckung der verdeckt gehaltenen weiblichen sekundären Geschlechtsmerkmale mit sexueller Erregung verbunden ist. In der Vorpubertät sind gleichgeschlechtliche sexuelle Kontakte im Sinne der Exploration und milden Stimulation nicht selten. In der Pubertät der Jungen ist gegenseitige Masturbation mit Ejakulation als gleichgeschlechtliche Stimulation häufiger. Dabei scheint dies ein umso stärkeres Phänomen zu sein, je mehr sie gemeinsam, aber von Mädchen isoliert, aufgezogen werden.

Was zu einer gesunden kindlichen Sexualität nicht gehört, ist gewalttätige oder erzwungene Exploration oder Manipulation am eigenen und fremden Körper, Masturbation am Körper eines Elternteiles oder Druck ausüben auf Erwachsene, um sich von ihnen sexuell stimulieren zu lassen, oder freiwillige sexuelle Stimulierung von Älteren oder Erwachsenen.

In unserer Kultur wird genitale Stimulation zur Beruhigung des Kindes strikt abgelehnt. Dies geschieht meines Erachtens ganz zu Recht, da die Entwicklung zum Individuum mit dem Erleben intakter und respektierter körperlicher Grenzen einhergeht. Das bedeutet, dass auch die milde Stimulation erogener Zonen zu einer Manipulation tiefer und starker vegetativer Abläufe, also des leib-seelischen Innenraumes, führt und somit leib-seelische Manipulation bedeutet.

Dass ältere Kinder sich jüngere Kinder zur sexuellen Exploration aussuchen, gilt in unseren Breitengraden als hochgradig ungesund, weil ein bestehendes Machtgefälle bzgl. Körperstärke und Erfahrungsschatzes ausgenutzt wird, um die eigenen sexuellen Interessen an aufgrund von Unwissenheit verführbaren und aufgrund von Unterlegenheit wehrlosen Kindern zu realisieren. Auf jeden Fall stellt dies für die jüngeren Kinder einen potenziell starken seelischen Gesundheitsschaden dar. Sexuelle Übergriffe auf Geschwister halten Omer und v. Schlippe (2008) für weit häufiger und weit schädlicher als allgemein angenommen[24].

Dies gilt allerdings unter unseren mitteleuropäischen Bedingungen, die offiziell Kinder von der Erwachsenen-Sexualität sehr fernhalten. In Kulturkreisen jedoch, wo es normal ist, dass Kinder die sexuelle Aktivität ihrer Eltern oder auch anderer Personen mitbekommen, wird die Fantasietätigkeit der Kinder sehr stark auf diesen Lebensbereich fixiert, und er bekommt eine hohe affektiv-erregte Wertigkeit. Daraus resultiert eine verminderte Aufmerksamkeit und Offenheit für die Beschäftigungen, die uns für Kinder besonders förderlich erscheinen: nicht sexuelles Spiel, Bewegung, Explorieren und Lernen. Die in unserem Kulturkreis geforderte strikte Trennung der kindlichen Sphäre von der Erwachsenen-Sexualität wird allerdings durch stark sexualisierte Bilder in der Öffentlichkeit durchbrochen. Tatsächlich gilt, dass je öfter und je massiver Kinder mit diesen Reizen konfrontiert werden, desto erheblicher werden sie in ihrer inneren Beschäftigung geprägt, obwohl es sich »lediglich« um visuelle Reize handelt, also keine körperlichen Wahrnehmungen damit verbunden sind und meistens auch keine auditiven. Dadurch wird deutlich, dass Sexualität auch für Kinder keineswegs »ein ganz normaler Teil unseres Lebens« ist, sondern sie in diesem Bereich hoch empfänglich und dadurch auch hoch störanfällig sind.

Durch das erzieherische Eingreifen und Unterbinden von an sich normaler kleinkindhafter sexueller Betätigung, wie zum Beispiel öffentliche Zurschaustellung ihrer Genitalien oder Masturbation, lernen unsere kleinen Kinder sehr früh wesentliche Züge unserer Sexualnormen und entwickeln bald darauf das sogenannte »natürliche« Schamgefühl. Letzteres ist natürlich nur »natürlich« unter unseren gesellschaftlichen Werten, die jeden an den Rand schieben, der sich an diese Normen nicht hält. Der Kern von Scham- und Schuldgefühlen ist immer eine Selbstwahrnehmung im sozialen Kontext, nämlich gegen die sozialen Normen zu verstoßen und sich selbst zu isolieren. Insbesondere Mädchen und Frauen sind von Natur aus nicht in der Lage, als verstoßene Außenseiter zu existieren, sodass vermutlich die menschli-

24 Omer & von Schlippe, Autorität durch Beziehung, S. 121 ff.

che Phylogenese und Auslese dafür gesorgt hat, dass hoch anpassungsbereite und sozial sensitive Frauen sich besser vermehren konnten. Auch unter (fast) nackt lebenden Völkern gibt es Schamgefühle und schwerste Stresszustände beim Tabubruch – aber sie beziehen sich eben nicht auf das Sich-nackt-zur-Schau-Stellen. Auch Kinder von FKK-Fans entwickeln erst dann dieses Schamgefühl, wenn ihnen die außerfamiliäre soziale Umgebung wichtig wird: »Oh weh, die machen das ganz anders als wir! Wie peinlich!«

Eine ganz wesentliche Dimension kindlicher Sexualität ist bisher schon kurz angeklungen: genitale Stimulation kann erregen oder beruhigen. Beide Effekte, insbesondere aber der letztere, lassen Masturbation geeignet erscheinen, Gefühle von Trostlosigkeit, Verlassenheit oder auch affektive Anspannung und nicht sexuelle Erregungszustände auszubalancieren. Jetzt wird deutlich, dass insbesondere deprivierte, abgelehnte, vereinsamte und misshandelte Kinder in der sexuellen Befriedigung von frühester Kindheit an einen tiefen persönlichen Sinn entdecken. Und darüber hinaus suchen sie magisch angezogen gleich- und gegengeschlechtliche sexuelle Kontakte. Ihre Sehnsucht nach Symbiose ist ungestillt und bodenlos. Im Entwicklungsdefizitmodell der Psychoanalyse wurde schon früh die Auffüllung des durch Vernachlässigung entstandenen inneren Leerraumes in der Seele des Kindes durch Sexualisierung und Aggressivierung beschrieben. Dies scheint mir eine ungeheuer wichtige Beobachtung zu sein, die in der Scientific Community der Traumapsychologie angesichts einiger verheerender Sichtweisen der Freud'schen Psychoanalyse leider in Vergessenheit geraten ist.

Ich möchte diesen Zusammenhang vorläufig so beschreiben:

Deprivierte und vereinsamte Kleinkinder tragen ihr ganzes weiteres Leben lang ein latentes Gefühl von Vereinsamung und Leere in sich, das schon bei leisesten Frustrationen als unerträglicher Verlustschmerz und Abgewiesenheitserleben explodieren kann. Aus dieser zischenden Quelle speisen sich dann sowohl die depressiv-autoaggressiven Rückzugsreaktionen von Jugendlichen als auch die unkontrollierten Aggressionsdurchbrüche der Kinder und (überwiegend) männlichen Jugendlichen. Denn nichts auf der Welt ist unerträglicher als das Gefühl, keinen Platz auf dieser Welt zu bekommen.

Vor diesem Hintergrund ist die drängende Sehnsucht nach dem Körper eines anderen in Verbindung mit der erregenden und beruhigenden sexuellen Stimulation schon für Kinder eine seelische Realität. Dies gilt umso mehr, als für deprivierte Kinder die leib-seelische Integration der frühen neuronalen Entwicklung nicht gelingt: Die kleinen Menschen wachsen sensorisch und seelisch nicht in ihren Körper hinein und können ihn allein deswegen schon nicht im Ruhezustand als ihren Ort der Lebensfreude und der genussvollen ganzheitlichen Wahrnehmung spüren. Sexuelle Stimulation vermittelt ihnen vermutlich für Momente dieses dringend ersehnte Gefühl von Einssein mit sich selbst. Sie haben damit eine Möglichkeit, ihren seelischen Innenraum gezielt in Richtung Spüren, Füllung oder Entspannung zu manipulieren. Insofern hat Sexualität für diese Kinder vermutlich einen ähnlichen Stellenwert wie Hyperaktivität, Aggressionen, Selbstverletzungen oder Rauschmittelkonsum: Es ist ein weiteres sofort wirksames Mittel, aus unerträglichen inneren Spannungszuständen herauszukommen.

Natürlich haben gerade deprivierte und nicht sicher gebundene Kinder ein höheres Risiko, Opfer von sexuellen Übergriffen zu werden, und ein noch höheres Risiko, Opfer von Gewalttaten zu werden. In dieser Kombination verschärfen und vervielfältigen sich nun die Probleme. Denn zu der nur ungenügend gelungenen neuronalen Leib-Seele-Integration kommen ausgesprochene Fühllosigkeiten in den körperlichen Regionen hinzu, die mit Sexualität generell verbunden sind oder die von (sexueller) Gewalt betroffen waren (Anästhesien); es paart sich außerdem der Wiederholungszwang als posttraumatisches Symptom dazu und die Unfähigkeit, die entscheidenden Beziehungserfahrungen des eigenen Lebens außerhalb von Opfer- oder Täterrolle zu gestalten.

Die Bedeutung der kindlichen Sexualentwicklung ist von der Psychoanalyse, wenn auch verzerrt, so doch sehr ernst genommen worden, wurde danach aber leider im Zuge des westlich-christlich geprägten Sexualtabus nicht weiter diskutiert und fachlich weiterentwickelt. Wenn man aber mit deprivierten und erst recht mit sexuell missbrauchten Kindern arbeitet, kommt man gar nicht umhin, sich mit dem Thema kindlicher Sexualität zu konfrontieren: Was ist normal, was ist förderlich, was ist entwicklungshemmend, was zerstörerisch? Ich selbst habe zu diesem weidlich undiskutierten Thema auch nicht der Weisheit letzten Schluss, wäre aber froh, wenn wir als Scientific Community anfangen könnten, miteinander darüber zu reden! Genauer gesagt gab es zwei insuläre Diskussionen in den letzten Jahrzehnten dazu:

1. Die Päderasten, z. B. die Nürnberger Stadtindianer, die Sex mit Kindern als ihre Wohltat für vereinsamte Kinder und Jugendliche propagierten. Während sie sich noch bis in die 80er-Jahre hinein öffentlich artikulierten, sind diese Zirkel seit den 90er-Jahren untergetaucht und treiben ihr Unwesen im Dunkeln weiter.
2. Auf der anderen Seite ein kleiner Kreis von Praktikerinnen, die der Bewegung gegen sexuellen Missbrauch und der Kinderschutzbewegung angehören.

Außerdem verdient Renate Volpert der Erwähnung, die neben ihren für den Kinderschutz verhängnisvollen Beiträgen zur Glaubwürdigkeitsbegutachtung bei Kindern die wichtige Frage nach normaler kindlicher Sexualität stellt und beantwortet.

Dagegen hat die ansonsten weit fortgeschrittene fachliche Arbeit zur komplexen Traumatisierung in den USA typischerweise das Thema der kindlichen Sexualität vor dem Hintergrund der Deprivation bisher ignoriert[25].

Fallbeispiel Rudi (9 Jahre):

Rudis Anamnese und Therapieverlauf sind in Kapitel III zu finden. Hier interessiert der Stellenwert der Sexualität in seinem Leben und die Ereignisse in der Therapie, die den Zugang dazu ermöglichten.

Vor Therapiebeginn hatten sich extreme Aggressionsdurchbrüche gegen seinen Vater, seine Schwester und in der Schule eingestellt, die auch nach einer Umschulung auf die G-Schule weiterbestanden. In der Therapie stellte sich eine ausgesprochen dissoziative Problematik heraus: Rudi erlebte sich als besessen von einem Werwolf, der in allen Situationen von Unterlegenheit die Regie übernahm, die Feinde töten wollte und nicht zu bändigen war. Er hasste diese von ihm als fremd und böse erlebte Macht bis auf den Tod, und es dauerte eine ganze Weile, bis es spieltherapeutisch und dissoziationspsychologisch gelang, diesen Anteil als gute Schutzkraft in seine Persönlichkeit hineinwachsen zu lassen. Zu seinem Pflegevater entstand wieder die vertrauensvolle Beziehung, und nach drei Geschwisterstunden legten sich die Aggressionen gegen seine zwei Jahre jüngere Schwester, der er sich geistig und lebenspraktisch immer unterlegen gefühlt hatte. Sie entwickelten ein herzliches

25 Eine Ausnahme bildet der Artikel von v. d. Kolk (2007) über Developmental Trauma Disorder.

Verhältnis. Allerdings vertraute sich wenige Wochen später das Mädchen dem Pflegevater an: Rudi bedränge sie plötzlich, dass er sie nackt sehen und anfassen und mit ihr Sex spielen wolle. Trotz ihrer resoluten Art, sein Ansinnen zurückzuweisen, war sie verwirrt und überfordert.

Im Vorfeld hatte Rudi mir gegenüber, seiner fast fünfzigjährigen Therapeutin, über drei Monate hinweg ganz starke sexuelle Bedürfnisse empfunden. Die sexuelle Erregung war bei dem Neunjährigen deutlich spürbar und auch, dass sie ganz stark mit extremen Nähebedürfnissen verbunden war: Er bedrängte mich über viele Wochen hinweg, mit ihm ein Bett zu bauen und mit ihm hineinzuschlüpfen. Mit den Mitteln der traumabezogenen Spieltherapie, insbesondere mit der Stellvertreterarbeit (sodass mein Körper gar nicht ins Spiel kam) und dem Wechsel der Realtitätsebenen (sodass bei jeder Irritation durch Spielstopp auf der ersten Realitätsebene gemeinsam nachgedacht wurde, was gerade passiert ist und wie es weitergehen soll), ließen sich dabei sowohl eindeutige Grenzsetzungen freundlich und kindgerecht realisieren als auch besser erkennen, um was es ihm genau ging:

Es ging ihm um einen Umgang mit der eigenen heftigen sexuellen Erregung, die sich mit einem natürlichen Wissensdurst bzgl. erwachsener Sexualität vermischt hatte, aber gleichzeitig auch mit einem unendlichen Nähebedürfnis gegenüber mir als weiblicher Bezugsperson, was ihm in seinem bisherigen Leben ja nicht möglich gewesen war.

Therapeutisch hilfreich waren:

- *Beharren darauf, dass das sexuelle Thema mithilfe der anatomischen Puppen und nicht mit unseren Körpern zur Darstellung kommt;*
- *Einbetten des sexuellen Themas in den Lebenszyklus von Befruchtung – Schwangerschaft, Geburt – frühkindlicher liebevoller Umsorgung von Körper, Seele und Geist, Aufbau einer sicheren Bindung – Heranwachsen – Erwachsensein – Altwerden und Sterben – neues Leben …*

  Dies wurde alles in einem von mir geleiteten Spiel mit den anatomischen Puppen zur Darstellung gebracht.
- *Sexualaufklärung mittels »Peter, Ida und Minimum«; Vermitteln unserer sexuellen Normen wie Erlaubnis zur Selbstbefriedigung, aber Inzesttabu, Generationentrennung, Gewalttabu.*
- *Darlegung des Inzesttabus.*

Begleitend für die Alltagseinbettung war Folgendes hilfreich:

- Angesichts des aufbrechenden sexuellen Triebes das Kind weitestgehend aus dem Bett des Vaters heraushalten;
- Kindliches sexuell imitierendes Spiel nur mit angezogenen Kleidern;
- sexuell explorierendes Verhalten nur anhand von Bildern und anatomischen Puppen.

Diese Punkte stellen eine eindeutige Beschränkung normalen kindlichen Verhaltens dar, allerdings habe ich bei früh deprivierten Kindern wenig Vertrauen in ihre Einfühlungs- und Steuerungsfähigkeit – und bei sexuell traumatisierten Kindern sowieso nicht. Dies sind also Schutzmaßnahmen für sie selbst und v. a. für ihre Spielkameraden, Geschwister und Eltern.

So stellt auch die erste Maßnahme einen gewissen Widerspruch zu meiner normalen Beratungspraxis dar, weil ich Eltern üblicherweise darin bestätige, wenn ihre traumatisierten Neunjährigen noch zu ihnen ins Bett krabbeln, um schlafen zu können. Wenn aber sexuelle Impulse ins Spiel kommen, erkläre ich das Elternbett zur kinderfreien Zone, weil es nicht guttut, wenn das Kind neben oder gar an seinen Eltern masturbiert, sie womöglich einbeziehen will oder irgendwann die Jungs zu einer ungewollten nächtlichen Ejakulation im Elternbett kommen.

1.7 Die Biologie der Komplexen Entwicklungsstörung nach Frühtraumatisierung

»Specific neural substrates for DTD have not been established because the syndrome per se has not been studied experimentally clinically or epidemiologically.« Dies stellen v. d. Kolk und R. Pynoos in ihrer Antragsbegründung für das NCTSN auf Aufnahme der Diagnose »Developmental Trauma Disorder« in das DSM-V fest. Tatsächlich und glücklicherweise kommt keiner auf die Idee, im Bereich der Kinder-Trauma-Psychologie experimentelle Studien durchzuführen. Eine weitere Schwierigkeit besteht darin, dass die Diagnose DTD sich keineswegs auf eine Störungsgenese innerhalb der ersten Lebensjahre festlegt. Meines Erachtens könnte durch eine solche Festlegung größere entwicklungsbiologische Klarheit entstehen. Im Folgenden werde ich zunächst das »Verlaufsmodell traumatischer Entwicklung in der frühen Kindheit« von J. Peichl (s. unter 1.6.1) um meine klinischen Beobachtungen und Konzeptionalisierungen ergänzen und zu einem verhaltensbiologischen Verlaufsmodell der Frühtraumatisierung weiterentwickeln. Danach werde ich mich auf Studien und Veröffentlichungen beziehen, die die Auswirkungen früher Deprivation und Verwahrlosung thematisieren (Schore).

Außerdem befassen wir uns mit Befunden und Hypothesen zur Auswirkung von Deprivation auf den Stoffwechsel der Neurotransmitter (Suomi) und auf das Vegetative Nervensystem (Porges, Peichl). Dem Zusammenhang zwischen der Erfahrung von Kindern, von Anfang an abgelehnt zu werden mit ihrem späteren Immunsystem und chronischen Erkrankungen, gehen wir anhand einer neuseeländischen Längsschnittstudie (Danese) nach. Weiterhin werden wir uns der Möglichkeit epigenetischer Prägung zuwenden, die eine Ebene zur Verfügung stellt, auf der der intergenerationelle Transport von Traumata zu funktionieren scheint.

1.7.1 Ein verhaltensbiologisches Entwicklungsmodell der Frühtraumatisierung

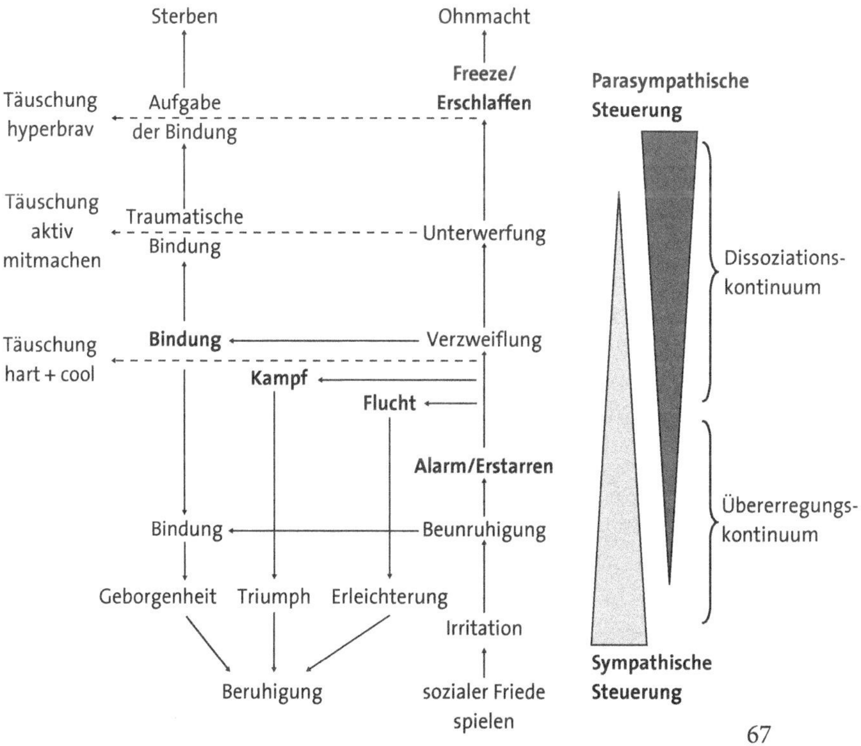

Erläuterung: Der Verlauf beginnt unten in der Mitte mit »sozialer Frieden/spielen« und verbindet ab dem Moment der »Irritation« das kindliche Verhalten mit seiner vegetativen Aktivierung[26]. Den Parasympathikus kennen Psychologen eigentlich nur im Zusammenhang mit dem Autogenen Training oder mit anderen tiefen Entspannungsverfahren. Dort sorgt die zunehmende parasympathische Aktivierung des vegetativen Nervensystems für einen enormen Erholungseffekt, da sie einen energiesparenden Zustand des Organismus bewirkt: Herzschlag, Muskeltonus, Atmung verringern sich bei gleichzeitiger Weitung der Kapillaren und Auflösung von muskulären Anspannungen. So wird der Körper bis in seinen letzten Winkel optimal mit näherungsweise null Energieaufwand versorgt. Weiterhin wird mental ein Trancezustand eingeleitet, in dem bedrängende und sich drehende Gedanken losgelassen werden können und der damit zur völligen mentalen Erholung führt.

Allerdings wirkt sich die parasympathische Aktivierung nur unter der Bedingung subjektiv erlebter absoluter Sicherheit dermaßen erholend und positiv aus. Unter Stress- und Angstbedingungen bewirkt die parasympathische Aktivierung dagegen eine Abnahme von Energie, eine zunehmende Einlassung auf die Unterlegenheit, eine Hingabe an das Unvermeidliche und, wenn auch auf dieser Stufe kein Überleben möglich ist, ein Absterben.

Während in der bisherigen Traumapsychologie stark auf die sympathische Aktivierung des vegetativen NS fokussiert wird (fight und flight im SAM-System, aber auch die adrenerge Aktivität der HPA-Achse[27]) und als weitere Stressreaktion der Erstarrungszustand anerkannt wird, findet hier eine ganze Bandbreite weiterer neurophysiologischer Aktivierungen und Verhaltensmöglichkeiten ihre Verortung: Indem die parasympathische Aktivierung Schritt für Schritt zunimmt, beginnend mit der Aktivierung des Bindungssystems bei Beunruhigung (Schutzsuche bei der Pflegeperson, Rufen nach Hilfe), folgen bei ausbleibendem Erfolg eine körperliche Schreckstarre und interner Alarmzustand. Wenn die sympathisch gesteuerten Stressreaktionen von Flucht und Kampf scheitern oder nicht aktiviert werden können, erfolgt ein erneuter Versuch der Bindungsaktivierung, wenn der Aggressor die Bindungsperson ist. In diesem Fall bedeutet die Unterwer-

26 Das Vegetative Nervensystem wird genauer unter 1.7.3 erläutert.

27 S. a. Weinberg, 2005, S. 83 ff.

fung unter den Aggressor das Eingehen einer traumatischen Bindung und psychische Abspaltung von Gewalt- und Angsterleben/Dissoziation. Dadurch kann das angeborene Bedürfnis nach Sicherheit und Intaktheit zugunsten der verbleibenden Chancen auf Erhalt irgendeiner Bindung und auf Überleben auf niedrigem Niveau aufgegeben werden. Wenn auch dieses nicht mehr gewährt wird, verschwindet die sympathisch-adrenerge Aktivierung ganz. Damit wird dem Organismus keine Energie mehr zugeführt, stattdessen werden seine vitalen Systeme noch mehr heruntergefahren: Herzschlag, -frequenz, Blutdruck, Atmung, muskulärer Tonus lassen noch mehr nach, sodass es zu Ohnmachtsanfällen kommen kann und bei ausbleibenden durchgreifenden Sicherungs- und Fürsorgemaßnahmen für den jungen Menschen zum biologischen Absterben. Diese Verläufe wurden ausgiebig und detailliert von René Spitz beschrieben und als »anaklitische Depression« konzeptionalisiert. Bei uns Menschen wird das natürliche Fürsorgesystem ergänzt durch ein gesellschaftlich-kulturelles, das die Prozesse des Absterbens aufhält oder verhindert. Allerdings gelingt es nur, gravierende Entwicklungsstörungen zu vermeiden, wenn dieses eingreifende Fürsorgesystem schnell reagiert und für eine verlässliche Neuanbindung sorgen kann. Ansonsten sind die Schäden, die durch Vereinsamungsgefühle, Angst und Schmerzen gesetzt werden, nicht mehr zu kompensieren.

Säuglinge und Kleinkinder mit diesen Früherfahrungen erleben Todesnähe, lange bevor sie physiologisch am Absterben sind! Dieses Empfinden von Todesnähe bleibt erhalten und taucht in späteren Angst-, Verlassenheits-, Schmerz- und Bedrohungserlebnissen als physiologische und emotionale Reaktion auf. Auch kognitiv wird diese Panik gespiegelt, indem Kinder (und später dann auch als Erwachsene) schnell spüren: »Die bringen mich um!« oder »Jetzt muss ich sterben« oder »Das überlebe ich nicht«. Völlig absurdes, maßloses Verhalten erklärt sich oftmals daraus, dass das Individuum auf eine vermeintlich tödliche Bedrohung reagiert, die nicht existiert.

In meiner Überarbeitung wird Peichls Modell nicht nur um einige bindungspsychologische Aspekte, sondern vor allem um das Konzept der Täuschung als vierte Stressreaktion erweitert. Je nach dem Verhältnis von Krafteinspeisung und Widerstand (Sympathikus) und Kraftreduktion und Hingabe (Parasympathikus) werden unterschiedliche Varianten im basal gesteuerten Täuschungsverhalten möglich:

- Viel Kraft ermöglicht das bedrohlich-coole Auftreten;
- weniger Kraft und beginnende »Einwilligung« (Perry) bedeutet die aktive Ausgestaltung der traumatischen Bindung;
- noch weniger Kraft lässt den permanent vorauseilenden Gehorsam entstehen.

Erst wenn auch dieser letzte Rettungsanker versagt – oder aufgrund der Disposition nicht möglich ist –, wird die Bindung aufgegeben.

1.7.2 Das rechte Hirn und seine frühe Entwicklung

René Spitz ist der Pionier der Deprivationsforschung. Schon Mitte des letzten Jahrhunderts wies er nach, dass deprivierte Kinder ein ganz erheblich vermindertes Dendritenwachstum aufweisen und somit eine deutlich verringerte graue Substanz.

Allan Schore, der dem einen oder anderen vermutlich aus seinem Interview für »Psychologie heute« (2009) bekannt ist, veröffentlichte 2002 den Aufsatz »Dysregulation of the right brain – a fundamental mechanism of traumatic attachment and the psychopathogenesis of posttraumatic stress disorder«[28], in welchem er die weit verstreute und wenig zugängliche neurobiologische Forschung zur Deprivation und zur Entwicklung der rechten Hirnhälfte darstellt und aufarbeitet[29].

Schore unternimmt den Versuch, eine psychobiologische Kontinuität zwischen Fehlentwicklungen im Säuglingsalter über das Kindesalter bis hin zu Pathologien des Erwachsenenalters nachzuweisen. Im Zentrum seiner Betrachtungen zu diesem Thema steht die Entwicklung der rechten Hirnhälfte, das er in Anlehnung an v. d. Kolk als »locus of the emotional self« bezeichnet. Seine Schlussfolgerungen auf der Basis einer umfassenden Literaturrecherche sehe ich als wegweisend für das Verständnis der traumabedingten Entwicklungsstörung an. Schore führt eine Vielzahl von MRI-Studien an, die unter genügend günstigen Lebensbedingungen eine rapide Volumenzunahme des rechten Hirnes im Vergleich zum linken Hirn während der ersten beiden Lebensjahre nachweisen. »…infants under 2 years show higher right than left hemispheric volumes.« (Schore, 2002, S. 3) Demnach schreiben sich die frühen Bindungserfahrungen direkt in die Reifung des

28 Heute zugänglich unter: www.trauma-pages.com/a/schore-2002.php

29 Ende 2007 wurde sein Buch »Affektregulation und die Reorganisation des Selbst« in deutsch veröffentlicht.

rechten Hirnes ein und bilden das »internal working model of the attachment relationship« des impliziten Gedächtnisses (s. S. 7). Da das rechte Hirn einen viel intensiveren Zusammenschluss des vegetativen Nervensystems (auch Autonomes Nervensystem bzw. ANS genannt) mit dem Arousal-System (des Hirnstammes) und dem limbischen System (im Zwischenhirn) herstellt als das sich später entwickelnde linke Hirn, übernimmt es und behält es die Dominanz in der Verarbeitung von sozialen, emotionalen und körperlichen Informationen und Reizen. Schon bald nach der Geburt entwickeln sich im rechten Hirn starke Verknüpfungen der Amygdala zum orbitofrontalen System (ofrS) auf der Unterseite des rechten präfrontalen Kortex. Das ofrS ist entwicklungsgeschichtlich und aufgrund seiner Lage also sehr nahe am limbischen System, gehört aber schon zu den Anfängen des kognitiven Überbaus des menschlichen Gehirns. Wenn die hier geschilderten Verknüpfungen zwischen vegetativem Nervensystem (oder autonomem Nervensystem, ANS), Arousal-System, Amygdala und orbitofrontalem System stabil ausreifen, kann das ofrS die instinktiven und affektiven Reaktionen kognitiv kontrollieren! Wobei diese kognitive Kontrolle nicht explizit, also bewusst, ist, sondern implizit und durch das internalisierte »working model of attachment« geprägt ist. Wenn diese Verknüpfungen gut entwickelt sind, dann kann das ofrS überdies sicher zwischen gegenwärtigen und vergangenen und inneren und äußeren Informationen unterscheiden und es befähigt zu flexiblen und sich kontinuierlich anpassenden Reaktionen in unwägbaren und ungewissen Kontexten (Schore, S. 7).

In den späteren Falldarstellungen werden wir durchgängig beobachten, dass die früh durch Deprivation, Bindungsdefizite und Gewalt traumatisierten Kinder (und Erwachsenen) genau diese Fähigkeiten zur Regulierung der Übererregung nicht aufweisen. »They are at the mercy of these states«, sagt Schore (S. 8) in Anlehnung an Tronick.

Zur Veranschaulichung dieser Sichtweise will ich mit meinen eigenen Worten – und etwas salopp – formulieren, was in den ersten Lebensjahren im rechten Hirn entsteht, wenn dem Kind eine sichere Bindung gegeben wird und es ihm schlecht geht:

- vegetatives Nervensystem (innere Reizwahrnehmung, unwillkürliche motorische Steuerung und Organregulation): »Mir geht's schlecht!«

- Hirnstamm (Arousal-System und motorische Stressreaktionen im Hirnstamm/Formatio reticularis): »Hallo! Aufpassen!!«
- Thalamus (Eingangsbereich für die Sinnesorgane): »Was passiert da drinnen?«
- Amygdala (im limbischen System, tönt die eingehenden Sinnesreize affektiv ein): »Wie finde ich das denn? – Na, so natürlich!«
- Thalamus (Nucleus lateralis) und Cingulum: Einleitung der instinktiven motorischen Stressreaktion FFF oder F und dann aber
- orbitofrontaler Kortex: »Du bist doch nicht allein und hilflos! Hol dir Hilfe!«

und deswegen dann die weitere Chance:

- anteriores Cingulum im präfrontalen Kortex: »Oder denk mal nach!«

Diese impulskontrollierende Verknüpfung möchte ich einmal der Anschaulichkeit wegen als vertikale »Achse des Guten« bezeichnen.

Auf dieser vertikalen Achse des Guten geht es dann wieder hinunter via frontotemporalem Kortex, der die Hemmung extremen emotionalen Arousals ermöglicht, den Hypothalamus erreicht und somit das innere Milieu beruhigt, da der Hypothalamus »the head ganglion« des vegetativen NS ist. Also wird der Nervus vagus aktiviert und fährt Herzfrequenz, Blutdruck und Atemfrequenz herunter, entspannt das Zwerchfell und beruhigt das Bauchhirn, z. B. den Solarplexus, das sog. Sonnengeflecht, das mit seinen zahlreichen Ganglien das mächtigste Nervengeflecht des ganzen vegetativen Nervensystems ist.

Hier finden wir also die direkte klinische Anwendung: Die Bedeutung des »Bauchgefühls«, das unseren Patienten ja üblicherweise verloren gegangen ist und das es wiederzufinden gilt (s. Kapitel II. 5, S. 168 f.). So wie das EMDR und die Hypnosebehandlung auf das Vegetativum via Augenmuskulatur Einfluss nimmt, so kann auch das Bauchhirn bzw. das Bauchgefühl unser therapeutisches Tor ins Vegetativum werden. Wir brauchen also in der Kindertherapie gespürte Erfahrungen von Geborgenheit und Sicherheit, damit das Bauchgefühl Erleichterung und Ruhe erleben kann. Mit diesen Erlebnissen, die wir in der traumabezogenen Spieltherapie gezielt herbeiführen, ersetzen wir dem Kind vorübergehend die Funktion des orbitofrontalen Kortex: »Du bist nicht allein!«

Was auch immer wir neurophysiologisch in der traumabezogenen Spieltherapie erreichen mögen – wir werden auf jeden Fall klinisch erleben, dass das Kind in Reaktion auf mehrere solcher Erfahrungen in der Therapie (wieder) Hoffnung und eine erste Bindungsbereitschaft verspürt.

Im Folgenden stelle ich die vertikale »Achse des Guten« im rechten Hirn dar.

NEOKORTEX rechts		
Orbitofrontaler Kortex	anter. Cingulum	frontotempor. Kortex
»Ich bin nicht allein!«	»Denk mal nach!«	Hemmung
↑	ZWISCHENHIRN	↓
	Thalamus Hippocampus Amygdala	
	Hypothalamus Hirnstamm	Hypothalamus ↓
SOMAT. NS	VEGETATIVUM Sympath. und parasympath. Regulierung aller Organe und Drüsen; energieintensiver oder energieschonender Modus: bei Bedrohungserleben entweder Energie für Kampf und Flucht oder Energieverlust für Erstarrung und Erschlaffung bis hin zum Absterben	VEGETATIVUM

Nur wenn im rechten Hirn diese modulierende flexible Verschaltung in der vertikalen Hierarchie ausreifen kann, wird die spätere Volumenzunahme im linken Hirn ab dem dritten Lebensjahr auf einem sicheren Fundament stattfinden. Wenn die geschilderte Hierarchie im rechten Hirn nicht ausreifen kann, so Schore, wird der Betroffene sein ganzes Leben lang anfällig für die ganze Palette geistig-seelischer Erkrankungen sein.

Die Entwicklung des linken Hirns beginnt nach Schore erst mit dem 18. Lebensmonat. Bis etwa zum dritten Geburtstag sei der rechte Kortex dominant, dann beginnt eine Übergangszeit mit einer Stärkung des Corpus callosum (Balken, die Verbindung zwischen beiden Hirnhälften), die sich bis etwa zum 7. Geburtstag hinziehe. Dann erst findet der Dominanzwechsel hin zum linken Hirn statt. Dies gelte aber nur, wenn rechts keine Strukturschäden eingetreten sind. Die verbale, linguistische und sprachlich-geistige Phase hat begonnen, die dem Bewusstsein unter genügend guten Entwicklungsbedingungen einen enormen Entwicklungsschub verleiht und eine relative Unabhängigkeit der geistigen Aktivität vom sinnlichen und emotionalen Erleben erlaubt, da die Verbindungen zwischen dem linken limbischen System und dem Neokortex weniger ausgeprägt sind. Zudem ist beim männlichen Geschlecht der Balken deutlich schwächer aufgebaut, sodass eine interhemisphärische Kommunikation, die für ganzheitliches Erleben und Reflektieren und »Multitasking« unerlässlich ist, weniger gegeben ist. Dafür ist die Fähigkeit zum abstrahierenden Erfassen und Denken in Spezialgebieten womöglich stärker ausgeprägt.

Dass unter Traumabedingungen durchaus auch das linke Hirn Schäden davonträgt, zeigt eine Studie von Ito (1993), in der sich Abweichungen im EEG im Bereich des anterioren, temporalen und parietalen Bereichs/Lappens nachweisen ließen. Dieser Befund wurde von Curtis und Cichetti (2007) weiter differenziert: Sie unterschieden eine Gruppe von körperlich misshandelten Kindern nach ihrer klinisch beobachtbaren Resilienz und konnten aufzeigen, dass die Kinder, die als nicht resilient kategorisiert worden sind, im Vergleich zu den resilienten eine herabgesetzte linkshemisphärische Aktivität, insbesondere im Parietallappen, auswiesen. Auch diese Abweichungen standen im Zusammenhang mit den Fähigkeiten der Kinder, ihre Gefühle zu regulieren.

Eine aktuelle Studie mittels Magnetenzephalographie (MEG) bei Flüchtlingskindern in Deutschland mit PTBS (nicht KEF) wurde an der Uni Konstanz durchgeführt und 2008 von Martina Ruf veröffentlicht. Im Vergleich zu Kontrollkindern wurden abnorm langsame Wellen in frontalen Arealen nachgewiesen und somit eine Dysfunktion dieser Hirnregion, die u. a. für die Löschung einer zuvor konditionierten Angstreaktion maßgeblich ist.

1.7.3 Der Nervus vagus

Stephen Porges (2002 und 2003) hat sich intensiv mit dem Aufbau des Vegetativen Nervensystems (oder auch Autonomen Nervensystems/ANS) und dabei insbesondere mit dem parasympathischen Zweig befasst und stellte völlig neue Beobachtungen vor. Entlang der Phylogenese des Lebens erklärt er die Abschnitte des ANS: Auf der frühesten Entwicklungsstufe des Nervensystems entwickelte sich der dorsale Abschnitt des Nervus vagus. Dieser Nervus vagus ist der Hauptnerv des Parasympathikus, der damals ausschließlich der Steuerung der Eingeweide und inneren Organe diente[30]. Auf dieser Stufe gab es lediglich Hirne entsprechend der Größe und Funktion unseres menschlichen Hirnstammes, aber die Eingeweide selbst waren mit dem Gewebe von Hirnnerven ausgestattet. Dieses Darmwand-Nervensystem ist neben dem Sympathikus und Parasympathikus erhalten geblieben, und heute reden wir treffend von unserem »Bauchhirn«.

Auf dieser frühen Entwicklungsstufe gab es nur eine Stressreaktion, nämlich die der Immobilisierung bzw. des drastischen Herunterfahrens der Stoffwechselvorgänge zum Zweck der Absenkung des Energieverbrauches und damit dem Erhalt der Homöostase in den Eingeweiden und inneren Organen. Ein dadurch bewirktes Absinken des Sauerstoffgehaltes im Blut konnte den primitiven Hirnen dieser Wirbeltiere fast nicht schaden. Der dorsale vagus ist nicht myelinisiert und somit eine langsame Rückkopplungsschleife zwischen Eingeweiden, Organen und Hirnstamm.

Als nächste Entwicklungsstufe des ANS beschreibt Porges das Hinzukommen des Sympathikus, der nun eine aktive Notfallreaktion durch massiven Adrenalinausstoß ermöglicht. Auf dieser Stufe kommen also die Fähigkeiten zur Flucht und bald später auch zum Kampf hinzu. Es ist die Stufe der einfachen Säugetiere. Und da der Sympathikus myelinisiert ist, laufen die Reiz-Reaktionsmuster der sympathischen Mobilisierung mit großer Geschwindigkeit ab.

30 Seinen Namen hat der Nervus vagus übrigens von seinem »herumvagabundierenden« Verlauf vom Hirnstamm durch den ganzen Rumpf und wieder zurück erhalten. Zu 80% beinhaltet er afferente Fasern, sammelt (z. B. auch über den Nucleus tractus solitarii, was wir erst über Porges erfahren haben) und kommuniziert also den Zustand der Eingeweide, des Sonnengeflechtes und des Zwerchfells, der Atmung und des Herzens, des Thymus, der oberen Atmungsorgane und des Rachens an die motorischen Fasern der Kopfnerven, die im Hirnstamm entspringen, und projiziert seine Botschaften bis hinauf in den Kortex.

In der dritten Entwicklungsstufe des ANS wird der Parasympathikus um den myelinisierten ventralen Abschnitt des Nervus vagus ergänzt, welcher nun eine Vielzahl an kommunikativen Ausdrucksformen und Fähigkeiten zur Selbstberuhigung hervorbringt. Ich nenne diesen Abschnitt des Nervus vagus der Einfachheit halber den »sozialen vagus«. Aufgrund einer direkten Verschaltung mit allen Hirnnerven, die den Kopf, Hals und Nacken steuern, bestimmt er nun die gesamte nonverbale mimische und stimmliche Kommunikation. Kopf- und Gesichtsmuskeln (eingeschlossen sind Ohr-, Mund-, Rachen- und Kehlkopfmuskeln) werden also vom myelinisierten Teil des Parasympathikus im Millisekundentakt gesteuert[31]. Der soziale vagus »kann ruhige Verhaltensweisen fördern, kann aktiv den Einfluss des Sympathikus zum Herzen unterbinden und die HPA-Achse dämpfen«. (Porges, 2002, S. 2) Er ermöglicht einen aufmerksamen und zugleich ruhigen Zustand des Säugetieres. Porges siedelt auf dieser letzten Entwicklungsstufe des ANS als typische Stressreaktion den Bindungsschrei des kleinen Kindes an.

Das Schaubild auf S. 77 ist ein Versuch, diese neuen Beobachtungen in alte Wissensbestände zu integrieren.

Das würde bedeuten, dass die Fähigkeiten zur Aktivierung der Bindung und allgemein zur Kommunikation in Bedrohungssituationen nicht nur phylogenetisch viel anspruchsvoller sind als die Aktivierungen von Erstarrung[32], Flucht und Kampf, sondern auch entwicklungspsychologisch. Denn damit ein Menschenkind diese Fähigkeit aufbauen kann, muss sein Nervensystem offensichtlich schon eine erhebliche Ausreifung durchlaufen haben. Und weiterhin muss beachtet werden: In Alltagssituationen werden die jüngsten Abschnitte bevorzugt aktiviert, aber je stärker die Bedrohung, je aussichtsloser die Situation, desto mehr fällt ein Organismus auf evolutionär ältere vagale Abschnitte und Re-

31 Man denke hierbei auch an die Beobachtungen von Mechthild Papousek, wie frustriert der Säugling auf seine Mutter reagiert, wenn sich ihre mimische Reaktion über 0,2 Sekunden verzögert.

32 Offen bleibt für mich, ob durch die Entwicklung des »sozialen vagus« im Rahmen der Immobilisation nun nicht auch die Fähigkeit zum Erschlaffen, Trance, Dissoziation und vagalem Herztod entsteht. Interessant ist ja auch, dass erst im Fürsorgeverhalten der Säuger Erschlaffung der Jungtiere eine bedeutende Rolle bekommt: Durch den Nackenbiss kann eine Mutterkatze ihren Nachwuchs erschlaffen lassen und ihn problemlos und schnell von einem gefährdeten zu einem sicheren Ort verlagern.

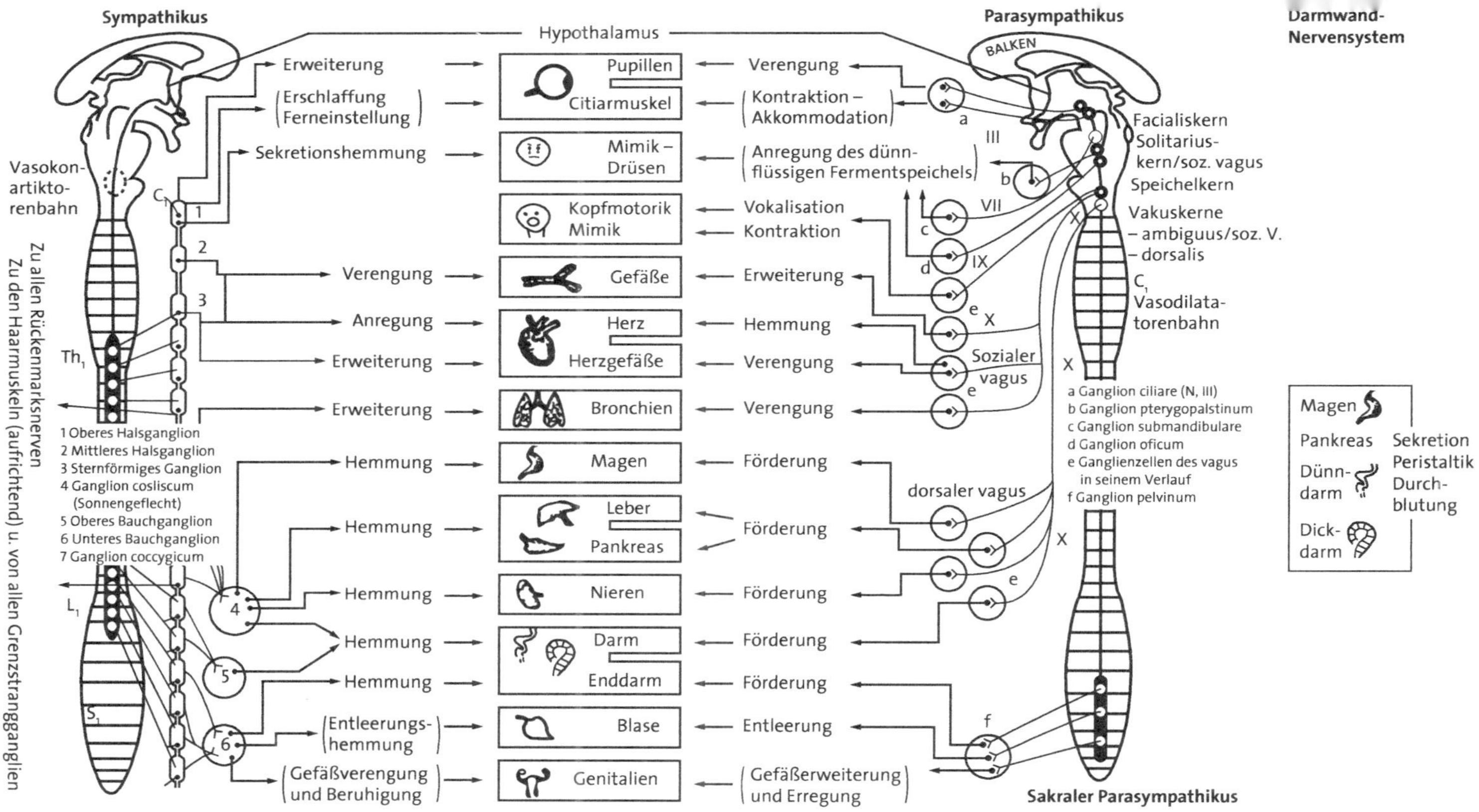

Das vegetative Nervensystem des Menschen

aktionsmuster zurück. Dies müsste heißen, dass die Fähigkeit zur Bindungsaktivierung im Stresszustand die erste Stressreaktion ist, die durch unzuträgliche Lebensbedingungen irritiert oder gar zerstört wird. Vor dem Hintergrund dieser »polyvagalen Theorie« von Porges ist die Symptomatik des desorganisierten Bindungsverhaltens besonders instruktiv: Die Kinder fallen dem aufmerksamen Betrachter ja dadurch auf, dass ihr Bindungsverhalten hochgradig irritiert ist, nicht nur ambivalent, sondern regelrecht antagonistisch, sodass sich die Aktivierung von Bindung und der Rückzug aus der Bindung gegenseitig blockieren.

Darüber hinaus scheint mir die polyvagale Theorie ein evolutionärer Bezugsrahmen für die Stressreaktion der Täuschung zu sein. Im letzten Entwicklungsabschnitt des ANS kommen die stimmgebenden und nonverbalen Kommunikationen der Kopf- und Halsmuskulatur hinzu, die Emotionen nicht nur ausdrücken, sondern auch selbst modulieren. Neben dem Bindungsschrei des kleinen Kindes stellen sie eine unbeschränkte Menge an Möglichkeiten zur Verfügung, bedrohliche Situationen zu entschärfen. Und da nun einmal das ANS sich autonom verhält, also nicht der willkürlichen Steuerung unterliegt, sind die vielgestaltigen Formen der Befriedung, Ablenkung, Mimikri, Tarnung – eben der Täuschung – den Betroffenen tatsächlich nicht bewusst, sondern sie sind stressinduzierte unwillkürliche Reaktionen des vegetativen Nervensystems.

1.7.4 Hypo- und Hyperarousal: Die Neurotransmitter

In meinem Buch »Traumatherapie mit Kindern« (2005) habe ich das Funktionieren der HPA-Achse detailliert dargestellt, um die Reaktion des Sympathikus auf unentrinnbaren Stress zu erklären, der bei Chronifizierung mit massiv erhöhten Cortisolspiegeln aufwartet. Bei dauerhaft massiver Übererregung kommt eine Zellvergiftung durch extreme Glutamatausschüttung zustande.

In diesem Buch müssen wir aber im Zusammenhang mit frühkindlicher Bindungstraumatisierung in Form von Deprivation und Vereinsamung auf einen gegenläufigen Mechanismus zu sprechen kommen. Wenn diese Lebensumstände frühkindlich eintreten, wird offensichtlich nach einer ersten Phase des Protestes in Form von klagendem oder wütendem Bindungsgeschrei schon nach wenigen Tagen eine Veränderung in Richtung Depression und schließlich Aufgabe eingeleitet. Ich gehe davon aus, dass im Zuge dieser Entwicklung auch völlig andere Verhältnisse in der Produktion, Freisetzung und Wiederaufnahme der verschiedenen Neurotransmitter hergestellt werden. Verständlicherweise gibt es kaum Studien zu diesem Thema, und die wenigen vorhandenen Arbeiten zeigen jeweils deutliche Abweichungen von der Norm, ohne zu einheitlichen Ergebnissen zu kommen. Aber von Bedeutung sind die Studien von King et al. (2001) und Linares et al. (2008), die gewalttraumatisierte Kleinkinder auf ihre Cortisol-Spiegel hin untersuchten und dabei im Vergleich zur Kontrollgruppe geringere Spiegel feststellten! Weiterhin steht mittlerweile fest, dass die normalerweise starke Schwankung im Tagesverlauf, die wir von der gesunden Cortisolproduktion her kennen (und die Cortisolmessungen zu individualdiagnostischen Zwecken laut persönlicher Mitteilung von Prof. Spangler leider fast unmöglich machen), bei diesen Kindern abgestumpft ist. Diese nach unten abweichenden Spiegel scheinen mit aggressivem Verhalten (Mürray-Close, 2008) und mit mangelnder Affektregulation (Cichetti und Rogosch, 2007) im Zusammenhang zu stehen. Dieser Befund bestätigt eine »alte« Beobachtung von Hart, Gunnar und Cichetti von 1995 über die abgestumpfte Reaktivität der Cortisolproduktion bei misshandelten Kindern. Diese Befunde stehen nun im Gegensatz zu einem Ergebnis von 2001 von Cichetti und Rogosch, als bei misshandelten Kindern erhöhte Cortisolspiegel nachgewiesen wurden.

Bei dieser Forschungslage würde ich mir sehr wünschen, dass die Gruppen untersuchter Kinder sauber nach ihrer Anamnese, insbesondere dem Kriterium von Deprivation, Abgelehntheit, Verlust- oder Gewalttraumatisierung, schon in den ersten zwei Lebensjahren differenziert würden! Zumindest in Studien am Tiermodell (Barr et al., 2004) konnte eine bedeutende Wechselwirkung zwischen einer Gen-Variante für den Serotoninstoffwechsel, früher Deprivation und übermäßigem Anstieg des adrenocorticotropen Hormons (ACTH) nachgewiesen werden: Lag bei deprivierten Rhesusäffchen eine Verkürzung des Gen-Allels 5-HTT vor, so reagierten sie in späteren Stresssituationen mit übermäßigen Ausschüttungen von ACTH und damit mit einer gesteigerten Aktivierung der HPA-Achse![33]

33 Die Funktion der HPA-Achse als zweitem Stresskreislauf, der durch Kontrollverlust in Gang gesetzt wird, wurde von mir 2005, S. 85 ff., anschaulich dargestellt. Ihre Aktivierung bewirkt eine Freisetzung extremer Mengen an Cortisol.

Die Widersprüchlichkeit der Befunde entspricht einer Beobachtung, die von van der Kolk mitgeteilt wird, dass nämlich Versuche, komplex traumatisierte Kinder psychopharmakologisch zu versorgen, sehr oft fehlschlagen und sogar häufig zur Symptomverschlechterung führen. In meiner Praxis stelle ich Folgendes fest: Wenn Psychotherapie allein bei einem Kind mit früher Bindungs- oder Gewalttraumatisierung nicht ausreicht, kann eine begleitende pharmakologische Unterstützung sinnvoll sein – aber die Einstellung muss durch einen spezialisierten Kinderpsychiater oder -neurologen erfolgen, die oder der viel Geduld in der Auswahl und Dosierung der Medikamente mitbringt. Diese Kinder reagieren nämlich auf Ritalin etc. nicht unbedingt wie erwartet, was ich auf eine vermutlich chaotische Veränderung ihres Hirnstoffwechsels zurückführe. Neben Unter- und/oder Überproduktion von Cortisol könnte zum Beispiel auch eine negative Veränderung des Serotoninhaushaltes infolge von Bindungsverlust und Deprivation entstanden sein, so wie es in Suomis Deprivationsstudien mit jungen Rhesusäffchen nachgewiesen werden konnte: Neugeborene Rhesusäffchen wurden von ihren Müttern getrennt von Menschen aufgezogen. Nach einem Monat wurden sie einer Gruppe von gleichaltrigen und ebenso aufgezogenen Rhesusäffchen zugesellt: Diese Äffchen bildeten zwar intensive gegenseitige Bindungen heraus, dabei aber nur ein geringes »Repertoire an sozialen Spielen … und zwar an Häufigkeit und Komplexität«. Zudem weisen die jungen Männchen impulsiveres und aggressiveres Verhalten auf und fallen bei einer späteren Aufnahme in eine normale Population sofort in der Hierarchie auf die unterste Stufe. Die jungen Weibchen entwickeln kaum die für Rhesusweibchen typischen permanenten aktiven und passiven Pflegebeziehungen und landen ebenso auf der untersten Hierarchiestufe in einer normal aufgewachsenen Population.

Sowohl deprivierte Männchen als auch deprivierte Weibchen weisen anhaltend und »gleichbleibend niedrigere 5-HIES-Konzentrationen im zerebrospinalen Liquor als ihre von Müttern aufgezogenen Gefährten« auf. »Außerdem konsumieren unter Gleichaltrigen aufgezogene Affen als Gruppe größere Mengen von Alkohol« (Suomi, 2003, S. 37), »wenn sie über einen Zeitraum von mehreren Wochen täglich im Experiment eine ›happy hour‹ haben können.« (ebda., S. 33) Bei dieser 5-Hydroxyindolessigsäure (5-HIE) handelt es sich um ein Abbauprodukt von Serotonin, das im zerebralen Liquor gemessen werden kann und ein Indikator für den zentralen Serotoninstoffwechsel ist. Affen mit Defiziten im Serotoninstoffwechsel – egal, ob angeboren oder durch Deprivation eingeprägt – sind übermäßig impulsiv und zeigen »spontan exzessive und sozial unangemessene Aggressionen« (ebd., S. 29). Für die genetische Weitergabe des Defizits scheint eine Allel-Variation im Serotonintransporter-Gen (5-HTT), nämlich dessen Verkürzung, zuständig zu sein. Wie in vielen anderen Störungsbildern auch finden wir beim Serotoninstoffwechsel eine entscheidende Interaktion zwischen Vererbung und früher Lebenserfahrung:

»Verschiedene Studien haben jetzt gezeigt, dass sich die Folgen des kurzen Allels bei unter Gleichaltrigen aufgezogenen Affen dramatisch von den Folgen bei von Müttern aufgezogenen Affen unterscheiden« (ebd., S. 38), denn bei von Müttern aufgezogenen Affenkindern spiele es keine Rolle, ob ihr 5-HTT-Allel verkürzt ist oder nicht! »Bei unter Gleichaltrigen aufgezogenen Affen zeigten dagegen diejenigen Tiere mit dem kurzen Allel bedeutend niedrigere 5-HIES-Konzentrationen im zerebrospinalen Liquor als jene mit dem langen Allel.« (ebd.) Solche Studien helfen uns, den vorwissenschaftlichen Schlagabtausch »Umwelt oder Vererbung«, »Freiheit oder Determination« hinter uns zu lassen und die Diathese-Stress-Logik, das Beobachten von Widersprüchen und das dialektische Denken zu schulen.

Neben dem Serotoninhaushalt scheint aber auch offensichtlich der Dopaminstoffwechsel eine – wenn auch noch nicht geklärte – Rolle zu spielen, wie die von Judit Gervai (2010) vorgestellten Budapester Studien nahelegen (s. a. S. 87).

1.7.5 Hirnorganische Veränderungen

Die extrem negativen Auswirkungen früher Deprivation auf die Hirnstruktur wird durch viele Studien »am Tiermodell« belegt[34]. Im letzten Jahrzehnt sind aber auch einige Befunde am menschlichen Kind erhoben worden. Dies ist durch die bildgebenden Verfahren der letzten 15 Jahre möglich geworden, aber auch durch klassische Messungen des Schädelumfanges. So konnte Rutter in seiner Studie an nach England adoptierten rumänischen Kinderheimkindern nachweisen, dass ihr

34 In Deutschland forscht u. a. die Abteilung für Entwicklungsbiologie an der Universität Magdeburg/Frau Prof. Braun: Hier werden Degus für die Deprivationsexperimente herangezogen, um sogar auf Zellebene die Auswirkungen von Deprivation zu beschreiben.

mittlerer Schädelumfang im Verhältnis zur Körpergröße um eine ganze Standardabweichung niedriger lag als bei direkt nach der Geburt adoptierten Kindern, was einen enormen und mit den Augen sichtbaren Unterschied ausmacht. Dieser Befund wurde von der Forschungsgruppe um De Bellis untermauert: In mehreren Studien wurde das deutlich verringerte Hirnvolumen gewalt- und sexuell traumatisierter Kinder und Jugendlicher nachgewiesen – und dies gilt umso mehr, je früher und je massiver die Traumatisierungen stattfanden (De Bellis et al., 1999 und 2002).

Strukturell zeigt sich besonderer Minderwuchs z. B. im Corpus callosum (Balken), das die Hemisphären miteinander verbindet und somit die interhemisphärische Kommunikation ermöglicht. De Bellis et al. (1999 und 2002) wiesen in ihrer Untersuchung mit bildgebenden Verfahren nach, dass je länger Misshandlung und Missbrauch bei den Kindern angehalten hatte, umso schwächer ihr Corpus callosum ausgebildet war. Und dass, je schwächer es ausgebildet war, umso schwerwiegender die Traumafolgesymptome, speziell dissoziative Phänomene, ausfielen. Dieser Befund wurde 2004 durch Teicher et al. bestätigt, wobei in dieser Untersuchung zwischen Vernachlässigung auf der einen Seite und Misshandlungs- und Missbrauchserfahrungen auf der anderen Seite differenziert wurde. Sie stellten ein im Vergleich zu den gesunden Kontrollkindern um 17% verringertes Volumen nach. Zur Varianzaufklärung trug dabei insbesondere das Ausmaß der Vernachlässigungserfahrungen bei.

Bei einer bildgebenden Untersuchung des Kleinhirns bei 58 traumatisierten Kindern stellten sich ähnliche Zusammenhänge heraus: Je früher die Misshandlungen begannen und je länger sie dauerten, desto geringer fiel das Volumen des Cerebellums aus (De Bellis & Kuchibhatla, 2006).

Weiterhin kann es als gesichert angesehen werden, dass bei traumatisierten Kindern im präfrontalen Kortex vermehrte Cerebrospinalflüssigkeit anzutreffen ist und die lateralen Ventrikel vergrößert sind.

Bei erwachsenen Traumaopfern ist eine anhaltende Unterfunktion des Hippocampus eindeutig nachgewiesen. Viele Untersuchungen sprechen auch für seine strukturelle Verkleinerung. Während nun auch bei den meisten traumatisierten Kindern eine erhebliche Beeinträchtigung der hippocampalen Funktion klinisch augenfällig ist, stellt man bei ihnen keine Verkleinerung fest – De Bellis stellte sogar einen Trend zu einem größeren Hippocampus im Vergleich zur seelisch gesunden Kontrollgruppe fest. Martina Ruf (2008)[35], die sich intensiv mit der aktuellen Studienlage beschäftigt, beurteilt diesen verblüffenden Befund folgendermaßen: »... so ist doch in erster Linie festzuhalten, dass die Entwicklung des Hippocampus bei Kindern mit Posttraumatischer Belastungsstörung von der Entwicklung dieser Hirnstruktur bei gesunden Kindern abweicht. Zudem geht eine Vergrößerung einer Hirnstruktur nicht immer einher mit einer gesteigerten Leistungsfähigkeit ...« (S. 282) Sie bezieht sich dabei auf eine Studie von van Petten (2004) an Kindern, Jugendlichen und jungen Erwachsenen, in der eine negative Korrelation zwischen Hippocampusvolumen und Gedächtnisleistung festgestellt worden sei. Da der Hippocampus die ordnenden Funktionen von Abspeicherung und Erinnerung gewährleistet und stimmige Gesamtbilder oder -narrative produziert, ist eine permanente Minderleistung ein ständiges Risiko: Sowie im Alltag leicht stressige Situationen entstehen, schaltet die Amygdala auf Bedrohungsszenario, und die sowieso schon lädierte Ordnungs- und Integrationsfunktion des Hippocampus wird neural ausgeschaltet.

Die Funktionsdefizite dieser Hirnstrukturen bei schwer deprivierten Kindern wurde 2001 von Chugani & Chugani et al. anhand einer Positronen-Emissions-Tomographie-Studie nachgewiesen: Zehn Adoptivkinder, die ihre ersten Lebensjahre in rumänischen Kinderheimen verbracht hatten, wurden sowohl auf ihre klinische Auffälligkeit hin untersucht als auch auf die Sauerstoffversorgung ihres Hirns im Ruhezustand. Dabei ergaben sich durchweg die bekannten klinischen Auffälligkeiten von ADHS-Symptomatik und Defiziten im Sozialverhalten sowie milden neurokognitiven Beeinträchtigungen. Aus den PET-Aufnahmen ging eine signifikant verringerte Sauerstoffversorgung des orbitofrontalen Kortex, des präfrontalen Kortex, der Amygdala und des Hippocampus, des lateral temporalen Kortex und des Hirnstamms hervor. Damit bestätigt sich die Einschätzung von Martina Ruf, dass im Kindesalter offensichtlich die Größe einer einzelnen Hirnstruktur nicht ausschlaggebend sein kann, sondern ihre Funktionsfähigkeit.

Aus ziemlich alltäglichen Situationen eines Kinderalltages werden so subjektiv bedrohliche Erlebnisse, die eine impulsive, ungebremste Verhaltensantwort bekommen. Denn den durch Kleinigkeiten getrig-

35 M. Ruf (2008), Flüchtlingskinder in Deutschland. Unveröffentlichte Dissertation

gerten mächtigen Affekten, Bildern und Stressreaktionen steht kein funktionierendes Hirn zur Regulation entgegen. H.-P. Kapfhammer (2001) wies für das spätere Lebensalter traumatisierter Erwachsener darauf hin: So wie im Alter der Hippocampus degeneriert und die Hemmung traumatischer Erinnerungen dadurch geschwächt wird, so wirke auch die Blockierung des ausgereiften Hippocampus durch Traumaeinwirkung in dieselbe Richtung. Daraus darf man sicherlich schließen, dass erst recht der in seiner frühen Reifungszeit gestörte Hippocampus mit der Hemmung traumatischer Erinnerungen überfordert ist und das Kind »at the mercy of his states« (van der Kolk) zurücklässt.

Sehr viele Fragen bleiben nach der jetzigen Forschungslage unbeantwortbar, zum Beispiel wie sich der alte Begriff der »Minimalen cerebralen Dysfunktion« mit seinen auffälligen neurologischen und sensomotorischen Befunden anhand von bildgebenden Verfahren verifizieren ließe. Oder wie die Funktion der Spiegelneuronen bei KEF-Kindern vorzustellen ist. Und vieles andere mehr. – Aber andererseits finde ich die Untersuchung von seelisch geschädigten Kindern in Tomografen, vor allem unter Stimulationsbedingungen, ethisch nicht verantwortbar, sodass weitere Untersuchungen zum Zweck der Erkenntnis nicht wünschenswert sein können.

1.7.6 Immunbiologische und gesundheitliche Aspekte

Wie W. Zieglgänsberger (2001) ausführt, ist man bis zum Ende des letzten Jahrhunderts davon ausgegangen, dass das Immunsystem und das Zentrale Nervensystem zwei getrennte Systeme seien. Inzwischen ist aber offensichtlich, dass immunologische Prozesse direkt auf das ZNS einwirken. Im Zusammenhang mit PTSD stellt man eine deutlich erhöhte Krankheitsanfälligkeit fest. Auch für KEF-Kinder wird dies durch das NCTSN festgestellt. Ich selbst möchte aber auf meine klinische Erfahrung verweisen, dass kaum eine Population von Kindern so infektionsresistent ist wie die früh deprivierten, abgelehnten oder gewalttraumatisierten Kinder eines Kinderheimes – und zwar nicht infolge einer nach vielen nach der stationären Aufnahme durchlaufenen Infektionen verbesserten Immunabwehr, sondern vom ersten Tag an. Ausnahmen bestätigen natürlich die Regel. Auch könnte man annehmen, dass verwahrloste Kinder durch die vielen Keime ihrer unsauberen Umgebung eine perfekte Immunabwehr aufgebaut haben – aber diese erstaunliche Gesundheit sehe ich auch bei deprivierten und abgelehnten Kindern aus zwanghaft reingehaltenen Haushalten – solange sie abgelehnt, vereinsamt oder gewalttraumatisiert wurden. Ich kann mir das nicht anders erklären, als dass die Immunbiologie dieser Kinder aus einem basalen Gespür heraus permanent gepuscht wird: »Du darfst um Himmels willen nicht schwach werden!«[36]

Andrea Danese[37] eröffnet seit 2007 regelmäßig Einblicke in eine mehr als dreißig Jahre laufende Längsschnittuntersuchung an 1000 Neuseeländern. Die Fragestellung dieser Untersuchung war zunächst eine rein medizinische: Gibt es Prädiktoren für einen späteren Ausbruch von Herz-Kreislauf-Erkrankungen? Dafür wurden vom Kings College London vor 35 Jahren auf Neuseeland 1000 Neugeborene und ihre Mütter repräsentativ ausgewählt und kontinuierlich in ihrer Entwicklung beobachtet. Glücklicherweise achtete man von Anfang an in sozialpädiatrischer Tradition auch auf die Beziehung zwischen Mutter und Kind und erhob dazu Daten. So kam es, dass man unter vielen anderen Daten auch Hinweise auf sexuellen Missbrauch, körperliche Misshandlung und Ablehnung des Kindes durch die Mutter sammelte. Zu den medizinischen Untersuchungen gehörte auch die Messung von Entzündungsproteinen im Blut, den CRP-Werten[38]. Kinder, bei denen Hinweise auf sexuellen Missbrauch, Ablehnung durch die Mutter und Misshandlung beobachtet worden waren, wiesen später im Erwachsenenalter doppelt so oft deutlich erhöhte CRP-Werte auf wie die anderen Teilnehmer. Jetzt im Erwachsenenalter führen die permanent erhöhten CRP-Werte zu einer erhöhten Rate an Herzerkrankungen und Diabetes.

Danese hat für diesen verblüffenden Befund vorläufig nur eine hypothetische Erklärung: Auch psychologischer Stress könne Entzündungen hervorrufen, da mit dieser Art von Stress auch die Erwartung von Schmerz verbunden ist. Wird diese Entzündungsreaktion immer

36 Eine ganz andere Lage scheint bei den Kleinkindern der DDR vorgelegen zu haben, die nicht aus Ablehnung, sondern aus einem Staatsprinzip heraus von ihren Eltern in Institutionen abgegeben wurden. Diese waren nach meiner Information extrem anfällig und verbrachten einen großen Teil ihrer frühen Kindheitsjahre krank in der Tageskrippe.

37 Andrea Danese ist männlich (!).

38 Nach meiner Recherche wurden die CRP-Werte leider erst im Erwachsenenalter gemessen.

wieder im Kind hervorgerufen, kann sie die Fähigkeit des Kindes verringern, Cortisol zu bilden, das nicht nur ein Stresshormon ist, sondern auch eine körpereigene Substanz zur Unterdrückung von Entzündung. Dies bedeutet, dass bei einem solchen Kind Entzündungsreaktionen ablaufen, obwohl es keine körperlichen Entzündungen gibt.

Wie in I. 1.8, S. 88 f. »Die gesellschaftlichen Kosten« ausführlich thematisiert, kippt die gesundheitliche Widerstandsfähigkeit komplex traumatisierter Kinder am Ende der Adoleszenz: Schon im jungen Erwachsenenalter brechen die ersten chronischen Erkrankungen aus und addieren sich im Laufe des weiteren Lebens meist auf, anstatt ausgeheilt zu werden. Es scheinen überwiegend die chronischen Erkrankungen aufzutreten, die auf chronische, aber latente Entzündungsprozesse hin entstehen: Rheuma, Herz-Kreislauf-Erkrankungen, Diabetes etc.

Zudem muss man die vielen Suchterkrankungen mit Beginn in der Adoleszenz beachten, die sicherlich ihre wesentlichen Ursachen in den verschobenen Neurotransmitterverhältnissen[39], den hirnstrukturellen Defiziten und den permanenten Empfindungen von innerer Leere, Anspannung, Trostlosigkeit und Vereinsamung haben. Zu dieser Grundsituation kommen die schnell und leicht getriggerten traumatischen Erinnerungen hinzu. All dies führt fast zwangsläufig zu einer spontanen »Eigenmedikation« mittels Alkohol- und/oder Medikamentenmissbrauch und Drogenkonsum.

Einen weiteren Hinweis auf die durchschlagende Wirkung solcher Aufwachsbedingungen auf die körperliche Entwicklung der betroffenen Kinder stellt auch die große Zahl der deprivierten Kinder mit verringertem Längenwachstum dar, was in den meisten Fällen mit einer psychogenen Wachstumshemmung zusammenhängen dürfte.

Sicherlich sollte an dieser Stelle auch die Frage nach dem Zusammenhang bzw. der Überschneidung der Störungsbilder der verschiedenen Formen der Fetalen Alkohol-Spektrum-Störung als Folge von Alkoholmissbrauch durch die Mutter in der Schwangerschaft auf der

39 Nach R. Spanagl und M. Soyka koppeln Drogen v. a. an das dopaminerge System an und stimulieren seine natürlichen Belohnungsbahnen. Dass das SAM-System aber durch eine chronifizierte neurobiologische Traumareaktion aufgelöst wird, wurde von Hüther (2003) dargestellt und ist klinisch leicht nachvollziehbar (s. Weinberg, 2005, S. 85 f.). Überdies gibt es die eindeutigen Befunde aus Studien mit Rhesusaffen von Suomi über ein ganz erhebliches Absinken des serotonergen Systems unter Deprivationsbedingung.

einen Seite, Bindungstraumatisierung und früher Gewalttraumatisierung auf der anderen Seite diskutiert werden. Da es dazu aber noch zu wenig Forschung gibt und ich aufgrund meiner klinischen Erfahrung keine zuverlässigen Beobachtungen dazu mitteilen kann, soll dies an dieser Stelle denn doch unterbleiben.

1.7.7 Genetik und Epigenetik

Wie im Abschnitt I. 1.7.4 (S. 78 f.) am Beispiel des Serotoninstoffwechsels schon dargestellt, muss man grundsätzlich davon ausgehen, dass einseitig genetisch-deterministisch argumentierende Sichtweisen der KEF-Problematik in keiner Weise gerecht werden. Vielmehr sollten wir – so wie übrigens bei vielen anderen geistigen Erkrankungen auch – von einer dialektischen Diathese-Stress-Logik ausgehen. Als weiteres Beispiel wäre die genetische Veranlagung für eine leicht auszulösende Übererregbarkeit und Hyperaktivität zu nennen, die unter ungünstigen Bedingungen schnell zu Überforderung, Ablehnung und Misshandlung führen kann. Unter günstigen Bedingungen dagegen könnten sich betroffene Mütter soziale Unterstützung holen, lernen in immer gleichen Rhythmen den Tag zu strukturieren, das Kind feinfühlig zu beruhigen, Stimulation zu dosieren, kindgemäße Grenzen zu setzen und die Führung des Babys zu übernehmen und schließlich seine Dysregulation nicht persönlich zu nehmen.

Es ist logisch, dass sich unter solchen stressreduzierenden Bedingungen die Diathese-Stress-Logik ganz anders entfaltet und eine andere Persönlichkeit geprägt wird.

Molekulargenetische Untersuchungen können möglicherweise einen wichtigen Beitrag zur Resilienzforschung liefern, wie Judit Gervai (2010) in Bezug auf genetisch bedingte Unterschiede im Dopaminstoffwechsel zeigt. Sie stellt in einer aktuellen Veröffentlichung die Bedeutung des D4-Dopaminrezeptor-Gen-Polymorphismus für die Entwicklung einer desorganisierten Bindung dar: In ihrer ungarischen Studie (2004) und in einer späteren ungarisch-amerikanischen Studie mit insgesamt 138 Müttern mit unangemessenem Interaktionsverhalten mit ihren Babys konnte nachgewiesen werden, dass nicht alle Babys ein desorganisiertes Bindungsmuster entwickelten. Kinder mit einem speziellen 7-Repeat-Allel auf dem D4-Dopaminrezeptor-Gen scheinen erheblich besser vor inadäquatem mütterlichen Interaktionsverhalten geschützt zu sein, weil sie dafür weniger empfindlich zu sein scheinen.

Die mikrobiologisch überprüfbare genaue Ausprägung des DRDA4-Gens scheint also je nachdem die Entstehung desorganisierten Bindungsverhaltens zu befeuern oder eben zu dämpfen.

Weiterhin sollten die Protein-Schalter auf den Genen (Epigene), die dafür sorgen, ob Gene ein- oder ausgeschaltet sind[40], in ihrer Wirkungsweise unbedingt mehr erforscht werden. Wenn sie tatsächlich durch die Lebensweise – und damit ganz wesentlich durch traumatische Erfahrungen – und die Ernährungsweise eines Individuums, aber auch durch die Festlegungen der vorhergehenden zwei Generationen ein- oder ausgeschaltet werden, dann eröffnet sich für Forscher und Praktiker eine völlig neue Sichtweise auf unsere Klienten. Die Wechselwirkungen von Ernährung, seelischen und geistigen Zuständen und transgenerationalen Weitergaben und Traumapsychologie würden sich dadurch vielleicht ganz neu darstellen und erklären lassen.

1.8 Die gesellschaftlichen Kosten

Jetzt kommt ein wirtschaftsstatistisches Kapitel, das vielleicht zunächst abschrecken mag. Ich muss gestehen, dass ich auch erst nach Abschluss meines Buchkonzeptes auf die Idee kam, dieses Thema einzufügen. Nicht weil ich finde, dass es für das Verständnis unserer Thematik wichtig ist, sondern weil ich eine auffällige Diskrepanz sehe zwischen unserem Wissen als Praktiker, welche enormen Folgekosten durch die Vernachlässigung und Missachtung kindlicher Bedürfnisse in den ersten Lebensjahren entstehen, und der politisch kommunizierbaren Datenlage dazu. Wenn es Letztere gäbe, könnten wir noch härter belegen, was wir fordern.

Für Deutschland sind mir leider keine Studien zur Volksgesundheit bekannt, die den innerfamiliären Risikofaktoren der ersten Lebensjahre und deren Auswirkungen auf die gesundheitliche und soziale Entwicklung nachgehen. In den USA dagegen wurde unter der früheren Clinton-Regierung zu genau dieser Frage eine Kommission »National Child Traumatic Stress Network« eingesetzt, in die »The-Who-is-Who« der amerikanischen Kindertraumapsychologie gerufen wurden. Diese Damen und Herren haben ihren Job so perfekt gemacht, dass ich es für

40 Joachim Bauer (2004), Wie Gene lernen

dringend notwendig erachte, ihre Arbeit in Deutschland bekannt zu machen:

Die Autoren stellen zunächst fest: »Although in many ways the costs are inestimable, the repercussions of childhood trauma may be measured in medical costs, mental health utilization, societal cost, and the psychological toll on its victims.« (S. 5) Zunächst beziehen sie sich auf eine fortlaufende repräsentative epidemiologische Studie, die vom US-amerikanischen Kongress in Auftrag gegeben wird, und deren Ergebnisse von 1996: The Third National Incidence Study of Child Abuse and Neglect (NIS-3). In der NIS-3 wurden 5600 Mitarbeiter aus 842 repräsentativ für die Bevölkerung ausgesuchten agencies befragt. Diese Studie errechnet für das Jahr 1993 die Zahl der durch Missbrauch und Verwahrlosung nachweislich geschädigten (der sog. Harm Standard) Kinder auf eineinhalb Millionen (1 553 800), darunter 217 700 sexuell missbrauchte, 338 900 körperlich verwahrloste, 212 800 seelisch verwahrloste und 381 700 körperlich misshandelte Kinder. Die Gesamtzahl verdoppelt sich, wenn man aus den erhobenen Daten hochrechnet, wie viele Kinder Misshandlung und Verwahrlosung erleben und dadurch dem Risiko einer Schädigung ausgesetzt sind (Endangerment Standard), auf 2,8 Millionen. Im 10-Jahresabstand (also im Vergleich zu NIS-2-Studie 1986) vervierfachten sich diese Zahlen![41]

Auf der Grundlage des Harm Standards von NIS-3 errechnete Fromm (2001) die gesellschaftlichen Kosten und schätzte jährliche Belastungen von 94 Milliarden Dollar, wobei er unmittelbare Kosten wie stationäre Einweisungen, chronische Gesundheitsprobleme, geistige Gesundheit, Jugend-Wohlfahrt, law enforcement und Justizkosten und mittelbare Kosten, wie Sonderpädagogik, Jugenddelinquenz, Gesundheitskosten, Produktivitätsausfälle und Kriminalität bei den späteren Erwachsenen, einbezog. Nach Pelletier (2001) belaufen sich die täglichen Kosten der USA für diesen Umgang mit Kindern auf schätzungsweise 258 Millionen Dollar.

In der Adverse Childhood Experiences Study (ACE) von 1998 wurden 17 337 erwachsene Mitglieder der Health maintenance organiza-

41 Natürlich wäre es statistisch unabdingbar, diese horrenden Zahlen auf die große Bevölkerung der USA bzw. auf die Größe der Kinder-Population zu beziehen. Leider liegen mir dazu keine Ergebnisse vor.

tion der USA anhand von Fragebögen über schädigende Kindheitserlebnisse befragt:

4,9% berichteten von Drogenmissbrauch der Eltern,
11,0% berichteten von emotionalem Missbrauch,
12,5% wurden Zeugen von Gewalt gegen ihre Mutter,
18,8% berichteten von geistigen Erkrankungen bei den Eltern,
19,9% von sexuellem Missbrauch,
23,5% von Alkoholmissbrauch bei den Eltern und
30,1% von körperlichen Misshandlungen.

Van der Kolk resümiert: »The ACE study showed that adverse childhood experiences are vastly more common than recognized or acknowledged and that they have a powerful relationship to adult health a half-century later.«[42]

Das Fazit der Studie war: Je mehr dieser Kindheitserlebnisse von einer Person benannt wurden, desto höher war die Wahrscheinlichkeit für sie, später Herzerkrankungen, Krebs, Schlaganfall, Diabetes und Lebererkrankungen zu bekommen.

Während es bis zu dieser Veröffentlichung allgemein bekannt war, dass mit den genannten Risikobedingungen Depression, Selbstmordversuche, Alkoholismus, Drogenmissbrauch, Promiskuität, häusliche Gewalt, Nikotinkonsum, Fettleibigkeit und sexuell übertragene Krankheiten im Erwachsenenalter in einem korrelativen Zusammenhang stehen, mehren sich seit der ACE-Studie die Nachweise, dass die Auswirkungen noch weit darüber hinaus in den gesamten Bereich der Gesundheit ausstrahlen.

Die von Andrea Danese betreute Längsschnittstudie aus Neuseeland (s. unter 1.7.4) weist nach, dass bei Erwachsenen, die als Kleinkinder abgelehnt und misshandelt worden sind, ein erhöhter Wert des Entzündungsproteins CRP zu finden ist – auch ohne aktuelle Entzündungsprozesse. Dieser erhöhte Spiegel geht einher mit einem erhöhten Erkrankungsrisiko für Herz-Kreislauf- und Diabetes-Erkrankungen.

Vielleicht kommen wir jetzt allmählich dem psychosomatischen Zusammenhang von Stress- und Immunsystem auf die Spur, wobei ich selbst glaube, dass dieser Zusammenhang wesentlich komplexer ist, als er in der Traumapsychologie bisher vertreten wurde: Je schwerwiegen-

42 v. d. Kolk (2007)

der der Stress, desto mehr Schäden im Immunsystem, desto krankheitsanfälliger?

So verhält es sich nach meiner Beobachtung im Kindesalter auf jeden Fall nicht: Abgelehnte und bedrohte Kinder zeigen nach meiner Beobachtung, sowie sie die ersten Kindheitsjahre überlebt haben, eine erstaunliche gesundheitliche Robustheit. Kaum jemals streckt sie eine Infektion nieder. Erst nach der Pubertät scheint mir die von der Traumapsychologie ins Feld geführte Schädigung des Immunsystems offenbar zu werden. Zuvor gilt vielleicht: Wer krank wird, gibt Kontrolle ab, wird schwach – dies ist gefährlich und muss mit einer ständigen Überbeanspruchung der Immunabwehr bekämpft werden. Denn sonst wäre man den Stimmungseinbrüchen, Ablehnung, Aggressionen, Abwesenheiten usw. der Bezugspersonen hilflos ausgeliefert[43].

Vielleicht spielen diese Zusammenhänge tatsächlich nur in unserer modernen demokratischen Gesellschaft volkswirtschaftlich gesehen so eine verheerende Rolle: In früheren Zeiten lebten Menschen generell viel kürzer, sodass der Vorteil von harten Kindern und Erwachsenen, die sich selbst nicht spüren und sich deswegen in die harten, aber oft simplen Anforderungen und Rollenvorgaben der Vergangenheit besser hineinfinden konnten, regelrecht gesellschaftskonform war. Außerdem gab es, solange Sippen- und Dorfverbände vorherrschten, für Kinder außerhalb ihrer Kernfamilie wesentlich mehr Ersatzbeziehungen und Fürsorge, die gleich von Anfang an eingreifen konnten.

Für unsere Volkswirtschaft hingegen dürfte da eine echte Bombe schlummern: Denn einerseits beobachten wir, dass weder Kinder noch Erwachsene mit solchen Biografien den extremen Verführungen der Konsumgesellschaft etwas entgegensetzen können (Medienflut, Bilderflut, Computerspiele, Alkohol und Drogen, Medikamente, industrialisierte »Lebensmittel«…). Sie erliegen stets der schnellen Bequemlichkeit und Bedürfnisbefriedigung; sie können keine Fähigkeiten aufbauen, Verführungen zurückzuweisen, dauerhafte Anstrengung und Disziplin (s. Bettina Bonus) wählen zu können, die ja nur langfristige Vorteile in Aussicht stellen. Aber in unserer Gesellschaft gibt es immer seltener Jobs ohne Schulbildung (Hilfsarbeiter) oder ohne Ver-

43 Zusätzlich sind Effekte einer Verwahrlosung als frühes Training für das Immunsystem (Schmutz, verdorbene Nahrung, Tiere…) zu beachten. Allerdings habe ich die beschriebene Dynamik auch bei abgelehnten Kindern von zwanghaft reinlichen Müttern gesehen.

bindlichkeit (Tagelöhner). In Verbindung damit, dass uns unsere Gesellschaft allesamt der körperlichen Anstrengung und Kondition entwöhnt hat und somit auch keine vorhandenen Jobs genutzt werden (Landarbeiter, Erntehelfer), haben wir ein riesiges arbeits-, sozial-, gesundheits- und ordnungspolitisches Problem.

Und andererseits sind diese Menschen ab dem Erwachsenenalter oft dauerhaft seelisch und körperlich krank und können nicht gesund werden! Zumindest hat bisher noch niemand den Schlüssel dafür gefunden, die psychobiologischen Anpassungen des kleinen Kindes an den einsamen Überlebenskampf und die daraus resultierenden Schäden später im Erwachsenenalter zu revidieren.

Und wir sind etwa sechzig lange Jahre erwachsen!

Ist es unter dieser Perspektive nicht volkswirtschaftlich klug und rentabel, die ersten drei Lebensjahre eines jeden Kindes unter den Aspekten der Anbahnung einer sicheren Bindung, der Gesundheit und des Kinderschutzes intensiv und wertschätzend zu begleiten?

II. Kindertherapie

Einführung

In diesem Kapitel stelle ich zwei von mir entwickelte Methoden in der Behandlung von komplexen Entwicklungsstörungen nach Frühtraumatisierung vor. Dies ist einerseits die Fortentwicklung der traumabezogenen Spieltherapie (tSt)[44] und andererseits eine Form der Bindungstherapie, die ich aus meinem Arbeitsfeld heraus entwickelt habe. Letzteres begann in unserem bosnischen Kleinstkinderheim Dom Duga[45], in dem wir trotz der Betreuung nach Emmi Pikler in Einzelfällen mit Bindungstraumatisierungen und den dazugehörigen seelischen Folgeerkrankungen zu tun hatten, nämlich wenn die Kinder nicht von Geburt an durchgehend bei uns aufgewachsen sind. Für diese Kinder bestand sehr großer Handlungsbedarf, ohne dass ich auf ein therapeutisches Konzept zurückgreifen konnte, sodass ich mich auf mein Gespür verlassen musste. Aus der Idee einer Dyadentherapie für das Kleinstkind und seine Bezugserzieherin entwickelte sich eine ungeheuer wirksame Bindungstherapie, die die Kinder oft innerhalb von Minuten in einen völlig neuen Zustand der Bindungsfähigkeit und der seelischen Ausgeglichenheit versetzt. Aus dieser Arbeit wiederum leiteten sich Neuentwicklungen in meiner Nürnberger Praxis ab, um meinen älteren bindungstraumatisierten Therapiekindern zu helfen. Dabei allerdings handelt es sich um eine spezielle Gruppe: Es sind fast

44 Die ersten Schritte in der Konzeptionalisierung dieser Methode wurden 2002 veröffentlicht und dann weitergeführt in dem Buch »Traumatherapie mit Kindern« von 2005. Der heutige Stand beruht auf einem ununterbrochenen kollegialen Diskurs mit den Teilnehmern meiner Seminare, ohne den es nie möglich gewesen wäre, so viel therapeutisches Erfahrungswissen zu konzeptionalisieren und zu präzisieren!

45 Das Konzept nach Emmi Pikler kann an dieser Stelle leider nicht dargestellt werden. Ich möchte mich darauf beschränken zu betonen, dass es neben dem in Fachkreisen eher bekannten Prinzip der motorischen Selbstentwicklung ein zweites, bei uns im Westen ignoriertes Prinzip umschließt, nämlich das der systematischen Beantwortung der biologischen Bindungssuche des Säuglings und Kleinkindes. Nach meinem Überblick gibt es dazu leider nur ungarische Literatur und keine deutsche oder englische Übersetzung.

alles Kinder, die sich nach jahrelangen schweren Schädigungen nun in Sicherheit befinden, bzw. Kinder, deren non-offending-parent[46], bei dem sie leben, ich darin unterstützen kann, für ihre Sicherheit zu kämpfen. Für andere Betroffene sind die hier vorgestellten Verfahren vermutlich nicht anwendbar. Mechthild Papousek (z.B. 2003), Karl-Heinz Brisch (z.B. 2010 die »Eltern-Säuglings-Psychotherapie«) oder die wunderbaren Erzähltherapien des Family Attachment and Counseling Center of Minnesota[47] stellen in ihren vielen Veröffentlichungen weitere hoch spannende Ansätze von Bindungstherapien dar. Ich könnte mir zum Beispiel vorstellen, dass diese heilsamen Wunschgeschichten (»Wenn ich von allem Anfang an bei dir gewesen wäre, dann hätte ich deine süßen kleinen Fingerchen und alle deine winzigen Zehen gezählt, hätte ...«) aus Minnesota Teil der EMDR-Narrationen werden könnten, wie sie von Thomas Hensel[48] in der Kindertraumatherapie ja schon benutzt werden und daraus ein wichtiger Beitrag zur Bindungstherapie entstehen könnte.

1. Bindungstherapie

1.1 Dyadentherapie bei Kleinstkindern in Dom Duga (Bosnien)

Admira, 2;6 Jahre

Admira lebt seit eineinhalb Jahren im Säuglingsheim Dom Duga in Kulen Vakuf. Davor lebte sie ein Jahr bei ihrer Mutter, davon das erste halbe Lebensjahr in einer Art »betreutes Wohnen« für junge Mütter,

46 »Non-offending-parent« bezeichnet den Elternteil, der sich nicht an Misshandlung, Missbrauch oder Verwahrlosung beteiligt hat und auch nicht darin involviert war. Dennoch besteht aufgrund des nicht gewährten Schutzes und aufgrund der meist traumatischen Beziehung zum »offending-parent« eine hoch problematische Eltern-Kind-Beziehung.

47 »Parenting with Stories – Creating a foundation of attachment for parenting your child« (M. Nichols et al., 2002) aus Minnesota liegt leider nicht in Deutsch vor! So wie Helga Kernstock-Redl (2005) ein Anleitungsbuch für das Erstellen heilsamer Geschichten nach traumatischen Erfahrungen den Eltern an die Hand gegeben hat, bräuchten wir auch für die Bezugspersonen von KEF-Kindern eine »Fabulier-Hilfe«.

48 Thomas Hensel (2007), EMDR mit Kindern und Jugendlichen, S. 156 f.

danach zog die Mutter weg und war mit A. allein. Vor allem dieses halbe Jahr war von Deprivation und Verwahrlosung geprägt.

Vorinformation durch die Erzieherinnen:
A. sei äußerst still, nehme kaum Kontakt zu den anderen Kindern der Gruppe auf, sie vertrage den regelmäßigen Schichtwechsel schlecht und weine dann immer. Sie weint auch sonst leicht und spielt kaum, auch nicht allein. Sie lache nie, bewege sich wenig, halte den Kopf stets geneigt, rede kaum und nur unverständlich.

Meine Verhaltensbeobachtung:
A. steht unbeweglich und steif im Kinderzimmer, erblickt uns (Bezugspflegerin, Dolmetscherin und mich) sofort, beobachtet uns ununterbrochen mit gesenktem Kopf und dunklem Blick. Auf freundliche Zuwendung der vertrauten Heimmutter kommt kein Kontaktblick, keine Lächelreaktion. Auch nach einer halben Stunde hat sich A. immer noch nicht bewegt.

Meine Gegenübertragung/körperliche Resonanz während der Beobachtung:
Tieftraurig, Besorgnis und Misstrauen (uns Fremden gegenüber), Erstarrung, Atemblockade.

Vorläufige Diagnose:
Frühkindliche Depression nach Deprivation/Vereinsamung durch Mutter und anschließendem Trennungs- und Verlustschock.
Gewalttraumata unklar.

Interventionsplanung:

- Für Admiras körperlich spürbare Sicherheit sorgen in den Armen der Bezugspflegerin.
- Die in dem Kind gespürten Affekte auf ein Kuscheltier projizieren und zur Darstellung bringen.
- Die Bezugspflegerin anleiten, dem Kind ganz sanft in die Retterrolle für das Kuscheltier hineinzuhelfen.

Bindungsintervention:
Die Bezugspflegerin (B.) wird für eine Stunde vom Heim freigestellt für unsere Arbeit. Sie wird über den geplanten Ablauf informiert, wobei wir kein Manual abarbeiten werden, sondern uns von den Affekten des Kindes und deren Veränderungen leiten lassen werden.

Sie nimmt A. auf den Arm und betritt mit ihr einen ruhigen Raum, in dem ich (Th.) schon bin (und natürlich die Dolmetscherin). Sie setzt sich etwa 2 m von mir entfernt mit A. auf dem Schoß auf den Boden.

A. ist verspannt und beobachtet uns mit gesenktem Kopf.

B.: »Schau, Admira! Hier sind Dorothea und Riana. Du kennst sie nicht, aber ich kenne sie und weiß, dass sie lieb sind. – Aber schau nur, wen sie gefunden haben! Ein kleines Bärenmädchen!«

Th.: »Das kleine Bärenmädchen ist traurig – es ist ganz allein. Wo ist die Mama hin? – Die Bärenmama ist nicht da! – Das kleine Bärenmädchen weint.« Th. lässt dabei das Bärchen weit von A. entfernt suchend über den Boden gehen, lässt es schniefen und sich die Augen wischen.

»Vielleicht hat es einen Papa? – Aber es ist kein Bärenpapa da. Das kleine Bärenmädchen ist ganz allein. Es hat Angst vor den fremden Menschen, es ist schon ganz starr vor Angst.« Th. lässt das Bärchen nun stillstehen. »Es ruft nach seiner Mama: Mama, komm doch! – Aber die Mama ist nicht da. Das kleine Bärenmädchen weint. Es ist so voll Traurigkeit, dass es keine Kraft mehr hat.«

B.: »Admira, hast du das kleine Bärenmädchen gesehen?! Es ist ganz allein. Wollen wir es mal herrufen? Damit es nicht mehr allein ist?«

A.: Während der Geschichte haben sich alle Affekte im Gesicht des Kindes gespiegelt: Es lag an seine Bezugspflegerin gedrückt auf ihrem Schoß und beobachtete betroffen, aber völlig passiv und kraftlos das Bärchen. Insbesondere als es weinte, weiteten sich Admiras Augen entsetzt. Jetzt, als ihr angeboten wird, das Bärenmädchen in den Arm zu nehmen, es zu trösten, erweist sie sich als gänzlich überfordert. Ihr Körper zeigt ihre völlige Hilflosigkeit und Resignation, ihr Gesichtchen Hoffnungslosigkeit und Entsetzen.

B. überschreitet nun die Erstarrung: Sie streckt ihren Arm dem Bärchen freundlich entgegen und ruft es sanft.

Th. lässt das Bärchen aufhören zu weinen und lässt es aufblicken. Zögernd macht es ein paar Schrittchen auf die Stimme zu, plumpst dann aber wieder hoffnunglos auf den Po.

B.: »Admira, schau! Es traut sich nicht! Die arme Kleine. – Was machen wir da bloß? Wollen wir es noch mal rufen? Was meinst du?«

A. nickt zögernd.

B: »Bärenmädchen, du brauchst keine Angst zu haben, wir tun dir nichts! Du hast doch bestimmt Hunger. Wir haben zu essen für dich!«

Th. lässt das Bärchen aufblicken: »Ich habe so einen Hunger! Mir tut der Bauch weh!« Es krabbelt noch ein wenig weiter zu B's Hand hin und lässt sich aufnehmen.

B. holt das Bärchen nah zu sich und A. heran.

A. richtet sich im Schoß auf, neigt ihren Körper dem Bärchen zu.

B.: »Jetzt passen wir auf dich auf! Jetzt bist du nicht mehr allein!«

A. nimmt blitzschnell das Bärchen und zieht es fast krampfartig an sich. Ihr Gesichtchen ist plötzlich aufgeregt und fassungslos. Der Körper bekommt Kraft.

B. umarmt freudig A., die das Bärchen an sich presst, und ruft: »Schau, Admira! Wir haben ein Bärchen bekommen! Ist das nicht ein liebes Kind! Admira, willst du seine Mama sein?«

A. ist immer noch fassunglos und verwirrt, umschlingt aber das Bärchen noch heftiger und saugt die Freude ihrer Bezugspflegerin auf. Sie nickt.

In den Armen ihrer Bezugspflegerin beginnt sie nun, das Bärchen unter ihrer sanften Anleitung zu nähren und zu pflegen. Dabei beginnt sie zu sprechen und zu lächeln.

Th. und Dolmetscherin verabschieden sich von Admira, ihrer Bezugserzieherin und dem Bärchen, die nur kurz aufblicken und weiterspielen.

Späterer Bericht der Erzieherinnen:
Alle Erzieherinnen sind sehr aufgeregt und erzählen, dass A. ihnen überglücklich »ihr Kind« gezeigt habe und dabei immer wieder sagte: »Ich bin jetzt eine Mama!« Sie teilte auch den anderen Kindern ihr Glück mit. Als die Nachtpflegerin beim Gute-Nacht-Sagen A. nach dem ungewohnten Bärchen in ihren Armen fragte, sprudelte es aus ihr heraus: »Ich bin jetzt eine Mama! Das Bärchen hatte Hunger und Bauchschmerzen! Ich pass jetzt auf das Bärchen auf!«

Katamnese:
Dieser Umschwung erwies sich als stabil. Zehn Monate später, bei der Nachuntersuchung, erweist sich A. als ein sprechfreudiges, sozial sehr

kompetentes Kleinkind, das nach anfänglicher Scheu vor uns fremden Frauen vorsichtig, aber zielstrebig zu uns Kontakt aufnimmt und uns über die interessantesten Nachrichten aus ihrer Gruppe ins Bild setzt. Da sie zuvor Fieber hatte, darf sie nicht im Freien spielen, springt aber wie ein Fohlen im Spielzimmer umher. Einmal beobachte ich, wie sie der bedrückten und starren kleinen Lilia einen Kuss auf die Wange drückt.

Lilia, 1;4 Jahre

L. ist seit vier Monaten in unserem Heim. Davor lebte sie ein Jahr bei ihren Eltern, wo sie wegen starker Verwahrlosung herausgeholt worden ist.

Vorinformation durch die Erzieherinnen:
L. sei freudlos, ohne Kontaktaufnahme zu Erwachsenen und Kindern, keine Wörter, keinerlei Bindungsentwicklung. Sie wehre sich vehement dagegen, ins Bett gebracht zu werden, schreie und weine danach noch sehr lange.

Meine Beobachtung:
Als ich ihre Kindergruppe besuche, übersehe ich sie, vermutlich weil sie sich hinter anderen Kindern versteckt hält. Als ich sie bewusst ins Auge fasse, steht sie bewegungslos und stumm im Zimmer, stets leicht gesenkter Kopf, schwarzer Blick ins Nirgendwo, finstere Mimik.

Obwohl die inzwischen dreijährige Admira uns immer wieder von Lilia erzählt, kommt keinerlei Reaktion von ihr, obwohl sie nur drei Meter entfernt im Zimmer steht.

Als L. zum Mittagsschlaf ins Bett gebracht wird, weint und schreit sie, steht im Bett, beruhigt sich erst nach 20 Minuten, als sie dann zu dritt im Schlafraum sind und die anderen beiden einschlafen.

Meine Gegenübertragung/körperliche Resonanzen während der Beobachtung:
Angst (vor uns fremden Frauen), völlige Einsamkeit, Gefühl von schwarzer Leere in und um mich.

Interventionsplanung:
Lilianas Bezugspflegerin (B.) wird aus ihrer Freizeit für eine Stunde ins Heim geholt und über den Ablauf informiert. In einem ruhigen separaten Raum soll sie sich mit L. zunächst eingewöhnen, z. B. ein Körperspiel mit ihr machen.

Ich benutze diesmal Lilias Kuscheltier, das sie bei sich im Bett hat, das sie aber bisher ignoriert. Auf diesen Hasen werden die vermuteten Affekte des Kindes projiziert und zur Darstellung gebracht.

Ich setze diesmal die »Herz-zu-Herz-Position« ein, weil sie einen sehr leiblichen Zugang zur Bindungsentwicklung ermöglicht.

B. wird angeleitet, den entscheidenden Schritt aus L's Erstarrung und Ermattung heraus voranzugehen und zu einer Art »Mutter-Mantel« um L's Mütterlichkeit herum zu sein.

Bindungsbehandlung:
B. geht mit L. auf dem Arm in den separaten Raum und macht es sich dort mit ihr gemütlich. Sie beginnt mit ihr ein Körperspiel, auf das L. verhalten, aber immerhin überhaupt reagiert. Als ich nach einigen Minuten eintrete, erstarrt L. Obwohl sie direkt neben ihrer B. auf dem Sofa hockt, sucht sie keinerlei Nähe zu ihr, sondern starrt von ihr abgewandt auf den Boden.

B. nimmt nun L. sanft auf und legt sie sich aufs Herz. Sie spricht zu ihr:

»Jetzt sind fremde Frauen hereingekommen. Das sind Dorothea und Rijana. Ich kenn sie gut und weiß, dass sie lieb sind. Und ich pass ganz gut auf dich auf! Dir kann nichts passieren, weil ich auf dich aufpasse.« Dabei streichelt sie beruhigend L's Rücken und »webt« die Kleine in ihren Stimmklang ein. Erst am Ende der sich wiederholenden Sätze entspannt sich L. und sinkt mehr in B. hinein. Sie legt ihr Köpfchen ab, und der Herz-zu-Herz-Kontakt stellt sich erst jetzt richtig ein: L. verliert mehr und mehr von ihrer Anspannung, bis sie schließlich sogar kraftlos wird.

Als L. fast eingeschlafen ist, bewege ich mich, wodurch sie sofort wieder aufwacht und sich nach mir umdreht. Nun aber schaut sie mich offen und erstaunt an. Ich stehe auf und gehe in die entfernteste Ecke, die sie aber gut in der Herz-zu-Herz-Position beobachten kann. Sie entspannt sich tatsächlich wieder und schaut mir zu, wie ich ihren Bett-Hasen auf den Boden setze und von ihm abrücke.

Th.: »Hier sitzt ein Häschen und ist ganz allein. Es hat seine liebe Freundin verloren und hat Angst. Es schaut und schaut, aber es kommen nur fremde Leute. Das Häschen hat vor den fremden Leuten Angst. Es sucht nach seiner Freundin.« Ich lasse das Häschen nun im Zimmer unschlüssig herumsuchen, bis es etwa einen Meter vor L. ankommt und dort sitzen bleibt. Ich selbst ziehe mich in meine Ecke zurück.

L. hat die ganze Zeit vollkommen passiv und erschlafft an B. gelehnt und das Häschen beobachtet. Erst als ich wieder »sicher verstaut« in meiner alten Ecke sitze, bewegt sie sich. Sie streckt ihre Hand nach dem Häschen aus.

B. hatte während der Suche des Häschens mehrfach leise gesagt: »Das arme Häschen! Es ist ja so allein!« Jetzt nimmt sie das Häschen sanft auf und gibt es L. in die ausgestreckte Hand: »Ich glaube, jetzt passe ich auf euch beide ganz gut auf!« L. legt sich in die Herz-zu-Herz-Haltung zurück und drückt das Häschen an ihr Gesicht.

B. hat jetzt ihre Arme um beide warm und sicher geschlossen. Nach einer kleinen Weile beginnen beide vorsichtig mit dem Häschen zu spielen.

Th.: Als ich merke, dass L. sowohl den »Mutter-Mantel« von B. als auch das Häschen als Identifikationsfigur für ihren Kummer innerlich angenommen hat, verabschieden wir uns von beiden und verlassen den Raum. Im Spielzimmer der Gruppe bereite ich die diensthabende Erzieherin darauf vor, dass, wenn B. Lilia bringt, sie sie bitte auf den Arm nehmen soll, mit ihr gemeinsam B. verabschiedet, L. tröstet und ihr erzählt, wann B. wieder kommt und wer jetzt für sie da ist.

Lilia zeigt ihrer Erzieherin das Häschen und spielt mit ihm Baby. Das Hasenkind bleibt nun den ganzen restlichen Tag dicht bei ihr, und das Schlafengehen verläuft ganz unproblematisch: Lilia fühlt sich nicht mehr verlassen.

Katamnese (zwei Monate später):
Das Einschlafen blieb weiterhin unproblematisch. L. hat während der folgenden zehn Tage nach der Intervention jeden Tag eine erneute spielerische Einführung durch ihre Erzieherinnen in das Mama-Baby-Spiel bekommen. Von Tag zu Tag gelang es ihr besser, bis sie schließlich das Häschen als festen Bestandteil ihres Lebens aufnahm und es auch vor den anderen Kindern verteidigte. Sie ist seit diesen Tagen immer fröhlicher geworden und begann ihre Betreuerinnen und manche Kinder

anzulachen und die Ärmchen auszustrecken, wenn sie angesprochen wird. Sie begann ihre ersten Worte zu sprechen: Sie sagt »Mama« und »Tante« zu ihren Betreuerinnen.

Sabachudin, 1;6 Jahre

Anamnese:

S. ist eines der »vergessenen Kinder von Bihac«, für die das Kinderheim gebaut worden ist: von der Mutter nach der Geburt im Krankenhaus zurückgelassen. Sein Glück war, dass es Dom Duga damals schon seit zwei Jahren gab und die Ämter mittlerweile in diesen Fällen schnell reagierten. Schon nach zwei Wochen wurde er in Dom Duga in die Säuglingsgruppe aufgenommen und entwickelte sich sehr gut. Sein Pech war aber, dass er mit Sichelfüßchen auf die Welt gekommen war. Mit acht Monaten war klar, dass er sie so nie würde belasten können, sodass die Ärzte eine Operation in Sarajewo (5 Autostunden entfernt von Dom Duga) für unvermeidbar erklärten. In Sarajewo aber entschieden sich die Ärzte gegen eine Operation und für eine schonende Heilmethode, nämlich die Füße des Kindes durch Bandagen umzuformen. Dafür allerdings musste der kleine Kerl auf der Station des Kinderkrankenhauses in Sarajewo bleiben, und aus dem anfangs geplanten 10-tägigen Aufenthalt wurden vier Monate! Obwohl ihm also keine Schmerzen zugefügt wurden und er der Liebling der Station war, von allen verhätschelt und umsorgt, hatte er nun vollkommen seinen Bezug und Halt verloren. Als er zurückkam, waren alle überglücklich, wie schön er laufen konnte – aber er rannte unablässig auf dem ganzen Gelände umher, ließ sich auf keinen Erwachsenen, auf kein Kind und auf keinen Gegenstand länger als Sekunden ein – höchstens, dass er mal für kurze Zeit aus der Ferne Kinder beim Spielen oder Erzieherinnen bei der Pflege anderer Kinder beobachtete. An diesem hyperaktiven Zustand der völligen Bindungslosigkeit des stets gut gelaunten Kindes änderte sich in den folgenden Monaten gar nichts.

Beobachtung:

S. ist ein freundlich wirkendes Kind, das man gerne ansieht. Merkwürdigerweise schaut er zwar oft zu uns her – ohne irgendeine Scheu vor uns fremden Frauen zu zeigen, aber sein Blick gleitet an unserem Blick ohne Innehalten vorbei. Auch in den Pflegephasen mit seiner Bezugspflegerin, die an sich zunächst völlig normal wirken in ihren Interaktionen von Erwachsenem und Kind (die sehr geruhsamen, persönlichen und entwicklungs- und bindungspsychologisch gestalteten Pflegephasen sind die hauptsächlichen Bindungsschöpfer zwischen der Erzieherin und dem jeweiligen Kind), fällt erst bei genauerem Hinsehen auf, dass er sich nicht auf ihren Blick einlässt, sondern knapp an ihren Pupillen vorbeischaut.

In der Kindergruppe nimmt er mit jedem und niemandem Kontakt auf, genauso mit den Spielsachen, die er alle aufsucht, berührt oder in die Hand nimmt, mit sich nimmt und bald irgendwo fallen lässt.

Interventionsplanung:
S. wird sich vermutlich nicht auf ein Kuscheltier oder einen Gegenstand einlassen können, um seine Affekte hineinprojizieren zu können. Deswegen wird für ihn nur die direkte Beziehung zu seiner Bezugserzieherin Sandra als einziger Ort der Entwicklung übrig bleiben.

Sein automatisiertes Verhalten (ständiges Aufsuchen und Verlassen und neues Aufsuchen) als Kompromiss von Affektregulierung (Aktivität unterdrückt Verlassenheitsgefühle) und Überlebensstrategie (von allen freundlichen Frauen im Krankenhaus von Sarajewo bekam er eine schnelle Zärtlichkeit und etwas in die Hand) muss unterbrochen werden, um an seine tieferen Affekte zu kommen.

Wenn er von B. vom Außenspielgelände weggeholt und in den separaten Raum gebracht wird, wird er vermutlich unglücklich und wütend werden. Damit ergibt sich ein Ansatzpunkt, ihn in seinem Unglück zu halten und zu begleiten.

B. wird darauf vorbereitet, etwas sehr »Unnettes« mit S. zu machen, seine Wut etc. zu akzeptieren und ihn dabei an ihrem Körper zu halten, sodass er weder sich noch ihr wehtun kann. Sie soll ihn nicht beruhigen oder ablenken, sondern ihn in seiner Aufgewühltheit begleiten und bewahren, bis er sich auf das Hier und Jetzt und sie als Menschen einlassen und sich ihr anvertrauen kann. Diese relativ sanfte Umgangsweise mit einer durch Unterbrechung von Automatismen bewusst herbeigeführten kindlichen Gefühlskrise mit dem Ziel des Bindungsaufbaus entspricht in etwa der leider sehr unbekannt gebliebenen Spätentwicklung der Festhaltetherapie nach Prekop.

Intervention:
B. ruft im Garten nach Sabahudin, der zunächst nicht reagiert. Sie fängt ihn dann ein, nimmt ihn auf den Arm und trägt ihn ins Haus.

S. ist zunächst verdutzt, reagiert dann beunruhigt, zeigt deutlich mit seinem Körper, dass er wieder hinauswill. Im Zimmer macht er sich los und rennt zum Fenster, um nach den Kindern im Garten zu sehen.

B. holt ihn vom Fenster weg, setzt sich mit ihm auf den Boden und nimmt ihn sich auf den Schoß.

S. beginnt zu schreien, er wird wütend und beginnt mit den Füßen zu treten und mit den Fäusten auf B. einzuschlagen.

B. nimmt S. in die Herz-zu-Herz-Position und hält ihn so fest, dass er ihr nicht mehr wehtun kann.

Th. sitzt gut zwei Meter entfernt auf dem Boden: »Sabahudin ist so wütend! Er möchte doch raus zu den Kindern! Er möchte doch laufen und laufen und laufen! Er ist wirklich wütend auf seine Sandra! Sandra hält ihn ganz fest und er kann nicht laufen. Alle sind draußen, nur Sabahudin ist allein. Allein in diesem fremden Zimmer.«

S's Schreien und Kämpfen verändert sich nach fast fünf Minuten (was sich wie eine Ewigkeit anfühlt!), er wird verzweifelt, er weint voll Anklage.

Th.: »Es ist wirklich schrecklich, so allein zu sein. Sabahudin hat doch die Kinder so lieb. Und hatte doch Bachra (seine Bezugserzieherin in der Säuglingsgruppe) so lieb. Wo sind sie nur hin!?«

S. verliert zusehens an Kraft, ist erschöpft und zugleich innerlich im Hier und Jetzt angekommen. Er schmiegt sich an B. und weint, er dreht sich an ihrem Bauch wie ein Fötus zusammen, mit seinem Kopf an ihrem Herzen.

Th.: »Der kleine Sabahudin braucht doch seine Bachra! Er ist so traurig – und so klein!«

B. streichelt und flüstert mit ihm: »Ich bin so froh, dass du wieder da bist, Sabahudin! Wir geben dich nicht mehr weg! Ich passe ganz gut auf dich auf! Und Bachra ist nebenan, die gehen wir besuchen.

Ich bin so froh, dass du so schön rennen kannst! Das haben die Leute im Krankenhaus toll gemacht. Und ich bin so froh, dass du wieder da bist! Wir haben so lange auf dich gewartet!«

S. hat sich mittlerweile geöffnet, liegt in B's Armen, lauscht auf ihre Worte, beobachtet ihren Mund, greift nach ihm sanft und schaut ihr schließlich in die Augen.

B. beginnt ein sanftes Körperspiel mit S., auf das er gerne eingeht.

Th. verabschiedet sich leise und geht. Sie bereitet die diensthabende Erzieherin darauf vor, dass B. bald S. bringen wird, um dann nach Hause zu gehen. Sie möge bitte S. auf den Arm nehmen, sich gemeinsam mit ihm von B. verabschieden, seine Gefühle zulassen und dann ihn trösten.

B. bringt S. in den Garten, er hat seine Ärmchen um ihren Hals geschlungen und ist glücklich.

B: »Sabahudin, jetzt muss ich leider nach Hause gehen. Ich wohne ja nicht hier. Aber jetzt passt Nasra gut auf dich auf und ich bin morgen wieder da.« Sie gibt S. Nasra in den Arm, der aber ihren Hals nicht loslassen will. Nasra nimmt ihn mit, und sie begleiten B. zum Gartentor.

S. merkt, dass B. wirklich gehen wird, und beginnt jämmerlich zu weinen, er streckt die Arme nach ihr aus, aber B. gibt ihm einen Kuss und geht.

Nasra hält ihn auf dem Arm, lässt ihn ein Weilchen weinen und streichelt ihn, summt ihm ein Lied vor. Nach einem Weilchen fragt sie ihn, ob sie jetzt nach den Kindern schauen wollen.

S. schaut ganz verdutzt auf und nickt. Aber es stellt sich heraus, dass er nicht rennen will. Er will auf Nasras Schoß sitzen bleiben und den Kindern beim Spielen zusehen! Die Kinder laufen immer wieder zu ihm hin und streicheln ihn oder wollen mit ihm spielen. Aber S. bleibt bei Nasra und freut sich an allem.

Katamnese:
Mit diesem Tag ist Sabahudin ein sehr zärtliches und glückliches Kind geworden. Sandra und Bachra hat er sehr ins Herz geschlossen, und er begann, mit anderen Kindern zu spielen. Seine Hyperaktivität ist schlagartig völlig verschwunden!

Zwei Jahr später wurde er adoptiert. Seine neuen Eltern durchliefen das ganze Dom-Duga-Anbahnungsprogramm, das den Kindern den Bruch in ihrem Leben sehr erleichtert. Als er mit seinen Eltern das Heim verließ, flossen bei allen viele Tränen, aber nach allem, was wir wissen, hat er sich gut auf seine neuen Eltern eingestellt, und es geht ihnen gut miteinander.

1.2 Therapie von Bindungsschäden bei älteren Kindern

1.2.1 Dyadentherapie mit der »Baut-dem-Kind!«-Instruktion

Stefan ist ein achtjähriges Pflegekind, das mit zwei Jahren als alleiniges Kind von seinen Pflegeeltern aufgenommen worden ist. Zuvor hatte er bei seiner leiblichen Mutter gelebt, von der er mit 1;4 Jahren wegen Verwahrlosung weggenommen worden war. Unter anderem hatte die Mutter ihn häufig über Nacht und schließlich tagelang allein in der Wohnung eingesperrt. Er wurde für ein dreiviertel Jahr zu einer Bereitschaftspflegerin gegeben und kam danach zu seinen jetzigen Pflegeeltern.

Symptomatik bei Therapieanmeldung:
Erster Kontakt mit dem Kind: Stefan kommandiert seine Pflegemutter, dass sie mit in den Therapieraum zu gehen habe. Nachdem sich beide etwas umgeschaut haben, gebe ich ihnen die Aufgabe der »Baut-dem Kind!«-Instruktion (s. Manual im Anhang), die eine Variante der »Baudir!«-Instruktion ist, wie sie an anderer Stelle (Weinberg, 2005) schon vorgestellt worden ist. Die »Baut-dem-Kind!«-Instruktion richtet sich an Kind und Elternteil gemeinsam, zielt aber bewusst nicht auf eine gemeinsame Behausung ab:

»Baut bitte hier in diesem Zimmer einen Platz, an dem sich der Stefan so richtig gemütlich und geborgen fühlen kann.«

Stefan geht sehr engagiert an die Arbeit, macht alles allein, schleppt selbst die schwersten Polster heran und wuchtet sie um- und aufeinander. Seine Pflegemutter würde zwar gerne helfen, steht aber am Rand und kann nur zuschauen, weil ihre Aktivität und ihre Vorschläge alle nicht erwünscht sind. Auch die weiteren Instruktionen zum schlecht werdenden Wetter setzt Stefan allein um und hat schließlich einen tollen und sicheren Bau erstellt, in dem er es sich gemütlich macht – natürlich allein.

Ich rege an, auch seiner Mutter, die er mit ihrem Vornamen Ursula anspricht, eine Rolle zu geben, was ihm schwerfällt. Meinen Vorschlag, dass die Ursula eine Nachbarin spielen könnte, findet Stefan großartig, während die Pflegemutter nicht so glücklich damit ist: Sie hätte sich mehr Nähe gewünscht. Trotzdem macht sie mit und baut sich ein Haus als Nachbarin in Stefans Nähe.

Da der Junge von ganz allein eine sichere Konstruktion erstellt hat, gehe ich zur »Bösen-Leute«-Instruktion über: »Stellt euch vor, in der Nähe würden sich ein paar böse Leute herumtreiben!« Ich nehme von den Handpuppen die Hexe und den Räuber und lasse sie in der entfernten Ecke des Zimmers herumschleichen. Sie tuscheln über das schöne Haus, in dem es bestimmt Reichtümer zu klauen gäbe. Obwohl sie sich direkt im Blickfeld der Mutter befinden, reagiert sie nicht. Erst als sie sich direkt vor den Häusern aufhalten, spricht die Mutter/Nachbarin die beiden an, spricht höflich mit ihnen, versucht sie auszuhorchen. Stefan unterbricht und ruft: »Die Räuber würden jetzt bei mir einbrechen!« Damit beginnt ein posttraumatisches Spiel, in dem die Übergriffe der Bösen von ihm zurückgekämpft werden, aber doch immer wieder von Neuem gestartet werden – sie sind letztlich unbesiegbar. Damit wechsle ich auf die erste Realitätsebene (s. 2.2.2) und sage:

»Ich sehe, wie tapfer du kämpfst, Stefan. Und ich frage mich, wer du denn hier in unserem Spiel wohl sein könntest. Wer könnte so ein prächtiges und starkes Haus gebaut haben und es verteidigen?« Stefan entscheidet sich für den Filmstar »Rambo«. »Okay«, sage ich, »ich merke also, dass Rambo nicht nur berühmt, sondern tatsächlich sehr tapfer ist. Und stark! Die Bösen sind aber auch mächtig, sodass sie nach jeder Niederlage doch wieder von vorne anfangen. In so einer Lage ist es gut, wenn man nicht allein ist, dass die Nachbarschaft zusammenhält und die Räuber endgültig fertigmacht!« Damit nicke ich der Pflegemutter aufmunternd zu und erlebe damit einen völlig anderen Verlauf: Sie stellt sich vor die Räuber hin, beschimpft sie und droht ihnen mit einem Knüppel. Die Räuber reagieren verdattert: Sie laufen weg und flüstern miteinander: »Was ist denn jetzt los, die war doch immer so harmlos!« »Ja, genau, die werden wir schon noch übern Tisch ziehen – wir machen einfach auf Mitleid!« Die Hexe nähert sich der Nachbarin, klagt und jammert über eine Schnittwunde, während der Räuber sich zu Rambos Haus schleichen will. Da platzt der Nachbarin der Kragen, sie wird wütend und packt die beiden am Schlafittchen: »Jetzt halte ich euch aber fest, bis die Polizei kommt! Rambo!! Ruf mal ganz schnell die Polizei an, ich hab schon wieder die Bösewichter vor deinem Haus erwischt!« Stefan kann sich dieser Spielanweisung seiner Mutter plötzlich beugen, telefoniert und läuft dann hinaus zu seiner Mutter. Er ruft: »Ich will die Polizei sein!« und wirft gemeinsam mit seiner Mutter nach diesem Rollenwechsel die Bösen ins Gefängnis, die sich natürlich kräftig, aber erfolglos wehren.

In der nächsten Stunde geht das Spiel weiter. Diesmal aber möchte Stefan, dass sie sich beide ein großes gemeinsames Haus bauen. Er kann die Ideen seiner Pflegemutter annehmen und bittet sie zuweilen um Hilfe. Sie schlüpfen gemeinsam hinein und statten ihr Haus sehr gemütlich aus.

Erst nach fünf Monaten sehe ich Stefan wieder: Man spürt, dass er nun auch innerlich bei seinen Pflegeeltern angekommen ist. Er will sie beide nicht gehen lassen, fasst sie an den Händen und geht mit ihnen ins Gesprächszimmer. Die Eltern berichten, dass die schweren Angstsymptome ganz verschwunden sind und er sich ihnen gegenüber geöffnet habe. Zu unserer völligen Überraschung beginnt der Achtjährige wie eine Quelle das innere Erleben eines früh traumatisierten Kindes hinauszusprudeln:

S. »Manchmal bleibe ich mitten in einer Bewegung stehen und bin dann ganz anders. Das dauert bestimmt nicht lange, aber es ist doch komisch.«

Pflegemutter: »Ja, das ist mir auch schon aufgefallen. Zum Beispiel, wenn du Tisch deckst.«

Th.: »Wenn du dann so starr wirst, was passiert dann in dir?«

S.: »Dann denke ich, dass sie jetzt bestimmt ihre Maske fallen lassen werden. Jetzt wird sich zeigen, dass sie in Wirklichkeit böse Diebe sind.«

Th.: »Du hast ein Misstrauen in dir, dass sie in Wirklichkeit gar nicht die sind, für die sie sich ausgeben. Dass sie womöglich böse sind.«

S. nickt stumm. Seine Pflegeeltern sind entgeistert.

Th.: »Und wenn du dir jetzt Ursula und Martin anschaust, was glaubst du jetzt?«

S.: »Ich glaube, dass das gar nicht stimmt! Aber es kommt so!«

Th.: »Kann es vielleicht sein, dass dieses Misstrauen nichts mit Ursula und Martin zu tun hat, sondern mit deiner früheren Zeit bei der Mami?«

S. schaut mich lange nachdenklich an.

Th.: »Könnte es sein, dass du manchmal in deinem Leben gedacht hast, dass du das jetzt nicht überleben wirst?«

S. seufzt auf: »Oh ja! Schon ganz oft! Wenn ich aus dem Fenster geschaut habe bei der Mami. Ich hab versucht, sie draußen zu entdecken. Aber ich habe nur Wände gesehen. – Weißt du, wie Hundefutter schmeckt? Eigentlich ganz gut. Aber es war schwer ranzukommen. Ich musste immer höllisch aufpassen.«

S. wurde inzwischen von seiner Pflegemutter auf den Schoß genommen und lehnte sich an sie an. In dieser Stunde erzählt er noch viel von früher.

...

Die Pflegeeltern waren vollständig überrascht: Darüber hatte Stefan mit ihnen noch nie gesprochen.

Auch ich war sprachlos: Ich hatte noch nie erlebt, dass ein Kind sein traumabedingtes Erleben so verbalisieren kann.

Im darauffolgenden Elterngespräch schildern die Eltern, dass ihr Kind nach den fünf Monate zurückliegenden »Baut-dem-Kind«-Stunden nicht nur seine Ängste verloren hatte, sondern auch »butterweich« geworden sei: Er kuschle sich an sie, nehme ihre Führung und ihren Schutz an und sie spürten jetzt große Vertrautheit miteinander.

1.2.2 Auflösung einer traumatischen Bindung mithilfe der expliziten Arbeit mit Spaltungen

Petra ist das Mädchen, das schon 2005 in meinem Buch »Traumatherapie mit Kindern« vorgestellt wurde: Ein Kind mit unfassbar tiefer traumatischer Bindung an den Vater und einer unfassbar schweren Bindungsstörung mit der Mutter. Der Therapieverlauf mit dem Kleinkind (Weinberg, 2005, S. 54 f. und 224 ff.) wird hier vorausgesetzt. Wenn Vater und Tochter bei den Besuchswochenenden zusammen waren, öffneten sich laut Mutter die Himmel, und die beiden entschwebten in eine Welt der Euphorie, Ekstase und Verschmelzung. War sie dann wieder zu Hause, verhielt sie sich tagelang hochnäsig, kalt und herablassend zur Mutter und ließ sich von ihr nichts sagen. Erst im Zuge der Therapie mit der Dreijährigen und ihrer Mutter entstand ein partiell positives Verhältnis, weil die Kleine entdeckte, dass sie unbedingt ihre Mutter brauchte, um die abendlichen Monster aus ihrem Bett zu vertreiben, und sie so besser einschlafen konnte. Im Laufe der Jahre musste die Mutter immer um ein zumindest normales Erziehungsverhältnis kämpfen – nie aber stellten sich Nähe, Zärtlichkeit und Anvertrauen als fester Teil der Mutter-Kind-Beziehung ein. Und dies war schon ein enormer Fortschritt im Vergleich zum Zustand zu Beginn der Therapie: Dieser Winzling hatte seine Mutter verachtet, gehasst, beherrscht, war dauerhaft gestresst und verspannt – und von exzessiven Ängsten geschüttelt. Während ich die selbst schwer traumatisierte Mutter zur Eigentherapie zu einer Traumatherapeutin schickte, beide zusätzlich klassisch-homöopathisch behandeln ließ und dem Kind das gesamte Repertoire der traumabezogenen Spieltherapie angedeihen ließ, besserte sich die Situation der beiden deutlich. Aber sie löste sich nie! Denn familiengerichtlich und gutachterlich wurde das Recht des Vaters auf Umgang festgelegt – trotz meiner eindeutigen schriftlichen und mündlichen Stellungnahmen – aber ganz im Sinne der damals Fünfjährigen, die lauthals und genau so eindeutig die Besuche bei ihrem Vater vor dem Richter und der Gutachterin eingefordert hatte. Aber was wir erreichen konnten, war, dass die Sicherheit des Kindes lückenlos kontrolliert werden musste: keine Besuche über Nacht und während der sechs Stunden Umgang lückenlose Anwesenheit der neuen Lebensgefährtin des Vaters. Diese Sicherheitsmaßnahmen wurden tatsächlich auch von Petra eingefordert, da sie ein deutliches mit dem Vater assoziiertes Bedrohungsgefühl in seiner Anwesenheit und in ihren Angstanfällen und Albträumen spürte. Dieser traumapsychologisch irrsinnige und unter dem Gesichtspunkt des Kinderschutzes inakzeptable Balanceakt wurde knapp drei Jahre lang durchgezogen. In dieser Zeit pausierte die Therapie, und Petra kam nur alle vier bis sechs Monate zu mir für zwei oder drei Stunden, um wieder aus der Übererregung herauszukommen und sich wieder von der Mutter erziehen lassen zu können. Dies waren überwiegend personzentrierte Spieltherapiestunden.

Mit acht Jahren stürzte das Kind bei seinem Balanceakt ab: Nach einem Besuch beim Vater, den sie im Freibad verbrachten, kehrten schwallartig die schweren Angstzustände tags und nachts zurück. Als ich das Kind zwei Monate später wieder sah, waren Mutter und Tochter kurz vor einem Nervenzusammenbruch, denn sie hatten beide seit Wochen nicht mehr schlafen können. Petra gestand, dass bei diesem Freibadbesuch etwas schiefgelaufen sei: Die Lebensgefährtin sei zur Toilette gegangen und länger weggeblieben als sonst. Auf meine Nachfragen hin rückte sie damit heraus, dass der Vater sie »so komisch angeguckt« habe. Nach weiteren Nachfragen kommt: »So schmierig, so eklig!« Durch diese sexualisierte und begehrliche Taxierung der Tochter geriet eine ganze Kaskade von bis dahin fest weggepackten Gefühlen und Erinnerungen ins Rutschen und begruben Petra unter sich – Horrorvisionen, Todesängste, sexuelle Bilder, in denen der Vater die Hauptrolle spielte und sie sein Opfer war – und nirgends, nirgends war die Mutter. Ich erklärte ihr, dass ich ihr jetzt nur noch helfen könne, wenn sie den Vater eine längere Zeit nicht mehr sehe. Petra wurde sehr böse auf mich, sie beschimpfte mich und schleuderte mir ins Gesicht: »Dann komme ich eben nie wieder zu dir!« Ich bestätigte ihr, dass das tatsächlich ihre Entscheidung sei, aber dass, wenn sie es sich doch anders überlegen sollte, sie sofort zur Therapie kommen könne. Schäumend vor Aufgebrachtheit verließ sie die Sitzung vorzeitig. Nach zwei Wochen fand ich auf dem Anrufbeantworter die Nachricht, dass Petra nun doch kommen wolle. Als sie bei mir sitzt, ist sie von der Schlaflosigkeit erschöpft, geknickt und unglücklich – sie liebe ihren Papa doch über alles, aber sie könne die schrecklichen Bilder nicht beherrschen. Deswegen gäbe sie jetzt klein bei – »aber nur für vier Monate!!« ruft sie vorwurfsvoll. Sofort beginnen wir mit der Arbeit:

Zuerst die explizite Arbeit mit Spaltungen (s. auch Abschnitt II. 2.5.1, S. 146 und Manual im Anhang), eine Woche später die explizite Rekonstruktion und Überwindung von Traumabildern (II. 2.5.3, S. 148 und Manual im Anhang). Hier soll der bindungstherapeutische Durchbruch mittels eines traumatherapeutischen Verfahrens geschildert werden, nämlich der expliziten Arbeit mit Spaltungen:

Th.: »Ich möchte heute mit dir die verschiedenen Seiten bei deinem Papa anschauen. Du weißt ja, dass jeder Mensch nette und weniger nette Seiten hat. Zum Beispiel gilt das auch für mich, du weißt ja, welchen Druck ich dir vor drei Wochen gemacht habe.« (Petra nickt empört) »Schau, man kann die positiven Seiten auf einen Stuhl sammeln, indem man für alles, was du am Papa magst, einen Gegenstand aussuchst und auf den Stuhl legst. Und dasselbe kann man für die Seiten machen, die du nicht am Papa magst. Mit welchem Stuhl willst du anfangen, mit dem positiven oder dem negativen?« (Bitte nie von »bösen Seiten« oder vom »bösen Stuhl« sprechen!) Th. hat zwei Stühle nebeneinandergestellt.

P.: »Dem guten.«

Th.: »Okay, was magst du am Papa so gerne?«

P. (in merkwürdig affektiertem Ton): »Wenn ich beim Papa bin, dann erfüllt er mir jeden Wunsch!! Ich muss nur hinschauen und schon kauft er es mir!! So wichtig bin ich ihm!!!«

Th.: »Okay, welchen Gegenstand kannst du dafür auf den Stuhl legen?«

P. sucht sich einen weißen Kuschelbären und legt ihn hin.

Th.: »Gut, was gehört noch auf diesen Stuhl?«

P.: »Mein Papa komponiert sogar Musik für mich! Er ist ein Künstler und er hat extra für mich CD's eingespielt!!!«

Th.: »Okay, was suchst du dir für seine Musik aus?«

P. findet eine CD. Dann erregt: »Für meinen Papa bin ich die Prinzessin! Er macht alles für mich, wenn ich bei ihm bin!!!«

Th.: »Okay, was kannst du dafür nehmen, um zu zeigen, dass dein Papa alles für dich macht?«

P. wählt die Handpuppen-Prinzessin und legt sie zu den anderen Gegenständen auf den positiven Stuhl. Sie findet in dieser Weise noch einige andere Gegenstände, bis sie zufrieden ist mit diesem Stuhl.

Th.: »Okay, jetzt schauen wir mal zu dem anderen Stuhl. Welche Seiten gefallen dir denn nicht so gut am Papa?«

P.: »Diese Träume, in denen er vorkommt! Das ist so schrecklich!!«

Th.: »Okay, was willst du für die Träume nehmen?«

P. entkleidet die Babypuppe und stellt sie nackt kopfüber auf den Stuhl: »So was kommt da vor.«

Th.: »Okay, die Babypuppe steht für die Träume. Was magst du sonst nicht am Papa?«

P.: »So, wie er mich im Bad angeschaut hat – so scheußlich.« Sie schaut sich um und findet nichts Passendes. »Vielleicht kann ich es malen.« Sie malt ein Augenpaar und legt es auf den Stuhl.

Th.: »Gut, das Augenpaar steht für den scheußlichen Blick. Gibt es sonst noch etwas, was auf diesen Stuhl gehört?«

L. denkt etwas länger nach, aber ihr fällt nichts mehr ein.

Th. wiederholt noch einmal alle Symbole und ihre Bedeutungen.

Th.: »Jetzt stellen wir uns mal etwas weiter weg von den Stühlen und schauen sie uns von außen an. Wenn du sie so betrachtest, was meinst du, wie weit gehören die beiden Seiten zusammen – oder gehören sie irgendwie gar nicht zusammen, so als ob es zwei verschiedene Personen wären?«

P.: »Die gehören ganz nah zusammen.«

Th. (sehr überrascht über diese ungewöhnliche Antwort, s. 2.2.4.1): »Dann ordne die beiden Stühle mal so an, dass man gut sehen kann, wie nah sie sich sind.«

P. setzt den positiven Stuhl auf den negativen drauf, sodass das Augenbild und die auf den Kopf gestellte nackte Babypuppe verdeckt werden: »Das Schöne ist nur dafür da, um mich anzulocken.«

Wir beide sind schockiert über diese spontane Bemerkung und die tiefe Wahrheit, die darin liegt.

Th.: »Boah Petra, damit hätte ich jetzt nie gerechnet, aber ich glaube, du hast vollkommen recht. Was möchtest du jetzt am liebsten mit den beiden Stühlen machen? Was wollen deine Muskeln tun und was würden dein Bauch und dein Herz jetzt am allerliebsten erleben?«

L.: »Ich will alles kaputt machen, alles zerschlagen – und dann zum Fenster raus damit!«

Th.: »Okay, das machen wir jetzt auch. Es darf bloß nichts bis auf das Bild dabei kaputt gehen, aber das passiert ja auch nicht beim Treten und Schlagen gegen die Sitzpolster. Richtig zum Fenster können wir es auch nicht schmeißen, aber wir bauen uns hier im Zimmer mit den Baupolstern eine Wand und ein Fenster, durch das wir das dann alles schmeißen können. Aber es gibt noch etwas, was ich dir erzählen will: Wir brauchen nämlich noch einen dritten Stuhl für das wirklich Gute bei dem Papa. Hast du eine Idee, was das wirklich Gute ist?«

P. nach längerem Grübeln: »Nee – eigentlich ist er gar nicht lieb. Ich hab das bloß immer nur gedacht.«

Th.: »Ja, da hast du wohl recht. Aber trotzdem hat er der Mama seinen Samen gegeben, damit sie ein Baby bekommen konnte. Auf dieses Baby hat sie sich wahnsinnig gefreut, und das warst du!«

P. schaut mich ganz verblüfft an.

Th.: »Und als Zeichen für diesen guten Samen nehme ich jetzt einmal diesen winzigen gelben Spielchip. Den sollten wir jetzt in Sicherheit bringen, dass es ihm ganz gut geht. Wo willst du ihn hier aufheben?«

P. nimmt sich als Aufpasser einen großen dicken Bären, setzt ihn auf die Hochfläche und legt ihm den Spielchip in die Hand.

Th.: Okay, Petra, jetzt treten wir noch einmal zurück und schauen uns alles aus der Entfernung an. Was will dein Körper jetzt am liebsten machen?«

P. schmeißt sich rückhaltlos auf ihre Installation, in der sie die Intrige und den Verrat gegen sich ausgedrückt hat, reagiert sich kräftig ab, zerreißt dabei auch das Augenbild in kleinste Fetzen. Aber den dritten Ort auf der Hochfläche lässt sie intakt.

Th.: »Okay, jetzt hast du all das Schlimme kaputt gemacht und weggeschmissen. Wie geht es dir jetzt, wie fühlt sich dein Körper jetzt an?«

P.: »Jetzt bin ich viel leichter. Und ich kann wieder atmen.«

Beim gemeinsamen Aufräumen können wir zusammen lachen und uns allmählich wieder in der äußeren Realität verorten. Nur den dicken Bären mit dem Spielchip in der Pfote lassen wir unbehelligt auf der Hochfläche sitzen.

In der nächsten Woche kommen Mutter und Tochter strahlend gemeinsam in die Stunde.

Mutter: »Mit uns ist alles neu geworden. Es ist, als hätte ich ein Baby bekommen. Es ist so, als wäre Petra endlich zu mir gekommen.«

Petra kuschelt sich an ihre Mutter, reibt ihre Nase an ihrem Körper: »Am liebsten wäre ich noch mal Mamas Baby.«

Th.: »Du bist zwar jetzt schon acht Jahre, Petra – aber ich finde, ihr könnt trotzdem noch mal ganz von vorne anfangen. Und wenn ihr es beide wollt und es gerade mal Zeit dafür gibt, warum könnt ihr dann nicht einfach ›Mama und Baby‹ spielen? Solange Hausaufgaben, Zimmer aufräumen usw. danach wieder klappen – warum solltet ihr es dann nicht genießen?!«

Katamnese:
Petra hat den Kontakt zu ihrem Vater abgebrochen. Aufgrund ihres Alters und ihrer Eindeutigkeit wird das Familiengericht sie auch nicht mehr zwingen können.

Mutter und Kind erleben das Glück auf Erden.

Natürlich wird es nicht so bleiben können, das wäre ja ungesund. Aber was entscheidend ist: Hier ist mit acht Jahren die Anbindung an die Leibliche non-offending Mutter gelungen, die bis dahin aufgrund der Intensität der traumatischen Bindung zwischen Tochter und Vater und aufgrund eigener schwerster Misshandlungen und ihrer Seelenblindheit während der ersten beiden Lebensjahre ihrer Tochter nie einen Zugang zu ihr bekommen hatte.

Diskussion:
Wir haben hier sicherlich einen Sonderfall vorliegen, denn die traumatische Bindung zum Vater war nicht eine reine Unterwerfungs- und Täuschungsbindung, sondern intensiviert durch das Faszinosum, das

dieser Mann für seine Tochter produzierte. Zugleich kapselte diese Intensität die Mutter merkwürdigerweise schon im ersten Lebensjahr zunehmend ab (Weinberg, 2005), obwohl die Mutter sehr viele gute Ressourcen aufwies. Aber sie machte sich selbst für die katastrophale Mutter-Kind-Beziehung verantwortlich, litt zugleich maßlos unter ihrem Mann und konnte die Hinweise auf die schwer sadistische Seite der Vater-Kind-Beziehung zwei Jahre lang nicht entschlüsseln, wobei der Einsatz von Liquid Ecstasy vermutlich eine entscheidende Rolle gespielt hat.

Petras Therapieverlauf ist hoch instruktiv:

Die traumatische Bindung aufzulösen hilft, die Neuanbindung an einen fürsorglichen non-offending parent anzubahnen.

1.2.3 Klärung und Überwindung des Misstrauens

Bellinda kam mit zwölf Jahren in meine Behandlung, Anlass waren ihr hoch aggressives und zurückweisendes Verhalten gegen ihre Tante, die seit sechs Jahren ihre Pflegemutter war, und zunehmende schulische Probleme nach einem Lehrerwechsel. Bellinda wirkte niedlich, dumm und zunächst einmal ganz und gar gegen mich und die Therapie eingestellt. Sie fand, sie brauche so einen Mist nicht, aber dann ließ sie sich doch für fünf Probestunden gewinnen. In der fünften Stunde saß sie bei mir und begann zu weinen: »Ich glaub, ich bin sexuell missbraucht worden. Meine Mutter hat das mal gesagt. Die Monika (Pflegemutter) auch. Aber ich kann mich an nichts erinnern – nicht so richtig. Nur den Typ weiß ich noch. Aber es fühlt sich trotzdem schlimm an.« Ab diesem Moment nahm sie die Therapie an und arbeitete intensiv an ihrer Beziehung zu ihrem leiblichen Vater, ihrer leiblichen Mutter und ihrer chaotischen, ja gefährlichen Liebesbeziehung zu einem Schulkameraden. Nach eineinhalb Jahren nahm ich in ihrer Schule an einer Besprechung mit ihr, ihrer Pflegemutter und ihren beiden Hauptlehrern teil, in der es um ihr häufiges Entweichen aus dem Unterricht und dem Schulhaus ging. Mit meiner Unterstützung konnte sie erklären, dass sie seit Monaten in ständiger Panik sei, was ihr Freund, der die Schule inzwischen verlassen hatte, jetzt schon wieder anstellen werde. Ihre coole Art brach auf, und zum Vorschein kam ein verwirrtes, panisches Kind, getrieben von einer Pflicht, diesen Jungen zu retten. Am Ende des Gespräches wollte die Tante Bellinda in den Arm nehmen, zögerte aber. Ebenso war Bellinda zwischen Sehnsucht und Aversion hin und hergerissen. Als ich die Tante ermutigte, Bellinda in den Arm zu nehmen, versteifte sich das Mädchen und löste sich schnell. Damit wurde mir schlagartig klar, dass ich den entscheidenden Teil in Bellindas gigantischer Problematik bisher übersehen hatte: Bellinda hatte keine Neuanbindung gefunden und schleuderte wegen dieses emotionalen Vakuums durch die Welt der Beziehungen.

In den nächsten Sitzungen führte ich Einzelgespräche mit Bellinda und ihrer Pflegemutter mit der Frage: Woher kommt das Misstrauen?

Als sie sich beide gut vorbereitet fühlten, nun miteinander zu sprechen, lud ich sie zu einer gemeinsamen Sitzung ein, aus der ich zitiere:

Bellinda: »Als ich mit sechs Jahren dann bei euch war, hast du mich so festgehalten. Das war echt schlimm!«

Tante: »Oh Gott – ich hab da alles falsch gemacht! Du hast das erste Jahr lang so entsetzlich geschrien. Es war so ein furchtbares Schreien, stundenlang. Die ganze Nachbarschaft hat dich schreien hören. Es klang so, als würden wir dich misshandeln, und manchmal klang es so schrecklich einsam. Ich konnte gar nichts dagegen machen, und schließlich kam ich auf die Idee, dich dabei festzuhalten. Ich hatte ja auch Angst, dass du uns wieder weggenommen wirst.«

B.: »Ich hab echt gedacht, dass du mir was Schlimmes antun wirst!«

Th.: »Damals hast du geglaubt, dass dir Monika was Schlimmes antun will. Und wie siehst du es jetzt im Nachhinein? Hat es dir geholfen oder eigentlich nicht?«

B.: »Nein, es war wirklich schlimm. Ich hatte Angst gehabt. Ich konnte gegen das Schreien nichts tun. Es musste einfach passieren.«

Tante: »Du hattest auch schon bei deiner Mutter so geschrien.«

B.: »Ja, als ich klein war, habe ich extra so geschrien – damit alle Nachbarn es hören und denken, dass meine Mutter mich verprügelt. Ich wollte doch weg da. Ich hab's dort nicht ausgehalten. Ich wollte auch nicht zurück, wenn du mich am Wochenende zu dir geholt hattest.«

Tante: »Da gab es einmal eine schreckliche Situation, als ich dich am Sonntag abend wieder nach Hause bringen wollte. Da warst du fünf Jahre alt und du hast so entsetzlich geweint und geschrien im Auto, dass ich anhalten musste. Du hast so gefleht, dass du bei mir bleiben kannst!

Dass du nicht zurück musst! Ich war so verzweifelt, weil ich dir nicht helfen konnte! Deine Mutter war sowieso schon misstrauisch gegen mich. Sie hätte mich fertiggemacht, wenn ich dich nicht zurückgebracht hätte. Dann hätten wir dich nie zu uns nehmen können.«

B.: »Aber es war wirklich schlimm bei ihr! Sie hat mich nur geschimpft und ins Zimmer eingesperrt. Ich war immer die Böse und Maja (die große Schwester) war immer die Gute, Liebe. Ich hab es da nicht ausgehalten!«

Tante: »Das hab ich damals überhaupt nicht erkannt. Bei deiner Mutter war immer alles tipptopp und in Ordnung. Ich fand nur irgendetwas komisch, so kalt. Aber ich habe erst viel später kapiert, wie schlimm es für dich war.«

B.: »Meine Mutter war nur nett zu mir, wenn Fremde in der Wohnung waren. Da hat sie sogar mal gelächelt.«

Th.: »Weißt du, Bellinda, Monika hat recht, wenn sie sagt, dass sie nicht wusste, wie sie dir helfen konnte. Nach außen hin war bei euch alles in Ordnung, das Jugendamt hätte auch nichts anderes feststellen können. Wenn du nicht zurückgebracht worden wärest, hätte deine Mutter Monika wegen Kindeshinterziehung angezeigt – und damit hätte Monika gar keine Chance mehr gehabt, dich da rauszuholen.«

Tante: »Ich habe damals gleich einen Tag später unser Jugendamt angerufen und mich beraten lassen. Damals ist alles in Gang gekommen. Aber du weißt ja, dass es ein ganzes Jahr gedauert hat, bis du wirklich zu uns kommen konntest.«

Katamnese:
Am Ende dieses Gespräches ließ sich Bellinda zum ersten Mal in den Arm nehmen. Sie begann Wurzeln in ihrer Tante zu schlagen und zog Kraft und Lebensmut daraus. Bei einer zuvor anberaumten kinderpsychiatrischen Untersuchung stellte sich heraus, dass Bellinda völlig normal intelligent war, was uns alle sehr begeisterte. Sie verließ ihre Schule zwar ohne Hauptschulabschluss, aber ihre Haltung zu ihrem Leben und ihrer Zukunft hatte sich völlig verändert: Das Berufsvorbereitungsjahr mit integriertem Hauptschulabschluss ging sie nun gezielt an, sie fand Freunde, die ihr guttaten, und sie spürte die Liebe und Zuneigung ihrer Pflegeeltern.

Erläuterung:
Bellinda ist die zweite Tochter einer Mutter mit einer komplexen Entwicklungsstörung nach Frühtraumatisierung und einer darauf aufbauenden schweren Persönlichkeitsstörung. Diese Frau spaltete generell gut und böse und auch in Bezug auf ihre Töchter. Sie war zwanghaft reinlich und ordentlich, und während die ältere Tochter jegliche kindliche Impulsivität und Spontanität aufgegeben hatte, konnte sich die kleine Bellinda nicht so anpassen. Bellinda war schon als Kleinkind eine Kämpferin: für Gerechtigkeit und gegen ihre irrsinnige Mutter. Obwohl sie so für ihre gesunden kindlichen Ansprüche gekämpft hat, sind ihr doch alle kindlichen Fähigkeiten darüber abhanden gekommen: Bellinda hatte in ihren ersten sechs Lebensjahren nie spielen dürfen und es auch später nicht entdeckt. Sie hatte nie Freunde haben dürfen und konnte später keine gesunden sozialen Netze aufbauen. In ihr war alles Vertrauen in die Welt zerschlagen worden, und alle Liebe und Bemühen konnten das nicht rückgängig machen. Hinter ihrem ungezügelten, oft aggressiven Verhalten verbarg sich eine abgrundtiefe Einsamkeit.

2. Konzept der Traumabezogenen Spieltherapie (tSt) in seiner Weiterentwicklung

Einführung
Die tSt ist keine fest umrissene manualisierte Behandlungsform, sondern eine sich organisch entwickelnde Behandlungsmethode, die zunächst aus meinen psychotherapeutischen Ausbildungen, Erfahrungen und traumatherapeutischen Veränderungsversuchen entstanden ist. Kaum aber, dass ich diese neuen behandlungsmethodischen Ansätze in meine ersten traumatherapeutischen Fortbildungen für KollegInnen eingebracht hatte, musste ich daraus ein Konzept machen. Auf diesem ersten tSt-Konzept und auf der damals schon manualisierten Strukturierten Trauma-Intervention fußend, entstand dann mein erstes Buch »Traumatherapie mit Kindern« (2005). Seitdem haben viele hundert KollegInnen im Rahmen meiner Fortbildungen mit mir zusammen dieses Konzept weiterentwickelt und fassbar gemacht. Denn durch die kritischen Nachfragen, die fallbezogenen Supervisionen und Work-

shops wird unsere Sprache immer präziser, die Problempunkte in der Umsetzung werden offenbar und können dann eben auch geknackt werden, und neue Fälle geben immer wieder auch Anstöße für konzeptionelle Weiterentwicklungen[49]. Außerdem habe ich das erweiterte Behandlungsrepertoire systematisiert, sodass der Anwender sich jetzt leichter orientieren kann und den Überblick behält. Die Systematisierung des Methodenrepertoires der traumabezogenen Spieltherapie wird am Ende dieses Kapitels erfolgen.

In diesem Prozess von Lehre, Anwendung und Weiterentwicklung hat sich herausgestellt, dass das Verständnis der Regeln und der Ebenentrennung die absoluten Voraussetzungen für die Funktionstüchtigkeit der tSt ist. Zuweilen glauben KollegInnen, dass diese Dinge ja »kalter Kaffee« sind – in den Rollenspielen im Zuge der Fortbildungen stellt sich dann aber heraus, dass sie ein ganz anderes Verständnis davon haben, nämlich üblicherweise ein wesentlich »imaginativeres«, viel weniger sinnfälliges. Die Folge davon ist, dass die kleinen Patienten viel zu wenig zur Ruhe kommen und dementsprechend die impliziten Interventionen nicht wirklich klappen – und man erst recht kaum jemals zu den expliziten Interventionen übergehen kann. Weil es jedoch von entscheidender Bedeutung ist, dass die Kinder zur Ruhe kommen, sich in das sicher geführte und geregelte Spiel mit einem klar erkennbaren Erwachsenen fallen lassen und so zu ihren eigentlichen Themen kommen können, möchte ich diese Voraussetzungen im Folgenden möglichst anschaulich erläutern.

Auch bezüglich der expliziten Interventionen hat sich einiges weiterentwickelt, denn sie konnten jetzt fast alle aufgrund der vielfachen Anwendungserfahrungen manualisiert werden (s. Anhang) und bieten dadurch inzwischen mehr Sicherheit für Durchführung und Wirkungsweise. Das heißt also, dass zusätzlich zur Strukturierten Trauma-Intervention/STI (Weinberg, 2005) jetzt auch das explizite Arbeiten mit Spaltungen und die Rekonstruktion von Traumabildern, das Traumspiel und die beiden Bau-Instruktionen manualisiert dargestellt werden. Da es bei den expliziten Interventionen immer um konfrontatives Arbeiten an der Traumabiografie geht, ist dort gegen das erhebliche

---

49 So werden meine Mitarbeiterinnen Heidi Zorzi und Hildegard Steinhauser ab 2011 zum Beispiel auch einen Vorkurs für die tSt anbieten, der für KollegInnen ohne Spieltherapieausbildung das personzentrierte Grundverständnis und einen spieltherapeutischen Handlungsrahmen unterrichten wird.

Heilungspotenzial auch immer das mögliche Schädigungsrisiko abzuwägen. Ich denke, dass die nun erfolgte Manualisierung diesbezüglich einen großen Fortschritt bedeutet, indem sie Patienten wie Therapeuten einen starken Halt bietet.

Unter dem Gesichtspunkt des Schädigungsrisikos sind die impliziten Interventionen, obwohl deren Anwendung ja hoch komplex, vielschichtig, spontan und immer stark intuitiv ist, übrigens wesentlich sicherer. Denn dadurch, dass wir mit den Kindern innerhalb einer starken Regelstruktur auf der zweiten Realitätsebene symbolisch spielen, erfahren sie einen massiven Reizschutz gegen mögliche Trigger und erleben keine Retraumatisierungen. Sie fühlen sich nicht persönlich gemeint!

Bei Kindern und Jugendlichen mit komplexer Entwicklungsstörung nach Frühtraumatisierung (KEF) ist es nicht selten notwendig, dass ihre Therapiezeit in zwei Hälften geteilt wird: Eine, in der sie bestimmen, was wir machen, und eine, in der wir Vorschläge machen. Es gibt zwar viele KEF-Kinder, die allein von der tSt profitieren, all ihre Konflikte und Traumata kreativ und spontan einfließen lassen und nichts anderes brauchen. Aber wir müssen immer damit rechnen, dass KEF-Kinder und Jugendliche ein manifestes Vermeidungsverhalten leben, auch in der Therapie. Sie spielen dann vielleicht dauerhaft nur Regelspiele oder klammern sich an verbale Interaktionen oder kommen in ihrer tSt-Behandlung nicht über einen bestimmten Punkt hinaus. Für diese ist es wichtig, irgendwann die Teilung der Stunde einzuführen, sei es, um bestimmte explizite Interventionen vorzustellen und anzubieten, sie ins Rollenspiel einzuführen oder um ins konkrete Training der Affektregulation einzusteigen und damit konkrete Alltagskatastrophen so aufzuarbeiten, dass sie sozial kompetenter damit umgehen können.

Wenn es Protest gibt, erläutere ich meinen beruflichen Auftrag:

»Weißt du, ich spiele (unterhalte mich) wirklich gerne mit dir! Aber die Krankenkasse bezahlt jedes Mal, wenn du zu mir kommst, 80 € dafür! Das machen die natürlich nicht, damit wir beide nur Spaß miteinander haben. Die wollen nämlich, dass es für dich und deine Familie/deine Schule leichter wird miteinander. (Oder andere Zielsetzungen, z. B.: dass du ein glückliches starkes Kind werden kannst!) Darum müssen wir einfach mal bestimmte Dinge in Angriff nehmen, und dazu brauche ich die eine Hälfte.«

Es gelingt so zuweilen, auch diese Kinder noch zum Rollenspiel zu bringen und ihnen den sanften Weg in der Traumabehandlung zu eröffnen. Gehemmte und überangepasste Kinder dagegen sollten in ihren minimalen Spielimpulsen personzentriert ermutigt und bestätigt werden, weil das Regelwerk der tSt – zu früh eingeführt – sie wiederum hemmen könnte. Generell empfehle ich dringend eine spieltherapeutische Ausbildung für die Anwendung der tSt.

2.1 Die Regeln

1. Keinem wird wehgetan
2. Nichts geht kaputt
3. Klare Trennung von erster und zweiter Realitätsebene (RE)
4. Keiner wird zu einer Rolle oder deren Fortführung gezwungen und
5. Bei jeder Irritation wechseln wir auf die Ebene der ersten Realität.

Wie diese Regeln im therapeutischen Kontext zur Wirkung kommen, wird im nächsten Abschnitt im Zusammenhang mit der Ebenentrennung erläutert.

Die Regeln werden keineswegs wie in einem Therapievertrag zu Beginn der spieltherapeutischen Behandlung vorgetragen, denn dies würde den Charakter einer Spieltherapie völlig verzerren. Stattdessen werden sie von der Therapeutin fallweise eingeführt und erläutert. Damit dies geht, greift man von vorneherein auf die klare Ebenentrennung zurück.

2.2 Trennung der ersten von der zweiten Realitätsebene

Die erste Realitätsebene (1. RE) ist der in unserer Gesellschaft gepflegte respektvolle zwischenmenschliche Umgangsstil und unsere soziale und materielle Realität. Die 1. RE muss auch in der tSt gepflegt und intakt gehalten werden, d. h., traumabedingte Interaktionen, Unhöflichkeiten und andere Grobheiten werden hier nicht akzeptiert. Die 2. RE ist hingegen die Ebene des symbolischen Rollenspieles, innerhalb dessen traumabedingte Projektionen, die unerfüllten Sehnsüchte oder die sozialen Lernerfahrungen des Kindes aus Familie, Schule oder Peergroup dargestellt werden dürfen. Die saubere Trennung dieser beiden

Ebenen muss dem Kind ausdrücklich beigebracht werden, und dies beginnt im Moment übergriffigen Verhaltens mit der **Einführung.** Dies soll hier anhand der **ersten Regel des Nichtwehtuns** ausgeführt werden:

Mario (10 Jahre)

Das Kind hat nach mir geschlagen, nachdem ich beim Fußballspiel in sein Tor getroffen habe. »Du stopp mal gerade: Ich bin ja die Frau Weinberg, und ich möchte nicht geschlagen werden. Das mag ich nämlich nicht. Aber ich könnte ja jemanden spielen, der immerzu schlecht behandelt wird. Zum Beispiel jemand, der beim Fußballtraining viele Fehler macht. Was meinst du? Wer könntest du dann sein?«

»Wie soll ich heißen und wie alt wäre ich im Spiel?«

In den ersten Wochen und Monaten ist es ganz wichtig, dass der Einstieg in die Rolle und damit in die **zweite Realitätsebene** (2. RE) absolut sinnfällig ist, z. B. durch

- Verkleidungsaccessoires,
- Vergabe von Rollennamen, Geschlecht, Alter, Eigenarten wie Kraft und Geschicklichkeit[50],
- Wechsel von Körperhaltung und Stimme.

Weiterhin ist unerlässlich, dass der Therapieraum gemäß des Spielthemas umgestaltet wird. Will das Kind Prinzessin spielen, dann bauen wir auch ein Schloss! Es muss sichtbar werden und ernst genommen werden; wir können also nicht einfach durch seine Wände gehen oder über den Wassergraben schreiten. Dadurch stabilisieren wir auf jeden Fall den rechten Hippocampus (räumliche Wahrnehmungen ordnen und Orientierung ermöglichen) des Therapiekindes, was unmittelbar zu einer spürbaren Erleichterung und Entspannung beim Kind führt. Es wird sanft und sicher in einem realistischen Phantasie-Spiel gehalten, das leichter auf impulsive und unverständliche Ideenabrisse und -sprünge verzichten kann. Zudem reichert die räumliche Gestaltung das Spiel enorm an und erleichtert den Aufbau von Narrativen (linker Hippocampus). Denn jetzt kann nach Dienern, Kammerjungfrauen

---

50 Das Spiel bekommt eine völlig unterschiedliche Dynamik, je nachdem, ob die Rolle eines jungen kräftigen Tigers oder einer alten weisen Tigerin gespielt werden soll – und beides versteckt sich unter der Aufforderung: »Du wärst ein Tiger!«

und Wachsoldaten gefragt werden – ja sogar die Frage nach den Eltern der Prinzessin ist jetzt möglich. Darüber hinaus haben wir als Therapeuten die Möglichkeit, verborgene Themen des Kindes sanft anzubieten. Bei früh deprivierten Therapiekindern sollte man niemals das Versorgungsthema vergessen, also je nach Spielsujet zum Beispiel eine Schlossküche, Vereinskantine, oder Omas Herd einbauen.

> **Beispiel (Fortsetzung):** Das Kind – ein kleiner Club-Fan – erklärt sich selbst zu Raphael Schäfer und mich zu Angelos Charisteas. Wir nehmen uns Accessoires für unsere Rollen, basteln für den Torhüter z. B. dicke Knieschützer und geben ihm Handschuhe und natürlich ein Tor. Dann wird geklärt, was Charisteas für Fehler machen soll und wie Schäfer darauf reagieren wird: Welche Beleidigungen und welche Handgreiflichkeiten: »Aber nur im Spiel wehtun – nicht in echt!« Wichtig ist, dass ich wirklich die Rolle nach der Regieanweisung des Kindes ausfülle, z. B. dass Charisteas weint, nachdem deren Streit eskaliert ist und er nach einem »Tritt in den Arsch mit dem Kopf gegen den Pfosten« geflogen ist.
>
> Bevor das Spiel beginnt, kommt noch eine weitere Vorbereitung hinzu: Da wir uns im Training befinden, brauchen wir noch einen Trainer und ein paar Fans, die am Rand stehen. Diese werden von verschiedenen größeren Figuren (Puppen oder Tiere) dargestellt. Ein Tor und ein Spielfeld müssen sowieso her und eine Mannschaftskabine, wo schon die Physiotherapeuten und Masseure warten.

Entscheidend ist, dass die 2. Realitätsebene mit den Sinnen erfahrbar wird, nicht imaginativ bleibt. Dadurch kommt eine große Beruhigung in das Spiel, denn zusätzlich zu den schon genannten Wirkfaktoren kommt hinzu, dass die Therapeutin nicht mehr als Person mit den traumabedingten Projektionen des Kindes vermischt wird, sondern sie kann als eine von ihrer Rolle getrennte erwachsene Person wahrgenommen werden. Dies gelingt bei früh oder massiv traumatisierten Menschen nicht im üblichen Rollenspiel! In der tSt aber bekommen die traumabedingten Projektionen einen festen Platz, an dem sie bearbeitet werden können, ohne das Kind zu verängstigen. Die Beruhigung wird ganz wesentlich verstärkt durch die **präzise Umgestaltung des Raumes und die Gestaltung der Rollen, die realistisch sein sollen**. Dadurch erlebt das Kind eine intensive persönliche Wirkmächtigkeit. Wenn es zu Zauber und Verhexungen greift, müssen wir klären, ob wir ein Märchen spielen wollen (was natürlich auch in Ordnung ist, aber eben auch nach Regeln funktioniert), oder eine echte Geschichte.

Das alles meint »zweite Realitätsebene«![51]

> **Beispiel (Fortsetzung):** So darf in unserem Beispiel niemand über die Kabinenwand hinwegsteigen, sondern man muss die Kabinentür nehmen, und Raphael Schäfer holt keine Pistole oder Laserkanone heraus, sondern setzt seine körperlichen und verbalen Strafen ein. Wenn diese dann völlig unrealistisch werden, sodass Charisteas ein Auge ausgehauen bekommt, wird im Spielstopp geklärt, dass das richtige Fußballer natürlich nicht machen. Ob Schäfer den Charisteas wohl vernichten wolle? Oder »nur« erniedrigen? Was zuvor passiert ist, wie ist die Feindschaft entstanden, dass es so weit kommen musste? Bei einer späteren Spieltherapiestunde nimmt das Kind die Trainerrolle an und lässt mich einen achtjährigen Benny spielen, der von seinem Trainer vor aller Welt gedemütigt und sozial vernichtet wird.

In den vorbereitenden und regulierenden Sequenzen des Spielstopps baut das Kind mit unserer Hilfe locker ein Dutzend verschiedener Fähigkeiten auf:

Es lässt sich bremsen, es lenkt seine Aggressionen in harmlose Pfade, es gestaltet einen Raum (rechter Hippocampus) und ein Narrativ (linker Hippocampus), es eignet sich ein Regelwerk an, das es bald selbstständig handhaben wird, es verbessert seine Realitätsprüfung, baut dissoziative Wahrnehmungen und Affekte ab und vieles andere mehr.

Natürlich darf man das Kind während der Einführung der tSt nur dosiert frustrieren und keinesfalls den Spielprozess totplanen. Es geht also um eine diplomatische Schaukelbewegung zwischen Spiel laufen lassen und Spielstopps.

Dieser Ein- und Ausstieg aus der zweiten RE funktioniert nur, wenn der Therapeut die erste RE absolut sicher repräsentiert und sie jederzeit wieder aufsuchen kann. Dies geschieht explizit mit dem **Spielstopp.**

Die Spielstopps dienen nicht der therapeutischen Reflexion auf der Metaebene, sondern der Klärung des Spielverlaufes.

---

51 Ich bitte auch die Ausführungen zur 2. Realitätsebene in Weinberg (2005) unter 2.2 »Die zweite Realität« zu beachten!

Mit diesen methodischen Voraussetzungen stellt der Therapeut

1. einen sicheren Anker in der Realität und
2. einen weiten Rahmen für traumabedingte Projektionen zur Verfügung.

In derselben Weise wird mit den anderen Regeln verfahren: Erst wenn sie eingesetzt werden müssen, werden sie im Spielstopp eingeführt und erklärt und niemals aufgrund von Protest und Ablehnung des Kindes aufgeweicht oder gar aufgegeben.

Konkret heißt dies für **Regel zwei**: Wenn ein Kind immer wieder »zufällig« etwas **kaputt macht**, erinnern wir es an die Regel und bieten ihm an, etwas zu spielen, in dem etwas Besonderes kaputt geht – aber nicht »in echt«, sondern im Spiel. Wenn aber für das Kind aufgrund eines unabweisbaren inneren Dranges etwas real kaputt gehen muss, dann kann es nur so etwas sein wie eine Zeichnung (oder Knetobjekte, Ton etc.), die wir ihm zu diesem Zweck hergestellt haben. Wenn es zum Beispiel absolut meint, es müsse eine Figur oder das Babyfläschchen zerstören, dann können wir es ihm auf Papier aufzeichnen. Ansonsten wird das Spiel abgebrochen und es wird eine gut geregelte Beschäftigung oder Übung begonnen.

Genau dasselbe gilt für die **dritte Regel der »klaren Trennung der Realitätsebenen«**: Sollte das Kind beispielsweise darauf bestehen, dass ich selbst – also als Frau Weinberg – in einem Ritterkampf zu Boden gehe, obwohl ich schon eine Ritterrolle angenommen habe (Verkleidung, Stimme, Rittername) und im Spielstopp die 2. RE erklärt habe (»Die Ritter haben vor vielen hundert Jahren gelebt – damals war ich noch gar nicht auf der Welt. – Lass es uns doch einfach mal kurz ausprobieren, wie es mit meiner Rolle als Ritter Berthard geht!«), dann sollte noch der Versuch gemacht werden, ein möglicherweise verborgenes Thema innerhalb der Täter-Opfer-Spaltung anzubieten (es könnte möglicherweise für das Kind wichtig sein, dass das Opfer des Ritters eine Frau ist und nicht ein Mann: »Oder soll ich vielleicht eine Ritterfrau spielen? In Wirklichkeit gab es zwar keine Ritterinnen, aber bei uns im Spiel könnten wir es uns ja vorstellen. Ich könnte z. B. die Rittersfrau Brunhilde sein oder eine ganz andere Frau, z. B. eine Bäuerin.«). Eine weitere Möglichkeit ist es, einen Stellvertreter für den Ritter Berthard anzubieten, sodass ich als Frau Weinberg weiterhin vorhanden bleibe. Wird auch dies abgelehnt, zeichnet sich ein sehr ernstes

Problem ab: Das Kind akzeptiert die 2. Realitätsebene nicht, ohne die aber die tSt nicht funktioniert. Es besteht darauf, dass es seine Therapeutin entmachtet und damit die Täter-Opfer-Spaltung seines Lebens in umgedrehter Verteilung der Rollen agiert und dergestalt die therapeutische Beziehung formt. Somit ist keine Traumatherapie möglich! Wenn das Kind uns zu seinem Opfer machen kann – oder noch schlimmer: uns in die Täterrolle hineinmanövrieren kann! –, stehen wir ihm nicht mehr als Therapeutin zur Verfügung!

An dieser Stelle ist es wesentlich besser, das Spiel freundlich, aber bestimmt abzubrechen (»Weißt du, ich selbst als Frau Weinberg möchte aber nicht auf dem Boden liegen und zusammengeschlagen werden – auch nicht im Spiel. Vielleicht würde dir das ja auch so gehen. Ich würde mich dann wirklich schlecht fühlen – und das mag ich halt nicht. Deswegen möchte ich dann lieber heute etwas anderes mit dir machen. Lass uns doch mal nachdenken, was Spaß machen könnte!«), als dem Kind entgegenzukommen. Dies klingt sehr hart, hilft aber dem Therapieprozess enorm, denn das Kind erlebt, dass wir mit uns selbst gut umgehen, uns schützen können, ohne die Beziehung zu ihm abzubrechen. Dass wir es nicht fallen lassen, obwohl es uns beherrschen wollte. Und dass wir uns nicht beherrschen lassen.

Auch die vierte Regel, laut der **niemand zur Fortsetzung seiner Rolle gezwungen ist**, ist von entscheidender Bedeutung, denn dies gilt auch für die Therapeutin!

Die früh deprivierten und die gewalttraumatisierten Kinder werden alle recht schnell die Ebenentrennung verinnerlicht haben und mit uns die entscheidenden Themen ihres Lebens spielen können[52]. Aber die Rollen, die wir dann zugeteilt bekommen, werden häufig so bedrückend und niederschmetternd sein, dass wir uns wiederum gut schützen müssen. Dafür brauchen wir eine **gute körperlich-emotionale Eigenwahrnehmung**. Es macht überhaupt keinen Sinn, wenn wir die Zähne zusammenbeißen oder in unserer Rolle erstarren und sie nur noch aushalten oder wütend auf das Kind werden! Dann stehen wir dem Kind nicht mehr als Therapeut zur Verfügung!

Bevor es so weit kommt, führen wir den **Stellvertreter** ein: »Spiel-

52 Eine Ausnahme stellen manche – bei Weitem nicht die meisten – ADHS-Kinder dar, die von einem Spielthema zum nächsten hüpfen, ohne verweilen zu können. Diesen Kindern müssen wir zunächst freundlich und diplomatisch, aber nachdrücklich dazu verhelfen, eine Rolle und ein Thema länger beizubehalten.

stopp mal! Du, ich merke gerade, dass ich mich eben selbst als XY ganz hilflos gefühlt habe. Das ist ein schlimmes Gefühl, und deswegen nehme ich mir jetzt diesen Stellvertreter, verkleide ihn als XY, und dann spiele ich diese Figur weiter.« Die Stellvertreterarbeit ist von allergrößter Bedeutung, denn nur sie ermöglicht uns, die katastrophalen Opfererfahrungen der Kinder auf der 2. Realitätsebene zur Darstellung zu bringen und dabei ganz an ihrer Seite zu sein. Natürlich kann man dann einwenden, dass man doch von vorneherein nur mit Handpuppen, Playmos oder Sandspielfiguren spielen sollte. Dies kann auch tatsächlich zuweilen genau das Richtige sein. Im Allgemeinen gilt jedoch, dass die Kinder einen starken Drang haben, es selbst zu erleben, es zu einer körperlichen Erfahrung werden zu lassen. Mit der tSt geben wir ihnen dafür die Struktur, die sie und uns schützt und hält. Auch hier gibt es oft Einwände von KollegInnen, dass wir dadurch doch den Spielverlauf hemmen. Interessanterweise passiert genau das Gegenteil: Wenn der Stellvertreter erst einmal da ist, kann das Kind seine Täterintrojekte wesentlich klarer zur Darstellung bringen. Die Handlungen werden meist viel grausamer und oft sadistisch. Dies liegt daran, dass sie mit Erscheinen des Stellvertreters nicht mehr uns als Menschen verpflichtet sind, sie müssen nicht mehr um einen Kompromiss zwischen Täterintrojekt, Vermeidungsreaktion und Schonung für uns als Menschen ringen, sondern sind frei, das, was in ihnen ist, nach vorne kommen zu lassen. Da dies innerhalb des Regelwerkes der tSt geschieht, passiert ja »in echt« nichts Schlimmes, sondern nur im Spiel. Dies stellt für das Kind eine noch viel größere Beruhigung dar als für uns!

Wann der Augenblick des Stellvertreters kommt, ist übrigens nicht objektiv festzumachen, sondern richtet sich nach unserem persönlichen Stresserleben. Dies setzt je nach Spielthema und Therapeutentyp und Tagesform zu unterschiedlichen Zeitpunkten ein. Entscheidend ist nur, dass wir es wahrnehmen, es ernst nehmen und unsere Rolle mittels Stellvertreter weiterlaufen lassen!

Beispiel (Rückblende und Fortsetzung): Schon als das Spiel sich noch um Rapahel Schäfer und Charisteas gedreht hatte, setzte ich für mich einen Stellvertreter ein, als Charisteas ein Auge verlieren sollte. So wie oben beschrieben, klärten wir im Spielstopp die Vorgeschichte dieses Hasses: Charisteas habe Schäfer die Frau geklaut – obwohl er so ein lausiger Fußballer sei. Schäfer könnte ihn umbringen. Ich nahm für meine

Rolle eine der 70 cm hohen Weichpuppen, streifte ihr mein Fußballer-Leibchen über und setzte ihr eine schwarze Perücke auf. Ich ließ sie als Charisteas sprechen und führte sie am ausgestreckten Arm, sodass Mario spüren konnte, dass seine Szene authentisch weiterlaufen wird, ich aber für ihn frei geworden bin. In dieser Situation kann der Therapeut zusätzlich zum Spielen des Stellvertreters die Erzählerstimme benutzen, um das tragische Geschehen von außen, aus einer dritten Position heraus, zu berichten (s.u.).

Im weiteren Therapieverlauf, als Mario nun die Rolle des Trainers übernimmt und ich der achtjährige Benny werde, gewinnt die Stellvertreterarbeit immer mehr an Bedeutung. Denn Benny wird von seinem Trainer völlig widersprüchlich behandelt: mal als Superstar völlig überhöht, dann unter extremen Leistungsdruck gesetzt, schließlich aber emotional so gedemütigt und gequält, dass ich meine Rolle sehr bald als äußerst belastend erlebe. Die üblichen spieltherapeutischen Möglichkeiten, das in der Rolle erlebte Leid als laut werdende Gedanken in der Rolle zu verbalisieren, hatte den Prozess noch weiter angefeuert. Ich setze also den Stellvertreter für mich bzw. Benny ein mit dem Ergebnis, dass zusätzlich zu den öffentlichen Verhöhnungen und Erniedrigungen plötzlich noch Schläge, Haare- und Ohrenreißen und Tritte »in den Arsch« kommen. In meiner neuen Position kann ich sowohl dem Leid und der Angst des Kindes eine Stimme geben als auch von dem Unbegreifbaren erzählen: »Benny hat jetzt so viel Angst vor seinem Trainer. Dabei hat er ihn doch so lieb gehabt! Was ist nur passiert?! Plötzlich ist er wie der Teufel hinter ihm her! Benny versteht gar nichts mehr. Er will nur noch in Sicherheit kommen!«

An diesem Beispiel wird deutlich, wie leicht sich auf der jetzigen Grundlage die impliziten Interventionen anschließen lassen: die Frage nach der (räumlichen) Sicherheit, die Frage nach den helfenden Wesen und die Frage nach Gut und Böse.

Bevor wir aber dazu kommen, müssen noch die Regeln zu Ende behandelt werden.

Das Einsetzen des Stellvertreters ist nicht nur für den häufigen Fall notwendig, dass wir von dem Kind in die Opferrolle gebracht worden sind, sondern genauso dringend in dem selteneren Fall, dass wir in die **Täterrolle** gebracht worden sind und das Kind sich in der Opferrolle befindet. Wenn wir Erwachsenen in der Täterrolle sind, wird sie automatisch übermächtig, wenn wir auch absichtlich wenig Schlimmes machen. Dennoch werden die dissoziativen Wahrnehmungsprozesse des Kindes getriggert, sodass sie uns geradezu bedrängen, zum Täter für sie zu werden (»Du müsstest mich jetzt wirklich schlagen!«) oder eruptiv in die aggressive Gegenwehr gegen uns gehen oder erstarren. Dies alles ist äußerst schädlich für den therapeutischen Prozess und kann leicht dadurch vermieden werden, dass wir sehr früh aus der Täterrolle aussteigen, für sie einen Stellvertreter einsetzen, diesen zurückhaltend führen – also nur mit viel Feinabstimmung in den Spielstopps – und verstärkt mit unserer Erzählerstimme das unheilvolle Geschehen erzählen. Sehr schnell muss dann im Spielstopp nach einem helfenden Wesen gesucht werden, das von außen kommt und aktiv rettet, bestraft und in Sicherheit bringt (s. u. II. 2.4.2, S. 135 f.). Wir dürfen keineswegs erwarten, dass das Kind selbst seine Opferrolle überwindet! Wenn es das schaffen sollte, ist es toll – aber üblicherweise müssen wir parat stehen, um helfende Wesen anzubieten und sie zu spielen: »Spielstopp mal – also ich als Frau Weinberg finde das so schlimm, was der Räuber da mit der Prinzessin macht, dass ich ihn nicht mehr spielen will. So was ist doch total verboten! Ich nehme mir einen Stellvertreter für den Räuber und führe ihn dann.« Und in einem bald darauffolgenden Spielstopp kommt dann die Frage nach dem rettenden Wesen.

Sollte das Kind unsere diesbezüglichen Vorschläge und Ideen ablehnen und keine eigenen Retterfantasien entwickeln können, sollte es darauf bestehen, dass das Schlimme ganz und gar gezeigt werden muss, sollten wir dem Kind anbieten, für es selbst in seiner Opferrolle einen Stellvertreter einzusetzen. Auf jeden Fall zeichnet sich ein Todesthema ab, für das wir als Therapeuten gewappnet sein müssen (s. u. II. 2.4.4, S. 144 f.).

Die Notwendigkeit der **fünften Regel, bei jeder Irritation auf die 1. Realitätsebene zu wechseln,** dürfte sich nun von allein erklären. Denn wenn erheblich strukturgeschädigte Kinder ins freie Spiel kommen, werden wir selten gut strukturierte und durchschaubare Narrative erleben. Vielmehr gibt es unerwartete Brüche in der Rollengestaltung (meist entlang der Hauptspaltungen Gut oder Böse bzw. Stark oder Schwach) oder unangekündigte Rollen- und Themenwechsel und natürlich die häufigen Einbrüche von Irrealität (am beliebtesten: Tote kämpfen gleich wieder weiter oder grenzenlose Omnipotenzfantasien). Diese Phänomene sind einerseits Ausdruck der Strukturschwäche des

Kindes, andererseits aber noch mehr von traumabezogenen Vermeidungsreaktionen und Reinszenierungsdruck. Diese vielschichtige Gemengelage mitten im Spiel schlägt sich bei uns Therapeuten meist mit einer bestimmten Gegenübertragung nieder: Verwirrung oder gar Hilflosigkeit oder auch Ungeduld und Ärger. Wiederum ist wichtig, dass wir eine gute Eigenwahrnehmung aufrechterhalten und gleich mit einem Spielstopp reagieren:

»Spielstopp mal! – Du, ich merke, dass ich jetzt ganz durcheinander bin/da irgendwas nicht verstanden habe/das nicht so spielen kann …«

Auf keinen Fall dürfen wir ein Spiel so unkontrolliert weiterlaufen lassen, wie es den ungesteuerten oder traumabezogenen Impulsen des Kindes ausgesetzt ist. Wir geraten nur immer mehr in Verwirrung und Ärger und stehen wiederum dem Kind emotional nicht zur Verfügung. Es ist wichtig, dass wir diese Gegenübertragungen wahrnehmen, aber es ist nicht sinnvoll, uns ihnen zu ergeben. Und am allerschlechtesten wäre es, sie dem Kind zum Vorwurf zu machen nach dem Motto: Das ist aber kein schönes Spiel hier!

Der Umgang mit den Brüchen von Gut und Böse oder Stark und Schwach wird später unter der impliziten Intervention »Arbeiten mit Spaltungen« (s. II. 2.4.3, S. 136 f.) dargestellt. Hier beschränke ich mich auf den Umgang mit Einbrüchen der Irrealität. Ein Beispiel davon hatten wir im Fall Mario, bei dem der Torhüter dem Stürmer ein Auge ausschlagen musste. Im Spielstopp wurde geklärt, dass das hier also nicht die normale Rivalität unter Teamkollegen ist, sondern eine extreme persönliche Feindschaft. Weiterhin wurde geklärt, wie diese zustande gekommen ist und was nach dieser Gewalttat nun passieren wird:

Beispiel Mario (Fortsetzung): Mario fällt in seiner Rolle als Raphael Schäfer über den Charisteas-Stellvertreter her, tritt, schlägt und boxt ihn schließlich so heftig gegen die Schläfe, dass sein Auge herausfliegt und er ohnmächtig zusammenbricht. »Spielstopp mal – der Charisteas liegt jetzt auf dem Boden, was soll denn jetzt passieren?« Mario: »Jetzt steht er wieder auf und wehrt sich!« Th.: »Das geht aber nicht, weil er schwerstverletzt und nicht mehr bei Bewusstsein ist.« Mario: »Ist egal, der Schäfer tut ihm das Auge wieder rein und dann geht's weiter.« Th.: »So etwas funktioniert aber nicht. Der Charisteas müsste dann nämlich sterben. Soll er das?« – »Nee, jetzt spielen wir aber endlich weiter!« Th.: »Dann müssen jetzt eigentlich die Sportsanitäter und der Notarzt mit dem Sanka kommen. Wer soll das denn jetzt mal spielen? Der Charisteas braucht ja jetzt eine Notoperation.« Mario schaut ratlos. Th: »Magst du mal gerade die Rolle wechseln und den Notarzt spielen?« Mario ist zuerst ganz verdutzt, übernimmt aber die Rolle des Notarztes, der dem Charisteas sein Augenlicht rettet und ihn in allen Körperteilen behandelt und verbindet, sodass der Charisteas-Stellvertreter fast wie eine Mumie aussieht. Währenddessen musste für Schäfer allerdings unbedingt (!) ein eigener Stellvertreter her. Mario bestimmt, dass der sich jetzt ganz harmlos und nett geben solle. Die Stimmung hat sich vollkommen verändert: Nicht mehr die Affekte von Täter und Opfer liegen in der Luft, sondern Schutz und Heilung sind jetzt spürbar – aber nicht ganz, denn der Schäfer hat sich ja nicht in Luft aufgelöst. Th.: »Spielstopp mal – der Schäfer tut ja jetzt so nett, aber das war ja lebensgefährlich von ihm. Wie soll das denn jetzt weitergehen?« Mario: »Wenn der so nett ist, glauben ihm immer alle Leute alles.«

Anhand dieses Fallbeispieles werden verschiedene Formen von Irritation ersichtlich, die eines Realitätsbezuges bedürfen:

- Schwerverletzte und erst recht Tote können niemals einfach weiterleben oder gar weiterkämpfen. Wir neigen dazu, dies durchgehen zu lassen, weil es eine Parallele zu normalen Kinderspielen hat. Aber bei deprivierten, verlassenen und gewalttraumatisierten Kindern handelt es sich um eine Vermeidungsreaktion gegen die eigenen Todeserfahrungen!
- Starke Rollen können zwar vieles, aber nicht alles! In der Zeit der Computerspiele und Pokemon-Karten scheint zwar alles möglich (Stichwörter: Levels, Leben, Entwicklungen …) – aber nur im Computer und Ähnlichem, nicht bei uns im Therapiezimmer!
- Schein und Sein können konträr zueinander stehen.
- Verbrechen können nicht unkommentiert ignoriert werden. In unserem Beispiel könnte der Therapeut sagen: »Aber ein Notarzt muss bei einer Gewalttätigkeit immer die Polizei benachrichtigen. Er darf nicht nichts tun!«

Der Realitätsbezug muss sich allerdings an der Realitätserfahrung des Kindes ausrichten, nicht an unseren bürgerlichen Normvorstellungen von Wirklichkeit. Wenn in der Realität des Kindes Angriffe auf Seele und Körper ignoriert worden sind, TäterInnen sich als Wohltäter gerieren konnten oder dissoziative Persönlichkeitswechsel bei den Bezugspersonen infrage stehen, wenn die Schwachen der Vereinsamung und dem Hunger preisgegeben worden sind, dann muss diese Realität auf der 2. Realitätsebene einen Platz bekommen.

Spieltherapeutische Konsequenzen daraus sind zum Beispiel:

- Tote verschwinden nicht einfach, sondern es muss mit ihnen umgegangen werden: Sie können zum Beispiel fürsorglich beerdigt, verscharrt oder gefressen werden. Sie können auch liegen gelassen werden, wobei dann aber der tote Körper durch Gegenstände zur Darstellung kommen muss, z. B. durch eine aufgerollte Decke, der die Accessoires des Toten umgelegt werden. Nach einer Schlacht können auf diese Art eine Menge Leichen im Therapiezimmer liegen. Diese Maßnahme nimmt ernormen Einfluss auf die Stimmigkeit und Ernsthaftigkeit von Spielnarrativen.
- Wenn »liebe« Rollen grundlos in Bösartigkeit umschlagen, gibt es dafür immer einen traumapsychologischen Zusammenhang, der im Spielstopp erforscht werden muss, so wie weiter unten unter »implizites Arbeiten mit Spaltungen« (II. 2.4.3) dargestellt.
- In einem Fußballspiel, in dem es plötzlich zu Übergriffen kommt, muss im Spielstopp sofort geklärt werden, was wir hier eigentlich gerade spielen. Je nachdem, ob das Kind ein Kampfspiel mit mir machen will, in dem es um einen echten Leistungsvergleich in Sachen Geschicklichkeit, Schnelligkeit oder Stärke geht und dabei auch bereit ist zu verlieren – dann hätten wir übrigens ein Kind mit beträchtlichen emotional-sozialen Kompetenzen vor uns –, oder ob es unbedingt gewinnen muss (dann können wir z. B. neue Regeln zu seinen Gunsten ausdiskutieren oder in ein Rollenspiel einsteigen, in dem der Therapeut offiziell den schlechten Fußballer spielt), oder ob es eine Täter-Opfer-Konstellation braucht, die nur im Rahmen der tSt zugelassen werden darf … je nachdem handelt es sich um ein ganz anderes Spiel mit einem völlig unterschiedlichem Realitätsbezug.
- Wenn plötzlich magische oder Science-Fiction-Fähigkeiten eingesetzt werden, müssen wir klären, in welcher Art von Spiel wir sind: In einem Märchenspiel oder einem Science-Fiction-Spiel – oder will das Kind doch lieber darauf verzichten? Je nachdem werden neue Fähigkeiten definiert, aber auch dies bedeutet eine Beschränkung. **Das Spieltherapiezimmer ist auf keinen Fall ein Gameboy oder**

Computer! Omnipotenzfantasien stellen oft eine Kompensation von Minderwertigkeitsgefühlen oder gar Vernichtungsängsten dar. Wenn im Spielstopp eindeutig geklärt wird, wer bewundert und wer verachtet wird, wer die unbeschränkte Macht und wer Angst hat, dann erledigen sich meistens diese Ausreißer ins Irreale von allein.

2.3 Die therapeutischen Funktionen innerhalb der tSt

Nachdem jetzt die Grundlagen der tSt dargestellt worden sind, die die Voraussetzungen zur Verfügung stellen, um die impliziten Interventionen zur Wirkung kommen zu lassen, müssen wir uns zunächst klarmachen, welche Funktionen die Therapeutin in der tSt gleichzeitig wahrnimmt. Dabei wird deutlich werden, dass die anspruchsvolle Methodik einer Spieltherapie in der tSt noch vielschichtiger wird.

Folgende therapeutische Funktionen werden gleichzeitig wahrgenommen:

- als Erwachsene/r spürbar präsent sein (1. RE)
- Regie führen und Gestaltung von Raum und Zeit, Spielstopps (1. RE)
- Spielkamerad sein, Spaß haben und Spaß machen (2. RE)
- Verbalisieren von Emotionen u. Gedanken aus der Rolle heraus (2. RE)
- Erzählerstimme (2. RE)
- Interventionen setzen (1. und 2. RE)

Ich muss zugeben, das klingt reichlich erschlagend. Erfahrungsgemäß tun sich ausgebildete Spieltherapeuten grundsätzlich wesentlich leichter mit den therapeutischen Funktionen in der tSt. Aber auch bei vielen Verhaltenstherapeuten und systemischen Familientherapeuten konnte ich in den Ausbildungen und Supervisionen beobachten, dass sie nach und nach sehr gut in dieses ganz andere Verhaltensrepertoire hereingekommen sind. Dies könnte vielleicht daran liegen, dass man üblicherweise unmittelbare positive Resonanz von seinen Therapiekindern bekommt und sich erste Erfolge einstellen, auch wenn man noch dabei ist, sich das Repertoire anzueignen. Beruhigend dürfte auch sein, dass Spieltherapie generell viel zu vielschichtig und spontan ist, als dass man immer alles richtig machen könnte – und das sage ich auch noch nach 30 Jahren Spieltherapie! Haben wir den Mut, auch Fehler zu machen!

2.4 Implizite Interventionen

Dabei handelt es sich um folgende Interventionen:

- Aufbau von Sicherheit im Therapiezimmer
- Aufbau guter innerer Instanzen
- implizite Arbeit mit Spaltungen
- Integration des Todesthemas

Sie dienen der impliziten Traumaverarbeitung, womit gemeint ist, dass diese Interventionen ohne Konfrontation mit den realen traumatischen Erfahrungen in der Biografie auskommen und sich stattdessen auf die »spielerische« Bearbeitung der infolge von traumatischen Erfahrungen veränderten Wahrnehmungs- und Denkmuster konzentrieren.

Während also die Regeln und die Ebenentrennung eine symbolische Darstellung der traumatischen Themen ermöglichen, ohne dass der Spielprozess entgleist und das Kind in einem Zustand des Flow und des Gehaltenwerdens verbleibt, dienen die Interventionen der Bearbeitung und Veränderung von Grundgefühlen wie Vereinsamung, Misstrauen, Verwirrung und Lebens- und Todesangst.

Um das Thema der Lebens- und Todesangst gezielt in die Spieltherapie zu integrieren, habe ich nach der letzten Buchveröffentlichung die vierte Intervention formuliert, die das Prinzip der zweiten Realitätsebene aufgreift: Das, was auf dieser Ebene passiert, soll realistisch und in sich stimmig sein. Führt das Kind Tote ein (»Du wärst jetzt tot!«), dann sind sie auch tot und springen nicht gleich wieder lebendig auf. Dieses Beschneiden des kindlichen Spielimpulses und Umlenken auf die Realität des Todes und der Todesnähe löst auf sanfte Art das Vermeidungsverhalten des Kindes gegenüber dieser Urangst auf und macht sie der Therapie zugänglich.

2.4.1 Der Aufbau von Sicherheit im Therapiezimmer

Damit sollte gleich bei den ersten Kontakten begonnen werden, indem mit dem Kind die »Bau-dir-Instruktion« (Manual im Anhang) durchgeführt wird, so wie in Weinberg (2005) beschrieben[53]. Dies ist die basale Intervention innerhalb der tSt und darf niemals fehlen! In dieser Arbeit wird dem Kind ohne Worte vermittelt, dass wir seine Angst und

53 Weinberg (2005), S. 175 f.

sein Misstrauen in Bezug auf unsere Person akzeptieren und dass wir es dabei unterstützen wollen, dass es sich trotzdem sicher fühlen kann. Innerhalb dieser Intervention haben sich mittlerweile viele andere Anwendungsmöglichkeiten ergeben: So wird im Abschnitt »Bindungstherapie« die Bau-dir-Instruktion in eine Dyadentherapie umgebaut (Kapitel II.1.2.1): Die wichtigste und schützende Bezugsperson des Kindes kommt mit ins Therapiezimmer, und die beiden erhalten die Aufgabe: »Baut dem Kind hier in diesem Zimmer einmal einen Platz, an dem es sich so richtig sicher, gemütlich und geborgen fühlen kann!« In dieser Fortentwicklung der Instruktion lernt das Kind nicht nur den Therapeuten und das Therapiezimmer als einen sicheren Ort kennen, sondern v. a. lernt es seine Bezugsperson, deren Schutz und Liebe es bis dahin nicht wahrnehmen oder an die es nicht glauben konnte, obwohl es sie kontinuierlich erlebt hatte, als einen erwachsenen Menschen kennen, in dessen liebevolle und starke Umhüllung es sich fallen lassen darf.

Über diese am Anfang der Therapie stehenden basalen Erfahrungen hinaus spielt aber der Aspekt der Schaffung von räumlicher Sicherheit im Therapiezimmer in jeder tSt-Stunde eine wichtige Rolle. Manche Kinder kommen von sich aus immer wieder auf ihr »Bau-Projekt« zurück, andere haben ganz andere Spiele und Themen im Sinn. Aber egal, was wir spielen, sowie wir in Narrativen spielen, müssen wir Therapeuten von uns aus im Blick haben: Jeder Ritter braucht eine Burg, in die er sich zurückziehen kann, jedes Kaninchen seine Höhle, jedes Kind seinen sicheren Ort. Nicht dass wir zwanghaft zuerst einen sicheren Platz schaffen müssen, bevor wir anfangen zu spielen, aber sowie das spontane Spiel in Verwirrung, Aggressivität, Frustration oder Erstarrung mündet, müssen wir uns aus der damit verbundenen Gegenübertragung befreien und uns fragen, wo das Kind in seiner Rolle sich im Therapiezimmer in Sicherheit fühlen kann. In diesem Moment müssen wir aktiv Wege zu diesem Sicherheitserleben anbieten! In diese sicheren Orte können dann auch Freunde, Beschützer eingefügt werden, deren Vorstellung guttut. Es ist erstaunlich, wie beispielsweise bis dahin nicht enden wollende Kriegs- und Gewaltspiele in ihr Gegenteil kippen: Der verletzte Ritter kann von seinen Knappen vom Kampffeld abtransportiert und in der Burg vom Medikus gesundgepflegt werden, und die geklaute Prinzessin kann vielleicht von einem guten Adler aus dem Gefängnisturm gerettet und in seinen Horst gebracht werden. Die

Einführung der Sicherheit muss einerseits zum Spielthema passen und andererseits die – zumindest probeweise – Zustimmung des Kindes finden. Zum Beispiel:

»Spielstopp mal! Mir fällt gerade auf, dass wir noch gar keine Burg für den Ritter gebaut haben. Wo soll die denn hier stehen?« ... »Ja, hier in der Ecke ist es prima, da bauen wir sie hin!« Die Burg wird gebaut, zur Not auch allein durch den Therapeuten. ... »Könnte es sein, dass es in der Burg einen guten Arzt oder Medikus gibt, der den verletzten Ritter vom Schlachtfeld holt und gesund macht?«

2.4.2 Der Aufbau guter innerer Instanzen

Er gelingt, wie an anderer Stelle ausführlich dargestellt, nur durch unser aktives Einfügen von Helferfiguren ins Spiel[54]. Dabei leistet uns die Frage: **»Könnte es irgendwo auf der Welt irgendein Wesen geben, das jetzt zu Hilfe kommt?«** die besten Dienste. Der zweifache Konjunktiv klingt vielleicht etwas tollpatschig, ist aber für die Kinder eine große Hilfe, die Frage nicht sofort verneinen zu müssen. Denn eigentlich stellen wir damit ihr Lebensgefühl und ihr Überlebensmuster »Ich muss in allem allein klarkommen« infrage. Normalerweise würde das nicht gutgehen, aber durch diese Formulierung in Konjunktiven gelingt es meist, eine Suchoption zu öffnen.

In meinem Buch »Traumatherapie mit Kindern« habe ich auch schon beschrieben, wie das therapeutische Handeln weiterläuft, wenn das Kind immer wieder diese Suchoption ablehnt und starr an seiner Täteridentifikation (»Die Arbeit mit nicht endenden aggressiven Spielen und die Würdigung der totalen Hilflosigkeit«[55]) oder gar an seiner Opferidentifikation (Stellvertreterarbeit und persönliche Stellungnahme des Therapeuten gegen das Unrecht[56]) im Aggressionsspiel festhält. Unsere persönliche Stellungnahme und Bewertung und das anschließende Erlebenlassen von Schutz und Unschädlichmachen plus evtl. Strafe für den Täter oder die Täterin ist speziell für Kinder, die noch unter Traumabedingungen leben (Missbrauch oder Misshandlungen), oft der Startschuss, um sich aus der traumatischen Bindung ein kleines Stück zu lösen und sich einer schutzbereiten Bezugsperson

---

54 Weinberg, 2005, S. 206 – 214

55 ebd., S. 214 – 217

56 ebd., S. 211 f.

anzuvertrauen[57]. Generell gilt zwar, dass Kinder, die unter Traumabedingungen leben, nicht von einer Traumatherapie profitieren. Das exemplarische Erleben von Bewertung, Schutz und Normalität auf der 2. Realitätsebene scheint mir davon aber die einzige Ausnahme zu sein – wenn es denn dem Kind gelingt, sich danach anzuvertrauen, und einschneidende Maßnahmen zu seinem realen Schutz ergriffen werden können.

Die früheren Ausführungen zum Aufbau guter innerer Instanzen an der Stelle der alten Täterintrojekte werden hier als bekannt vorausgesetzt und müssen nur noch um die verschiedenen **Funktionen von Helferfiguren**, deren Erleben zum Aufbau guter innerer Instanzen führen, ergänzt werden:

- Rettung, Schutz und Unschädlichmachung des Bösen
- Trost und Nähe
- Nahrung, Versorgung und Wärme
- Heilung, Pflege und Erholung
- Strafe, Vernichtung des Bösen
- und Rache

In den vergangenen Jahren hat sich gezeigt, dass durch die Anwendung der das Sicherheitserleben aufbauenden impliziten Interventionen in der Folge eine Bereitschaft der Kinder, ihre schlimmsten Todesängste oder gar Nahtoderfahrungen im Spiel zu thematisieren, geweckt wird. Dadurch gelang eine konzeptionelle Weiterentwicklung, deren Anfänge 2005 nur an sehr verstreuten Stellen zu entdecken waren[58]. Sie wird weiter unten im Kapitel »Arbeit mit den Todeserfahrungen« dargestellt werden.

2.4.3 Das implizite Arbeiten mit Spaltungen

Diese Intervention wird mittlerweile methodisch getrennt von der expliziten Arbeit mit Spaltungen, die weiter unten vorgestellt wird (S. 146 f.) und im Anhang manualisiert vorliegt. Die implizite Arbeit mit Spaltungen bringen wir Therapeuten dagegen permanent in das spontane Spiel des Kindes in der tSt ein, indem wir im Spielstopp die

57 Diese Wirkungsweise wurde auch schon ebd., S. 212 f., geschildert.

58 ebd., S. 216, Fallbeispiel Cindy und die Würdigung der totalen Hilflosigkeit; S. 217 ff., Fallbeispiel Thorsten und das Sterben des jungen Mannes im Kochtopf; S. 36, die Hingabe des Beutetieres, bevor es stirbt.

Eigenschaften der agierenden Rollen klären. Diese Klärung ist bezüglich der wesentlichen Achsen von

- Gut oder Böse und Stark oder Schwach

vonnöten. Denn die Rollen, die früh oder schwer traumatisierte Kinder gestalten, tendieren dazu, verborgene Eigenschaften zu haben oder ihre Eigenschaften unter der Hand zu wechseln. Ganz typisch ist ein Umkippen von einer guten Rollengestaltung in eine brutale, so wie wir es im Fallbeispiel Mario anhand des Trainers gesehen haben.

> **Beispiel Mario (Fortsetzung):** Eine spätere Therapiestunde beginnt mit einer heiteren Sequenz, indem Mario zum ersten Mal den Fußballtrainer spielt und ich einen achtjährigen Jungen namens Benny. Der Trainer gibt Benny Sondertraining, zeigt ihm Tricks und ist begeistert von seinen Fortschritten. Er lobt ihn auch öffentlich und sieht in ihm einen zukünftigen Fußballstar: »Mensch Benny, du wirst mal so gut wie der Ballack!!« Benny ist fröhlich und findet seinen Trainer total klasse. Später aber fordert dieser enorme Leistungen und Erfolge, bedrängt ihn heftig und zeigt sich enttäuscht von Benny, beschimpft ihn für Nichtigkeiten und wird schließlich heftig körperlich aggressiv gegen ihn.
>
> Th.: »Spielstopp mal, Mario! Ich merke, dass der Benny jetzt ganz durcheinandergeraten ist. Erst war sein Trainer so toll zu ihm – und jetzt ist er ja total aggressiv. Ich hatte gedacht, das ist ein ganz Netter, aber das stimmt wohl nicht? Ist das ein guter oder vielleicht ein böser Mensch?« Mario: »Das weiß man bei dem nie. Ach, jetzt ist er wieder in Ordnung, komm, wir spielen weiter!« – »Ja warte mal, ich will das besser verstehen. Hat der Benny ihm vielleicht was Schreckliches angetan? – Oder ist das bei dem Trainer so, als ob in seinem Körper zwei ganz unterschiedliche Menschen leben? Ein ganz toller – und ein ganz schrecklicher?«

Je nachdem, welchen Eindruck man von der Rollengestaltung im Spiel hatte und was man von der Anamnese und den Bezugspersonen des Kindes weiß, kann man auch andere Alternativen anbieten. Menschen können schlecht werden, weil

1. ihnen etwas Schlimmes passiert ist,
2. ihre Freundlichkeit nur dazu gedient hatte, heimlich ein böses Ziel zu erreichen,

3. es so scheint, als lebten in ihrem Körper völlig verschiedene Menschen, oder
4. es sich um zwei ganz verschiedene Menschen handelt.

Beispiel Mario (Fortsetzung): Mario findet die Idee mit den zwei verschiedenen Menschen in einem Körper sehr merkwürdig. »Gibt es denn so was?«, fragt er bang. Ich erkläre ihm, dass, wenn ein Mensch in seiner frühen Kindheit sehr gequält wurde, dass dann die Seele in Stücke brechen kann. Dann kann zum Beispiel ein Teil ganz arg anlehnungs- und hilfsbedürftig sein und sucht ständig nach einem Beschützer, ein anderer Teil ist voller Begeisterung und Überschwang und kann jedem großartige Laune machen, der nächste ist voller Angst und Schrecken und sieht überall gräßliche Feinde, und der letzte ist voller Hass und Zerstörungswut. Der letzte Teil passt auf, dass ihm später, wenn er groß ist, nie wieder jemand so etwas Schreckliches antun kann, und er sucht sich dann seine eigenen Opfer. Für alle, die mit einem solchen Menschen zusammen leben, ist es eine schlimme Qual, weil sie nie wissen, was passieren wird, und deswegen immer auf der Hut sind. Und weil sie in dem Chaos nichts verstehen können, halten sie sich selbst oft für verrückt – dabei sind sie ganz normal im Kopf.

Beim Aufräumen am Ende der Stunde erwähnt Mario ganz nebenbei, dass sein Vater auch Fußballtrainer ist. Ich erkundige mich, wann er ihn denn wieder sehen wird, weil Marios Eltern getrennt leben und er seit Kurzem bei seiner Mutter lebt. Zum ersten Mal können wir über seinen Vater reden.

Der vierte Grund, warum das Kind in seiner Rollengestaltung kippt, sind traumabedingte Projektionen in seinem alltäglichen Leben, die es ihm unmöglich machen, seinen real guten Bezugspersonen zu vertrauen. Dieser Umstand ist öfter im Spiel von Pflege- oder Adoptivkindern zu beobachten, wenn sie z. B. eine Mutter spielen, die sich zuerst normal zeigt, dann aber beängstigend oder gefährlich für das Baby wird. Aufgrund dieser völlig anders gearteten Verursachung muss den Kindern also auch die vierte Möglichkeit für den Wechsel angeboten werden:

- »Oder handelt es sich vielleicht um zwei verschiedene Mamas? Die eine passt gut auf das Baby auf und die andere tut ihm schlimme Dinge an?«

In jedem Fall bekommt man eine klare Bestätigung oder Zurückweisung der Hypothesen durch die Kinder, sodass man oft erstaunt ist, wie differenziert Kinder ihre verwirrende Realität wahrnehmen, ohne sie aber zuordnen oder gar verstehen zu können. Erst durch unsere Formulierungsangebote beginnen sich ihre Wahrnehmungen zu ordnen, und sie fangen an, ihre eigene Rolle in ihrem Leben realistischer einzuschätzen. Tatsächlich ist dies nicht selten der Moment in der Therapie, in dem die Kinder von sich aus den Zusammenhang zu ihrem eigenen Leben in Worte fassen. In jedem Fall ergibt sich jetzt aber spieltherapeutisch die Möglichkeit, die traumatische Projektion auf die neue Mutter aufzulösen:

Beide Mütter bekommen unterschiedliche Häuser im Therapiezimmer und werden durch Stellvertreter unterschiedlich repräsentiert. Der weitere Spielverlauf wird dann klar und nachvollziehbar sein und bekommt meistens eine sehr innige und berührende Gestaltung.

Der als Spiel maskierte Übergriff (2. Grund), in dem Gut und Böse in einer anderen Art von Vermischung das Kind verwirren, ist das Thema der nächsten Falldarstellung.

Beispiel aus einer Fortbildungsgruppe: Der Kollege hat einen sechsjährigen Jungen in Behandlung, der über viele Monate immer wieder ein Spiel mit Sandspiel-Figuren beginnt, das er offensichtlich sehr liebt, mit dem der Kollege aber nichts Rechtes anfangen kann. Wir lassen dieses therapeutische Spiel in der Ausbildungsgruppe nachspielen, wobei sich der Kollege mit dem kleinen Patienten identifiziert. Therapeut und Kind (jetzt der Kollege) spielen mit Saurierfiguren, der Therapeut den »großen Dino« und das Kind den »kleinen Dino«. Die beiden spielen Fangen miteinander, wobei der kleine sich immerzu jagen lässt. Das Kind quietscht lustvoll dabei, wird immer hektischer, erregter und hysterischer, fordert aber immer noch mehr ein: »Das ist lustig! Das ist lustig!! – Jetzt beißt er mich! Jetzt beißt er mich!!« An dieser Stelle setzen wir einen Spielstopp: »Spielstopp mal gerade – sag mal, wohin beißt denn der große Dino den kleinen?« – »Ja hierhin, und hierhin und hierhin!« Das Kind zeigt auf den ganzen Körper. Th.: »Aha – und wie stark beißt er denn? Knabbert er so ein bisschen oder beißt er richtig stark zu?« – »Ja, richtig stark!« – »Ja, blutet es dann auch?« – »Ja freilich!!! Komm, jetzt machen wir aber endlich weiter! Das ist doch blöd sonst!!« Th.: »Ja, warte noch kurz, ich muss nämlich dem großen

Dino mal was ganz Wichtiges sagen! Du, großer Dino! Was machst du da mit dem Kleinen?! Das ist doch streng verboten und gemein!! Der Kleine denkt doch, dass du ihn lieb hast und dass ihr was Lustiges spielt – aber in Wirklichkeit tust du ihm weh und machst ihm Angst! Jetzt hab ich aber genug davon, jetzt hörst du sofort damit auf!!!« Das Kind schaut seinen Therapeuten völlig verdutzt an. Dann entspannt es sich etwas. Es flüstert ihm zu: »Er würde aber doch nicht aufhören«, und lässt den kleinen Dino wieder losrennen. Th.: »Du meinst, der große Dino wäre jetzt immer noch böse und würde den kleinen quälen?« – »Ja, mach jetzt weiter!«, ruft das Kind – aber es ist nicht mehr in seiner aufgekratzt-überdrehten Erregung, sondern man kann deutlich spüren und sehen, dass es den Ernst der Lage erfasst hat, dass der kleine Dino nun auf der Flucht ist. Der Therapeut lässt den großen Dino erst einmal vergeblich suchen, wobei er in die Nähe des kleinen kommt. Dann ein erneuter Spielstopp, und die Sicherheit spendenden Interventionen werden gesetzt: zunächst ein Versteck für den kleinen Dino und bald darauf einen Helfer, der den kleinen rettet, zu seiner Mutter bringt und dann den großen Dino bestraft: Das Kind konnte auf die Frage nach einem guten Platz, um sich zu verstecken, leicht eine Idee entwickeln: eine schmale lange Höhle, in die nur sehr kleine Dinos hineinschlüpfen können. Und obwohl der Therapeut noch einen versteckten Hinterausgang vorschlägt, stellt sich beim Weiterspielen heraus, dass das Kind mit seinem kleinen Dino zusammen in der Höhle erstarrt. Th.: »Spielstopp mal, wie wäre es denn, wenn wir die Figuren tauschen? Ich könnte mal den kleinen Dino spielen, weil der jetzt so viel Angst hat, und du könntest den großen spielen?« Das Kind ist äußerst erleichtert, und im Verlauf stellt sich heraus, dass der Kleine in der Höhle nicht geborgen, sondern gefangen ist: Der Große hat auf der einen Seite seinen heißen Feueratem hineingeblasen und vor dem anderen Höhlenausgang lauert er, um ihn zu fressen. Der Therapeut kann jetzt die Verzweiflung und Todesangst des Kleinen verbalisieren. Dann: »Spielstopp mal – ich merke, für den Kleinen gibt es gar keine Hoffnung mehr. Was meinst denn du: Könnte es irgendwo auf der Welt irgendein Wesen geben, das dem Kleinen jetzt aus seiner Not heraushilft?« Das Kind weiß gar nichts dazu. Th.: »Ein starkes und gutes Wesen, das kommt und den Kleinen rettet. – Lass uns doch mal nachdenken. Es könnte auch ein Wesen aus dem Bereich der Märchen oder Filme sein.« – Nachdenkliches Schweigen – Th.: »Mir würde ein sehr starker und freundlicher Dinosaurier einfallen, der aus einem fernen Land herbeifliegt und den bösen Dino da unten vor der Höhle entdeckt. Wollen wir das mal probieren?« Das Kind guckt zwar etwas zweifelnd, ist aber nicht dagegen. Th.: »Wer soll den mächtigen und freundlichen Dinosaurier dann spielen?« Kind: »Du!!« – »Okay, und was willst du spielen?« – »Wieder den Kleinen!« Plötzlich wird das Kind fröhlich und zuversichtlich. Es erlebt im weiteren Verlauf, wie das Böse in Grund und Boden gerammt wird, zerstört wird und das Kleine und Schwache behütet und bewahrt wird.

Aus diesen Falldarstellungen werden jetzt mehrere wesentliche Aspekte der Wirkweise deutlich:

- Die implizite Arbeit mit Spaltungen umgeht den Loyalitätskonflikt mit den real traumatisierenden oder nicht schützenden Identifikationsfiguren. Dadurch kann die Frage nach Gut und Böse, Stark und Schwach relativ leicht gestellt und schwerwiegende Verwirrungen geklärt werden. Doppelbödigkeiten, Täuschungen, dissoziative Brüche verwirren und verheddern die Kinder ungleich mehr in traumatischen Bindungen als einfach unkontrolliertes, überfordertes oder jähzorniges Fehlverhalten der Eltern.
- Die tSt lässt die Kinder reale Erfahrungen machen, deswegen ist es unsere Aufgabe, dass diese Erfahrungen heilend wirken!
  Das Schema auf Seite 142 hilft uns bei der Handlungsorientierung für die Rollengestaltung:
- Die tSt wirkt nur, wenn objektiver Schutz im Alltag des Kindes gewährleistet ist oder infolge einer solchen Stunde wie oben geschildert hergestellt werden kann – sonst sind die in der Therapie gemachten Erfahrungen unglaubwürdig.
  Das heißt, wer mit dieser Methode arbeiten will, muss bereit sein, für die Sicherheit seiner kleinen Patienten zu kämpfen!
- Die in der tSt gemachten Erfahrungen legen ein Fundament der Hoffnung und der Realitätsorientierung, auf dem sich viele Kinder endlich mit ihren Ängsten und traumatischen Erlebnissen anvertrauen können. Damit entstehen die Chance und die Notwendigkeit, mit dem non-offending-parent und dem Kind gemeinsam das Desaster des Nicht-geschützt-worden-Seins und oftmals des Nicht-gesehen-worden-Seins im Gespräch zu betrachten (s. u.).

Rollenbesetzungen in der traumabezogenen Spieltherapie

Gespaltene Rollenzuweisungen durch das traumatisierte Kind (insbes. bei KEF)

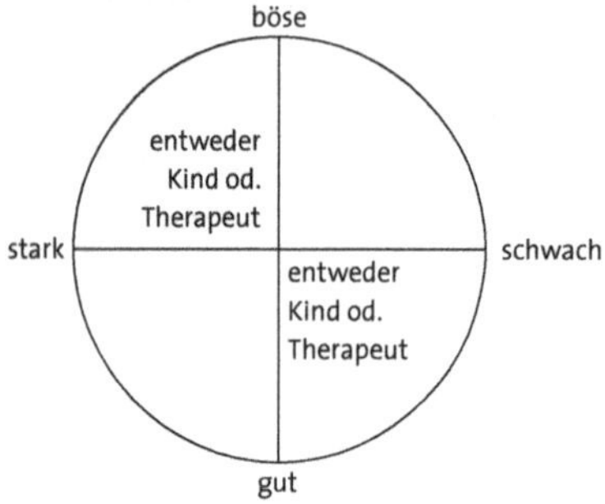

Diese erfordern, wenn der Therapeut in der bösen-starken Rolle ist, folgende Rollenergänzung und -modifikation durch den Therapeuten

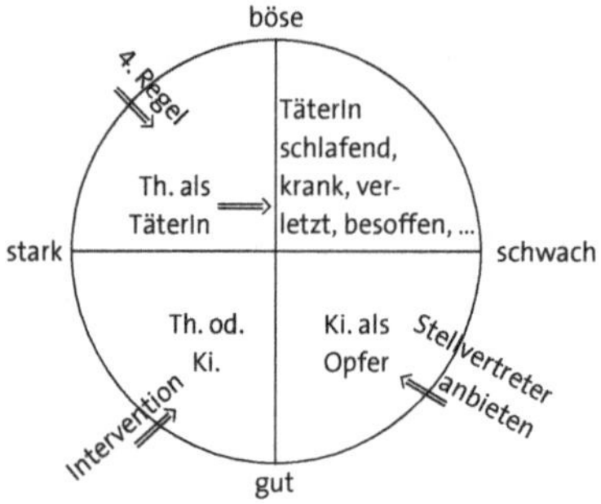

Wenn das Kind in der bösen-starken Rolle ist, erfolgt das Angebot einer Rollenergänzung durch den Therapeuten

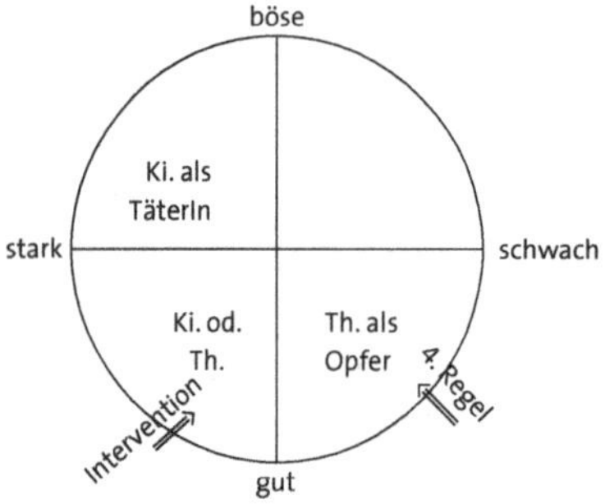

- Die implizite Arbeit mit Spaltungen erweist sich nicht selten als Brücke zu einer expliziten Auseinandersetzung mit der traumatischen Vergangenheit und ihren Bindungen.

Anders liegt der Fall bei den dargestellten »Leib-Seele-Spaltungen«[59]. Das Vorgehen bleibt wie schon früher vorgeschlagen. Für den Fall, dass das Kind mit unserer Verbalisierung der Leib-Seele-Spaltung nichts anfangen kann, dürfen wir keineswegs darauf herumreiten, denn das würde es nur noch mehr verunsichern. Vielmehr müssen wir einfach unser Empfinden weiterhin ernst nehmen und beobachten, wie es sich entwickelt. Wer ein gutes Gespür für Gegenübertragungen hat, tut sich damit naturgemäß leichter, denn die Verhaltensbeobachtung allein ist in einem solchen Fall nicht hinreichend. Sie ergibt ja fast immer nur, dass das Kind sich sehr nett und angemessen verhält.

Felix, 10 Jahre

Allein mein subjektives Empfinden von innerer Leere und Kontaktlosigkeit weist auf sein gravierendes Problem hin, innerlich nicht verbunden zu sein – andererseits darf ich es nie überbewerten, denn es ist nicht mehr als mein subjektives Empfinden. Während der ersten vier Monate standen regelmäßig im Therapieprotokoll solche Sätze wie: »Ich weiß gar nicht, was das hier soll.« »Soll ich überhaupt weitermachen? Mit welchem Ziel denn?!« »Ich glaube nicht, dass er gerne kommt – auch wenn er immer fröhlich aussieht.« Hier hatte ich mich übrigens geirrt: Felix kam gerne, weil er damit ja wieder einmal 50 Minuten mehr um die innere Leere herumgekommen war! In seinem Fall habe ich eine Kombination aus personzentrierter Spieltherapie und expliziter tSt-Intervention (zum Beispiel immer wieder die »Bau-dir-Instruktion«: Erst beim fünften Mal entstand ein Gefühl von »Angekommensein«, als er sich nämlich einen fernen Planeten gebaut hatte, auf dem er zunächst allein und später mit seinem Bruder, seinen Tieren, dann seinen Eltern lebte) eingeführt und für jeden Teil 25 Minuten eingeplant. Ich wollte ihm einerseits deutlich machen, dass es mir um ihn geht, um seine Interessen und Lebensimpulse, und andererseits war mir bald klar geworden, dass wir über seine Art des Spielens als Zeitvertreib nie zu den entscheidenden Erfahrungen vordringen werden, die er braucht, um zusammenwachsen zu können: Sicherheit und intensive Geborgenheit auf der zweiten Reali-

59 Weinberg, 2005, Fallbeispiel Sebastian, S. 227 ff.

tätsebene und in der Bindung zu seiner Adoptivmutter. Eine Sequenz seiner Therapie wird unter 2.5.4 »Das Traumspiel« dargestellt und in Kapitel III, S. 172 ff. findet sich der gesamte Therapieverlauf des Kindes.

2.4.4 Integration des Todesthemas

Dies klingt zunächst dramatischer, als es sich dann in der Therapie vollzieht. Der wesentliche Schlüssel zu dieser Intervention liegt darin, dass wir die Anspielungen der Kinder auf ihr Todesthema erkennen und nicht (mehr) »wegsehen«: Das nicht enden wollende Wechselspiel zwischen den Anweisungen des Kindes »Jetzt wärst du tot!« und »Jetzt kämpfst du weiter!« kann man unterschiedlich interpretieren. Bisher wurde es in der Spieltherapie als ein Stück normalen Spielverhaltens interpretiert und dementsprechend befolgt.

Man kann darin aber auch einen Kompromiss zwischen dem Druck des Wiedererlebens und der Reinzenierung auf der einen Seite und der Notwendigkeit der Vermeidung von Trauma-assoziierten Gefühlen und Gedanken auf der anderen Seite verstehen. Diese Interpretation erklärt auch schlüssig, warum das beschriebene Wechselspiel sich zäh Monat für Monat hinzieht, ohne in den normalerweise erreichbaren spieltherapeutischen Fluss der Persönlichkeitsentwicklung zu münden. Dies liegt darin, dass sich die posttraumatischen Symptomblöcke von Übererregung, Wiedererleben und Vermeidung[60] in diesem Wechselspiel ein erregtes, aber keineswegs fröhliches Stelldichein liefern.

Dann muss für jedes Töten ein Toter zu sehen sein. Man kann sich also einen Stellvertreter für sich selbst nehmen, eine große Figur oder eine zusammengerollte Decke, die unsere Verkleidungsrequisiten angezogen bekommen und tot liegen bleiben[61].

Th.: »Was soll nun mit dem Toten passieren? Der tote Körper liegt auf dem Schlachtfeld/Straße etc. Soll er vielleicht begraben werden/in eine Grube geschmissen etc.?«

Der Umgang mit dem Leichnam oder dessen Ignorieren spielt ab diesem Moment eine große Rolle im Therapieverlauf, weil dadurch sowohl Bestattungs- und Erinnerungsrituale heilend wirken können als auch die Stimmung im Therapiezimmer stark verändert wird. Oft wird sie sehr gesammelt, ernsthaft oder gar traurig.

---

60 Weinberg, 2005, zur Posttraumatischen Belastungsstörung bei Kindern, S. 105

61 siehe auch die Ausführungen zum Realitätsbezug der zweiten Realitätsebene anhand des Fallbeispiels Mario

Anders verhält sich die Sache, wenn das Kind in einer sterbenden Rolle ist. Dann sind zunächst die Interventionen der Sicherheit im Therapiezimmer (II. 2.4.1) und des Aufbaus guter innerer Instanzen (2.4.2) notwendig. Wenn das Kind dann immer noch sterben will, darf es das tun! Häufige Spielstopps mit Regieklärungen sorgen dann für einen permanenten Kontakt auf der 1. Realitätsebene und wirken antidissoziativ. Die Rituale, die wir anbieten, wirken heilend (Grab, Grabgestaltung und -pflege, Trauergäste, die über den Toten reden, sich an ihn erinnern…). Das Angebot, einen Stellvertreter für den Toten zu wählen und selbst in eine neue lebendige Rolle zu wechseln, ist wichtig und sollte von zum Spiel passenden Vorschlägen unterstützt werden.

Die implizite Integration des Todesthemas ist eine stark schützende, aber dennoch sehr berührende Möglichkeit für das Kind, seine eigenen Todesängste oder gar Nahtoderfahrungen zu bearbeiten. Wie wir im Kapitel zur Biologie der frühen Traumatisierung erfahren haben, befähigt das Dissoziationskontinuum zu den unterschiedlichsten Anpassungsvorgängen, sowohl innerhalb des Unterwerfungsspektrums inklusive Täuschung und traumatischer Bindung als auch, bei extremer parasympathischer Aktivierung, zur Aufgabe der Bindungsbestrebungen und schließlich zum biologischen Absterben. Zuweilen arbeite ich mit Kindern, die tatsächlich in diesem Spektrum gestorben sind und nur durch die moderne Medizin reanimiert wurden. Aber nicht nur für sie ist die Integration des Todesthemas von entscheidender Bedeutung, sondern auch für alle Menschen, die sich innerhalb des Dissoziationskontinuums hin und her bewegen mussten, ohne dass eine akute biologische Todesgefahr damit verbunden war. Ich bin mir nämlich sicher, dass bei starker parasympathischer Aktivierung unter Bedrohungsbedingungen auch schon sehr junge Menschen Todesnäheerfahrungen machen und diese sich tief in das Körpergedächtnis einprägen.

2.5 Sechs explizite Interventionen zur Traumaverarbeitung

Zu einer expliziten Traumabearbeitung innerhalb der Spieltherapie zählen:

- die explizite Arbeit mit Spaltungen
- explizite Aggressionsabfuhr

- das Traumspiel
- wunscherfüllende Spiele und Geschichten
- die explizite Rekonstruktion und Überwindung traumatischer Bilder
- die Strukturierte Trauma-Intervention.

Die zwei letzten Interventionen sind ausschließlich ausgebildeten und erfahrenen Traumatherapeuten vorbehalten. Die anderen Interventionen können ausgebildete und erfahrene Spieltherapeuten dagegen sehr gut in ihre Arbeit integrieren. Die ersten beiden Interventionen sind auch für Verhaltenstherapeuten sehr geeignet.

Alle expliziten Verfahren sind auch für jugendliche oder erwachsene Patienten hervorragend geeignet, sobald sie genügend stabilisiert sind.

2.5.1 Explizites Arbeiten mit Spaltungen

Das Manual befindet sich im Anhang und sollte vor diesem Abschnitt gelesen werden!

Die Wirksamkeit dieser Intervention beruht auf verschiedenen Faktoren:

- Da das menschliche Gehirn mit kognitiven und emotionalen Dissonanzen bezüglich eines persönlich wichtigen Menschen überfordert ist und alles tut, um ihre Wahrnehmung zu vermeiden, gibt die explizite Arbeit mit Spaltungen dem Betroffenen eine Plattform, auf die er seine Dissonanzen nach außen verlagern kann. Indem er sich nun seine kognitiven und emotionalen Dissonanzen von außen und aus der Ferne betrachten kann, verschwindet die Überforderung. Jetzt kann er sich ein Bild von dem machen, was ihm passiert, und er beginnt es zuzuordnen.
- Da Bindung eine starke Loyalität bewirkt, gilt dies auch und sogar erst recht für traumatische Bindungen: Die Haftwirkung einer traumatischen Bindung ist stark wie Industriekleber! Indem das Gute aus dieser Bindung isoliert und wertgeschätzt wird und schließlich an einen sicheren Ort gebracht wird, löst sich die Loyalität an die Gesamtpersönlichkeit auf, und endlich kann gespürt werden, was die schreckliche Seite einer Bindungsperson in einem auslöst, wie unerträglich das Dasein dadurch geworden ist.

Bei den im Manual aufgeführten Varianten c) und d) ist es von entscheidender Bedeutung, dass wir mit dem Kind zusammen überlegen, wer in seinem Leben es vielleicht genauso sieht wie ich, dass es nämlich gut ist, dass es lebt. Wenn ein Mensch, egal in welchem Alter, niemanden, noch nicht einmal eine verstorbene Oma, als seinen Lebensgrund spüren kann, ist er nicht nur selbstmordgefährdet, sondern hat auch keine gesunden Bindungsmechanismen. In einem solchen Fall ist es extrem schwer, sinnvoll zu behandeln, wenn wir uns nicht vorübergehend als diese Bindungsperson zur Verfügung stellen. Allerdings mit dem primären Ziel, die Bindungsfähigkeit dieses Menschen aufzubauen und ihn bei seinen Beziehungsversuchen und dessen Scheitern langfristig zu begleiten. Wenn die Bindungsbereitschaft des Kindes oder Jugendlichen erst wieder geweckt ist, stellt sich – auch im Heimkontext – fast immer heraus, dass es auf seine Suche auch Antwort bekommt.

2.5.2 Explizite Abfuhr von Aggressionen

Oft kommen Kinder mit sehr viel Wut oder gar Hass auf reale Menschen aus ihrem Umfeld in die Therapiestunde. Wenn das Aussprechen ihnen nicht genügend hilft, die Affekte und Erregung zu normalisieren, kann es sehr hilfreich sein, ihnen eine konkrete körperlich-mentale Abreaktion anzubieten.

Th.: »Ich merke, dass dich die/der XY immer noch arg aufregt und du voller Wut/Hass bist. – Wenn du so ganz frei entscheiden könntest, was würdest du am liebsten mit ihm/ihr machen?!«

Im Anschluss an die Äußerungen des Kindes:

Th.: »Weißt du, in der wirklichen Welt darf man so was natürlich nicht machen, dann würden ja die Probleme und das Schlimme auch nur immer größer werden. Aber hier in diesem Zimmer, in diesen vier Wänden, können wir uns vorstellen, dass genau das passieren würde. Wen nehmen wir denn mal als Stellvertreter für XY?« …

Sie können auch den Boxsack oder einen Turm aus Polstern anbieten, oder Sie können auch eine große Figur auf Papier zeichnen lassen, und sie an die Wand pinnen etc.

Gehemmte Kinder können Sie durch das gemeinsame Suchen nach Beschimpfungen, Vorwürfen und Bestrafungen unterstützen.

Diese Arbeit ist in Bezug auf Täterpersonen ja sicherlich unstrittig, weil sie ein wichtiger Schritt ist, aus der Opferrolle herauszutreten und die Kampfaktivierung und Lebensenergie spüren und lieben zu lernen. Sie hat sich aber auch in Bezug auf Menschen bewährt, die wenig Anlass geben, sie zu hassen. Diese sind nämlich meistens Projektionsflächen der traumabedingten Wahrnehmung, stehen also tatsächlich als Stellvertreter für TäterInnen in der kindlichen Wahrnehmung. So kann dieses Phänomen zum Beispiel bei ErzieherInnen auftreten, es kann aber auch bei ganz anderen Menschen mit ähnlichen Eigenschaften wie bei TäterInnen vorkommen. Durch die vom Kind ersehnte und von uns gestattete Abreaktion stellt sich nämlich fast immer die Parallele heraus und lässt sich dann nach der Abfuhr auch gut ansprechen und meistens dadurch erst bearbeiten.

Es kann sehr hilfreich sein, sich die wutauslösende Erfahrung mit Stellvertretern szenisch darstellen zu lassen. Eine solche Arbeit ist von mir schon 2005, S. 163 f., mit dem Fallbeispiel Selma dokumentiert worden. Bei Selma, wie bei vielen anderen Betroffenen, zeigte sich im Stellvertreterspiel und den damit verbundenen Rollenwechseln, dass der Hass gegen ihre Erzieher eine Gegenreaktion gegen ein abgrundtiefes Gefühl der Schutz- und Hilflosigkeit war. Für diese Kinder ist es die entscheidende Hilfe, dass bei ihnen der Aufbau guter innerer Instanzen durch Einfügen von Helferwesen in das Stellvertreterspiel vorgenommen wird. Der tödliche Hass kann sich u.U. dann mit einem Mal auflösen! Denn wenn man sich beschützt und bewahrt fühlt, kann man plötzlich die Realität wahrnehmen, die bisher von traumabedingten Projektionen verstellt war.

2.5.3 Rekonstruktion und Überwindung von Traumabildern

Diese Methode ist ausgebildeten Traumatherapeuten vorbehalten, was aus der erläuternden Falldarstellung und deren Diskussion unschwer zu erkennen sein wird. Sie ist keine systematische Rekonstruktion der realen Traumaerfahrung, wie sie zum Beispiel die Strukturierte Trauma-Intervention (STI, Weinberg, 2005) darstellt, sondern ein kreatives »Oszillieren« um ein Traumabild herum und durch es hindurch. Die methodischen Mittel sind

- ein beständiges Unterbrechen von Erinnerungsabläufen, sowie der innere Spannungszustand steigt,
- ein abgegrenztes und differenziertes Aufbauen der Szenerie im Therapieraum,

- eine Darstellung der Personen aus dem Erinnerungsbild durch Figuren oder Gegenstände,
- ein häufiges Sichzurückziehen auf den sicheren Platz des Außenbeobachters aus heutiger Sicht (Raum der Gegenwart)
- eine unverdrossene kreative Suche nach »guten Ausgängen«

so lange, bis die Beschäftigung mit dem Erlebten keine Angst mehr macht und ein Entspannungszustand eingetreten ist[62]. Für diese Arbeit muss die Erinnerung nicht vollständig sein, es reicht sogar ein einzelnes Bild, das in Form von flash-backs auftaucht. Dadurch ist sie auch für Erinnerungsbilder aus der frühesten Kindheit geeignet.

Eine Darstellung dieser Arbeit erfolgt in der sich anschließenden Fallvignette »Carla«.

Die Augenblicke, in denen die Rekonstruktion unterbrochen und der Verlauf »umgedichtet« wird, werden durch den Erregungs- und Anspannungszustand des Kindes bestimmt: So sind zum Beispiel Erstarrung (freeze), Unruhe (fight or flight) und Lächeln (feign – instinktives Täuschen[63]) sichere Zeichen für eine affektive Überlastung, die sofortige Gegenmaßnahmen erfordern. Damit ist auch geklärt, warum diese Methode der expliziten Traumabearbeitung nur Traumatherapeuten offensteht, denn sowohl das Erkennen der ersten körperlichen Anzeichen von Überlast als auch der Umgang damit müssen trainiert sein. Die Gefahr einer Retraumatisierung durch Überflutung mit traumatischem Material ist hier ganz eindeutig gegeben und darf nicht gering geschätzt werden! Darum soll an dieser Stelle (abgesehen von dem Manual im Anhang) die Vielfalt der Interventionen innerhalb der Methode auch nicht weiter aufgeschlüsselt werden. Dies muss der traumatherapeutischen Fortbildung vorbehalten bleiben.

---

62 Hier besteht eine inhaltliche Nähe zu dem von P. Levine entwickelten Konzept des »pendulation« (1998) und es handelt sich um eine Umsetzung der in der modernen Traumatherapie allgemein als wirksam anerkannten Hilfen.

63 Täuschung als wichtige weitere psychomotorische Stressreaktion neben Kampf, Flucht und Erstarrung wurde von Heinerth, 2003, in die notfallpsychologische Diskussion eingeführt. Sehr viele kindliche Angstreaktionen lassen sich nur mit diesem Mechanismus erklären (Weinberg, 2005).

Carla, 11 Jahre[64]:

Das reizende und äußerlich sehr ansprechende Mädchen dominiert und schikaniert die Kinder in ihrer Heimgruppe extrem. Im Kontakt- und Beziehungsverhalten weist sie Borderline-ähnliche Muster auf. Sie musste ihre Pflegefamilie nach neun Jahren verlassen, nachdem sie sich ihrer Lehrerin und anderen Personen anvertraut hatte, dass sie von ihren Pflegeeltern geschlagen werde. Auf die Herausnahme reagierte Carla zunächst mit Erleichterung, aber nach kurzer Zeit schon mit zunehmender Verzweiflung, die sich in eine suizidale Krise steigerte: Sie verzweifelte darüber, dass sie nicht zu ihrer Pflegefamilie zurück durfte, dass sie überhaupt über die Misshandlungen gesprochen hatte, dass sie nun die einzige Familie, die sie besessen hatte, verloren hatte. Sie war in ihren ersten drei Lebensjahren über lange Zeiträume ihren leiblichen Eltern, einer psychotischen Mutter und einem stadtbekannten Schläger, ausgesetzt gewesen, bevor sie ihre Tagespflegefamilie endgültig zu sich in Dauerpflege nehmen konnte. Nun, nach dem Verlust ihrer Pflegefamilie, war sie keinem Trost und keiner alternativen Zukunftsplanung zugänglich. In dieser Situation kam sie zu mir in Therapie.

Ihre traumabedingte Wahrnehmungsspaltung zwischenmenschlicher Interaktionen wurde schnell transparent: Entweder war Carla überglücklich oder voller Ablehnung. Kompromisse gelangen ihr in ihrem sozialen Nahraum nicht. Da sich Carla einer spieltherapeutischen Behandlung verweigerte, geriet die Bearbeitung und Klärung ihrer Spaltungsmechanismen etwas mühselig. Eines Tages teilte sie mir mit, dass sie kurz zuvor von ihrer Bezugserzieherin schwer geschlagen und misshandelt worden sei, nachdem diese entdeckt habe, wie Carla nachts mit den anderen Kindern heimlich eine Party im Wohnzimmer feierte. Einige Zeit darauf konnten wir Carla helfen, mit ihrer Bezugserzieherin zu reden, die den Misshandlungsvorwurf gänzlich von sich gewiesen hatte. Um Carlas Erregungszustand zu stabilisieren und dissoziativen Prozessen vorzubeugen, gab ich ihr den Igelball in die Hand, worauf das Mädchen schlagartig ruhig wurde. Wir sprachen über ihren größten Wunsch, wieder zu ihrer Pflegefamilie zurückkehren zu können. Es wurde deutlich, dass ihre Erzieherin sie in dieser Sehnsucht gut verstand und ihr helfen wollte, trotz des Konfliktes zwischen ihnen. Carla fragte dann: »Was war eigentlich in der Nacht, als du ins Wohnzimmer kamst?«

64 Dieser Fall wurde schon bei Weinberg & Hensel (2008) beschrieben.

Erzieherin: »Ich war wahnsinnig wütend auf euch, besonders auf dich! Ich hab gebrüllt und geschimpft. Ich hab dich auch am Arm gepackt, damit du endlich in dein Zimmer gehst.«

Carla: »Und auf den Kopf gehauen?«

Erzieherin: »Nein, ich hab heftig an dir gezogen. Aber ich habe dich nicht geschlagen!« Und dann: »Weißt du jetzt, dass ich dich nicht geschlagen habe?«

Carla schaut zweifelnd. »Und dann, später, als ich mich unter meiner Decke versteckt habe? Da bist du doch noch mal zu mir ins Zimmer gekommen. Was ist da passiert?«

Erzieherin: »Ich stand an der Tür, bin gar nicht reingekommen. Aber ich habe wieder gebrüllt, weil ich immer noch wütend war.«

Carla nachdenklich und zögernd: »Das stimmt. – Du bist gar nicht reingekommen. – Aber ich habe doch gedacht, dass du mir den Arm zerkratzt.« Carla macht ihren Arm frei und zeigt eine kratzende Handbewegung. »Ganz arg! – Ich hab auch gedacht, dass du mich schlägst. – Aber am nächsten Tag war nichts zu sehen.« Und dann schaut sie mich ratlos an: »Warum denke ich, dass das passiert? Wenn es doch nicht passiert?«

Wir reden zum ersten Mal über das Phänomen, dass bei Menschen, die als kleine Kinder sehr Angst haben mussten, noch Jahre später die »Angst-Vergangenheit in die Gegenwart springen kann«. Und zwar immer dann, wenn sie Angst bekommen, kann es ihnen passieren, dass sie alte Bilder sehen müssen und das Gefühl haben, es passiert ihnen gerade jetzt.

Carla versonnen: »Weißt du, in den letzten Wochen muss ich immer an etwas denken. An eine blaue Vase. Die stand ganz weit oben auf dem Schrank. – Mein Vater hat sie genommen und meiner Mutter auf…« Carla verstummt kurz, dann fährt sie fort: »… sie geschlagen.«

Da die Stunde sich dem Ende zuneigte, verpackten wir dieses wichtige Erinnerungsbild aus ihrem dritten Lebensjahr in einen Tresor mit dem Versprechen, dass wir es uns in der nächsten Woche angucken werden, wenn sie möchte.

Am Ende der Stunde lobte ich beide für ihre Offenheit und ihren Mut. Tatsächlich waren wir alle drei ziemlich erschüttert. Ich bat Carlas Erzieherin, sie ganz fest in den Arm zu nehmen und das Kind zu halten. Mit dieser Stunde ist Carla – vielleicht zum ersten Mal in ihrem Leben – ein Kind geworden, ein behütetes und gehaltenes Kind.

In der nächsten Woche bearbeiteten wir Carlas Erinnerungsbild explizit:

»Carla, willst du dir heute mit mir zusammen das Bild mit der blauen Vase angucken?« Nachdem Carla genickt hatte, richteten wir uns zuerst den **Raum der Gegenwart** ein. Danach öffneten wir den imaginativen Tresor und »sahen uns an« (bzw. erinnerten uns), was auf dem imaginativen Erinnerungsbild jetzt schon zu sehen war: die blaue Vase, der Schrank, der Vater, die Mutter. All das wird im Therapiezimmer außerhalb des Raumes der Gegenwart, im abgegrenzten **Raum der Vergangenheit** aufgebaut und durch Stellvertreterfiguren dargestellt. Danach postieren wir uns außerhalb dieser Grenze. Dies ist unser sicherer Beobachtungsposten, er befindet sich nicht nur außerhalb des Geschehens, sondern eben auch in der Gegenwart. Dies drücke ich Carla mehrfach gegenüber aus. Danach frage ich: »Carla, wo hast denn du damals gestanden, als das passiert ist?« Carla erinnert sich vage, dass sie vom Lärm geweckt vom Schlafzimmer ins Wohnzimmer gekommen war und jetzt bei der Tür stand. »O. k., dann bauen wir jetzt noch das Schlafzimmer und die Tür an.« Später: »Jetzt brauchen wir noch einen Stellvertreter für dich als kleine Carla. Den setzt du bitte dahin, von wo aus du alles gesehen hast.« Später: »Gut, Carla, jetzt kannst du mir zeigen, was der Vater getan hat.« Carla nimmt die Vaterfigur, lässt sie den blauen Holzklotz oben auf dem »Schrank« ergreifen und donnert sie der Mutterfigur auf den Schädel. »Gut. Stopp mal. Jetzt gehen wir wieder raus in den Raum der Gegenwart.« Carla ist spürbar angespannt. »Carla, überleg mal: Wenn die kleine Carla damals ganz frei hätte entscheiden können, was hätte sie am liebsten damals gemacht?« – »Ich wäre am liebsten zurück ins Zimmer gerannt. Aber das ging nicht.« – »Und wie kam das?« – »Ich konnte mich nicht rühren.« – »Damals warst du ganz erstarrt vor Schreck. Aber jetzt bist du die große Carla und wir schauen uns das gemeinsam von außen an. **Was möchen wir beide heute, was hätte damals passieren sollen, dass die Sache gut ausgegangen wäre?**« – »Dass ich nicht da gestanden hätte.« – »Okay, jetzt können wir die kleine Carla in Sicherheit bringen. Das machen wir doch mal!« Carla bringt die Carlafigur ins Schlafzimmer. Dann fällt ihr ein, dass sie die Tür schließen will, und holt dafür ein Polster herbei. Als sie sich alles wieder von außen anschaut, ist sie schon etwas erleichtert. Plötzlich kommen ihr noch viele andere Erinnerungen an den weiteren Verlauf: »Die Polizei musste die Tür aufbrechen. Alle haben geschrien. Meine Mutter war voll Blut. Mein Vater hat immer gebrüllt: ›Ich bring euch noch alle um!‹ Aber sie haben ihn weggebracht. Meine Mutter ist mit mir später ins Frauenhaus gegangen.« – »Gut, Carla, wir spielen jetzt noch, wie die Polizei deine Mutter rettet. Wo soll die Haustür sein?« Carla hat im weiteren Verlauf den Einfall, dass sie die Carlafigur die Haustür heimlich öffnen lässt. Danach gehen wir beide in die Polizistenrolle, schimpfen den Vater heftig, packen ihn grob an, fesseln ihn, schleppen ihn aus der Wohnung und schmeißen ihn ins Gefängnis. Danach spielen wir die Sanitäter, die sich ganz lieb und kompetent um Mutter und Kind kümmern und sie schließlich zum Frauenhaus bringen. Während der letzte Teil reine Fiktion war, bewegen sich die Spielabläufe davor ständig zwischen Rekonstruktion und entlastender Fiktion hin und her.

Das Mitspüren von Stressbelastung beim Patienten durch den Therapeuten ist in dieser Methode von allergrößter Bedeutung! Sie funktioniert nämlich nur, wenn Stressanstiege von uns schnell durch die Wunschfrage und die »Realisierung« von Sicherheit, Unterbindung von Gewalt etc. gekappt werden.

Durch diese Arbeit lernte Carla, dass sie unter bestimmten Voraussetzungen dem vergangenen Schrecken ins Auge sehen kann. Die unmittelbare Konsequenz daraus war, dass sie die Idealisierung der Pflegefamilie aufgeben konnte. Damit musste sie sich allerdings der bitteren Realität eines doppelt misshandelten Kindes stellen.

Das Manual für die Rekonstruktion von Traumabildern liegt im Anhang vor.

2.5.4 Das Traumspiel

Der Ablauf dieser Intervention lehnt sich an die vorhergehende an:

Zunächst wird der **Tag-Raum** im Therapiezimmer abgegrenzt, den wir bei jedem Gespräch über den Traum und bei jedem Spannungsanstieg aufsuchen. Dort darf sich unter Umständen auch eine Bezugsperson des Kindes aufhalten und ihm Rückhalt geben.

Dann erst wird der **Traum-Raum** gestaltet: Dort wird ausschließlich mit Stellvertretern die Albtraumsituation aufgestellt. Diese Rekonstruktion wird wiederum nicht in ein Nachspielen des Albtraumes überführt, sondern im Tag-Raum überlegen wir uns: »**Wenn wir uns wünschen könnten, was in deinem schlimmen Traum Gutes passie-**

ren soll, damit er dir keine Angst mehr machen kann, was wäre das dann?«

Eine ermutigende Botschaft für diese Suche nach Rettung ist: »Unserer Fantasie sind keine Grenzen gesetzt!« oder: »Wir können uns alles wünschen, was uns guttut!«

Das Traumspiel spult also nicht den Schrecken der Nacht ab, sondern bringt die Umkehr des Schreckens zur Darstellung, den Sieg über die Monster, das Auslöschen des Bösen und das Erleben von Sicherheit, Nähe und Geborgenheit.

Das Traumspiel ist hochgradig effektiv, ist gut durchführbar, trägt viel zur Stabilisierung der Kinder bei und stärkt ihren Hoffnungsfunken, doch einmal ein glückliches und normales Kind werden zu können.

Bei komplex und früh traumatisierten Kindern müssen wir üblicherweise aktiv nach ihren Träumen fragen, weil diese zu beängstigend sind, als dass sie freiwillig darüber reden würden. Sie erleben nämlich keine klare Trennung von Träumen und Realität und fürchten fast eine Materialisierung ihres Schreckens, wenn sie darüber reden.

Im folgenden Fallbeispiel umgeht das Kind meine Führung, sodass es zu einer dramatischen Zuspitzung kommt, die sich aber mithilfe der anwesenden Mutter in eine wunderbare Bindungstherapie überführen lässt.

Wenn Sie diese Therapiesequenz lesen, achten Sie bitte auf Ihre eigenen vegetativen Stress-Signale!

Felix (10 Jahre); Fortsetzung von II.2.4.3, S. 143

Felix leidet unter einem extremen ADHS, weswegen ich schon für die Wartezeit auf seinen Therapieplatz eine Medikation vorschlug, die ihm sehr half. Er ist sehr hübsch und charmant – aber seelisch nicht präsent[65]. Er ist ein Adoptivkind mit schwacher Bindung zu seinen Eltern.

Bei Felix führe ich nach den ersten fünf Therapiestunden die Zweiteilung der 50 Minuten ein. Er darf immer über die Reihenfolge entscheiden, und er entscheidet immer, dass mein Teil zuerst kommen soll, weil »das dann mal was anderes ist«. Bald danach frage ich ihn nach seinen Träumen und höre, dass es da keine Probleme gäbe. Als ich es

65 Felix wurde schon im Kapitel »implizites Arbeiten mit Spaltungen« als ein Fall von Leib-Seele-Spaltung angesprochen.

etwas genauer haben möchte, kommt zögernd die Beschreibung eines Traumes, »da bin ich immer so in einem schwarzen Dings«. An seiner ausweichenden und angespannten Reaktion merke ich, dass wir sowohl ein heißes Eisen berühren als auch Unterstützung gebrauchen könnten: »Was würdest denn du davon halten, wenn du nie wieder so was träumen würdest?« Felix entspannt sich: »Ja, das wäre toll!« Ich beschreibe ihm das Traumspiel, aber zum ersten Mal erlebe ich ihn besorgt und keineswegs unternehmungslustig. Ich schlage ihm vor, dass wir seine Mutter dazu einladen könnten, worauf er sich wieder entspannt und zustimmt. Nachdem ich die Mutter informiert habe, kommen die beiden zur nächsten Stunde gemeinsam.

Wir bauen den Tag-Raum auf und richten der Mutter dort einen gemütlichen Platz ein.

In den Traum-Raum baut Felix mit Polstern das »Dings« auf, das sich allmählich als Bauch eines Roboters herausstellt. Er wählt einen Stellvertreter für sich – eine große Clownfigur – und will sie hineinstopfen.

Th.: »Nein, Felix, lass die Figur erst mal draußen. Wir gehen gleich in den Tag-Raum und überlegen dort, wie es weitergehen soll. Müssen wir vorher noch irgendetwas aufbauen, was in deinem Traum vorkam?«

F.: »Der Roboter hat noch keinen Kopf.«

Während wir also den Kopf versuchen darzustellen, gelingt es Felix, seinen Stellvertreter heimlich in den Bauch hineinzustecken. Als wir draußen im Tag-Raum neben seiner Mutter stehen, überlegen wir, wer denn wohl den kleinen Felix-Stellvertreter vor diesem Roboter retten könnte. Weder die Mutter noch ich bemerken sein Fehlen! Felix möchte keine Retterfigur einführen, sondern selbst den Roboter zerstören.

Felix schmeißt sich mit Gebrüll auf den Roboter und sprengt ihn auseinander – da purzelt der kleine Felix-Stellvertreter heraus.

Th.: »Spielstopp mal, Felix, ich sehe gerade, dass der Felix-Stellvertreter doch schon im Bauch gewesen ist. Wie ist es ihm denn dort ergangen?«

F.: »Die Zahnräder haben ihn zerquetscht. Jetzt ist er tot!«

Th.: »Lass uns mal gerade in den Tag-Raum gehen.« »Was meinst du, Felix, wenn du dir jetzt den kleinen Felix-Stellvertreter anschaust, wie er zwischen den kaputten Roboterteilen liegt. Meinst du, er könnte doch noch gerettet werden?«

Felix ist ratlos.

Th.: »Meinst du, wenn die Mama jetzt käme und ihn aufnimmt, seine Wunden verbindet und ihn an einen sicheren Ort bringt, dass er dann wieder leben könnte?«

Felix blüht auf: »Ja, genau – und ich kämpfe wieder!!« Während Felix nun immer wieder auf den Roboter eintritt und schlägt und auf ihm herumspringt, hat seine Mutter den kleinen Felix-Stellvertreter aufgenommen, ihn weit weg vom Kampfgeschehen gebracht und versorgt ihn dort liebevoll mit Verbänden, Salben und tröstender Nähe. Die Mutter ist offensichtlich sehr berührt. Später sagt sie, dass sie heilfroh war, in dieser schlimmen Situation etwas für ihren Jungen tun zu können.

Die Spannung im Therapiezimmer hat komplett nachgelassen. Felix ist zur Ruhe gekommen und schaut zu seiner Mutter hin.

Mit dieser Stunde ist Felix bei seinen Eltern angekommen. Auch im therapeutischen Kontakt wurde er besser spürbar und wirkte nun innerlich beteiligt. Er begann, mir mehr und mehr aus seinem Leben zu erzählen, von seinen Haustieren und Freunden, von seiner Familie und seiner Schule. Man hatte den Eindruck, dass er jetzt in seinem Leben angekommen war und nicht mehr ständig einem Leben hinterherhetzen musste.

2.5.5 Wunscherfüllende Spiele und Geschichten

Oft sind die Kinder, die zu uns kommen, von tiefen, herzergreifenden Wünschen erfüllt, die aber nie Wirklichkeit werden können: Dass der Papa wieder leben soll; dass das Schlimme nie passiert wäre; dass sie das Schlimme endlich vergessen …

Natürlich können auch wir ihnen diese Wünsche nicht erfüllen, aber wir können unser Verständnis anbieten und gleichzeitig die Grenzen unserer Möglichkeiten klarlegen. So wollen und können wir ihnen nicht helfen, das Schlimme zu vergessen – aber dass es keine Macht mehr über sie hat, sondern zu einer traurigen Erinnerung unter hunderttausend anderen ganz verschiedenen wird – dazu können wir ihnen wahrscheinlich schon verhelfen.

Unsere Möglichkeiten sind im Falle von Verlusten und Tod:

- Wir können spielen, dass ein Wunder passiert wäre oder der Notarzt schon aus einem anderen Grund im Haus gewesen wäre oder eine Fee gekommen wäre oder oder …

Unserer Fantasie sind keine Grenzen gesetzt!

Das Erlebnis von Rettung ist oft ungeheuer befreiend und entlastend. Am Schluss können wir unser Mitgefühl dafür aussprechen, dass es in der Wirklichkeit leider nicht so war.

Dadurch wird ein Prozess des Trauerns und Loslassens in Gang gesetzt.

- Wir können uns einen Ort wünschen, wo der Papa nach seinem Tod jetzt sein soll, wo es ihm gut geht und alles schön für ihn ist. Diesen Ort bauen wir dann auf, worin ein großer Trost liegt. Dann setzen wir einen Stellvertreter für den Papa hinein.

  Th.: »Stell dir vor, der Papa könnte dir jetzt etwas sagen! Was würde er dir sagen wollen?« Üblicherweise kommen dann sehr liebevolle und positive Botschaften an das Kind aus seinem eigenen Mund, die ihm auf dem Weg des Trauerns und Loslassens ein Stück weiterhelfen.

  Sollten die Botschaften hingegen negativ sein, bekommen wir Material in die Hand, um die verdrängte Seite des durch den Tod glorifizierten Vaters anschauen zu können.

Im Falle traumatischer Erfahrungen stellt die Rekonstruktion von Traumabildern einen sehr guten methodischen Rahmen auch für das wunscherfüllende Spiel zur Verfügung: Der schreckliche Unfall wird im Spiel verhindert; die Mutter verlässt nicht die Wohnung, sondern ahnt etwas von den Absichten des scheinbar so netten Täters, verhindert sie und prügelt ihn aus der Wohnung hinaus; die Adoptiveltern hätten schon in der Schwangerschaft von der Bauchmama erfahren, dass sie sich nicht um ihr liebes Baby kümmern kann, wären bei der Geburt dabei gewesen, hätten das Kleine von der Bauchmama in die Arme gelegt bekommen, hätten es von Beginn an geliebt und umsorgt – und der Bauchmama gedankt.

Gerade dieses letzte Beispiel kann bei stark deprivierten, abgelehnten und misshandelten Kindern zunächst große Aversionen auslösen. In solchen Fällen kann man auch gut auf Erzählungen ausweichen, zu denen man Bilder malen kann, die jederzeit unterbrochen werden können, aber auch immer mit ins Therapiezimmer genommen werden können. Es kann länger dauern, bis der Kampf zwischen Aversion und Faszination gelöst ist, aber dann werden diese Bildergeschichten und Spiele zu einem geliebten Schatz.

In Falle von delinquentem Verhalten, z. B. Klauen, können wir vorschlagen, einen Ort aufzubauen, an dem alles da wäre, was sie sich wünschen. Dies kann zum Beispiel ein Laden oder ein Schloss sein. Es wird dann schnell deutlich, welche Triebfedern hinter dem Stehlen stecken: Ist es der Thrill, oder die Anerkennung der Gruppe, oder im analytischen Sinne die orale Bedürftigkeit (Nachholen von Ver- und Umsorgung), oder der »anale« Drang nach Besitz und Reichtum – oder vielleicht sogar ein Bindungsthema. Ein 13-jähriges Mädchen, das seit sechs Jahren im Heim lebte, hatte sich vorgestellt, Herr Aldi hätte ihr den Discounter an der Ecke geschenkt und sie lade jetzt alle ihre Freunde zu einer Party in den Laden. Schließlich fällt ihr ein, dass sie auch ihrer Mutter und ihren kleinen Geschwistern vom Überfluss bringen könnte, und es entwickelt sich ein sehr glückliches Spiel von Nähe, Sättigung und Wertschätzung bei ihrer Familie. Als sie es gespielt und genossen hat, kann sie zulassen, dass es nie so war und nie so kommen wird.

Wichtig ist dabei, dass wir die zugrunde liegenden Triebfedern des Fehlverhaltens erfahren und darauf abgestimmt die Bedürfnisse auf der 2. Realitätsebene absättigen. Das Spiel kann abgeschlossen werden, indem wir unser Bedauern äußern, dass in der Wirklichkeit uns wohl keiner einen Discounter schenken wird und dass die Probleme im Leben tatsächlich immer größer werden, wenn wir uns Sachen nehmen, die uns nicht gehören – aber dass es wunderbar gewesen ist, uns diesen Reichtum und das Teilen und die Gemeinschaft vorzustellen. Allein die Fantasie kann uns schon glückliche Gefühle machen!

2.5.6 Die Strukturierte Trauma-Intervention (STI)

Dieses explizite Verfahren liegt ausgereift und manualisiert in Weinberg (2005) vor. Durch die viele Anwendererfahrung des letzten Jahrzehntes hat sich lediglich die Empfehlung ergeben, den Null-Durchgang in die Stunde vor der Trauma-Konfrontationssitzung vorzuziehen. Dies gibt dem Behandler mehr Handlungsfreiheit, denn aufgrund der Gestaltung des Null-Durchganges wird die letzte Abwägung getroffen, ob die Konfrontation überhaupt in Angriff genommen werden kann oder ob wir zuvor stärker auf der subjektiven oder gar objektiven Ebene stabilisieren müssen. Wenn der Null-Durchgang am Anfang der 90-minütigen Konfrontationssitzung stattfindet, kann man sich leicht unter Zugzwang sehen, jetzt wie geplant weiterzumachen, obwohl beim

Schlussbild ein unguter Eindruck entstanden ist. Dies ist zum Beispiel dann der Fall, wenn das Schlussbild zwar Sicherheit objektiv ausdrückt, aber Einsamkeit spürbar ist. Vor allem bei komplex traumatisierten Patienten muss dann genauer hingeschaut werden, was dahintersteckt. Es könnte sein, dass kein stimmigeres Schlussbild gefunden wird, sodass eine bessere Stabilisierung mit dem Schwerpunkt »gute innere Instanzen« und Bindungsfähigkeit zwischengeschaltet werden sollte. Dies ist unkomplizierter zu bewerkstelligen und zu begründen, wenn man den Null-Durchgang vorgezogen hat.

Die STI hat sich als ein sehr gut handhabbares Konfrontationsverfahren bewährt, das aufgrund seiner vielfachen haltgebenden Bestandteile sowohl für den Patienten als auch für den Behandler sehr schonend ist.

2.6 Zusammenfassung: Systematik der Traumabezogenen Spieltherapie

Die Regeln

1. Keinem wird wehgetan
2. Nichts geht kaputt
3. Klare Trennung von erster und zweiter Realitätsebene
4. Keiner wird zu einer Rolle oder deren Fortführung gezwungen und
5. Bei jeder Irritation wechseln wir auf die Ebene der ersten Realität

Die klare **Trennung der ersten von der zweiten Realitätsebene** als Voraussetzung für die traumazentrierte Spieltherapie:

Sie muss dem Kind explizit beigebracht werden, d.h., sie beginnt im Moment übergriffigen Verhaltens mit der **Einführung** (»Du, stopp mal gerade: Ich bin ja die Frau Weinberg, und ich möchte nicht geschubst/beschimpft/herumkommandiert … werden. Das mag ich nämlich nicht. Aber ich könnte ja jemanden spielen, der immer herumgeschubst/… wird. Zum Beispiel einen Diener/Magd/Bettler … Was meinst du?« »Wer könntest du dann sein?«

In den ersten Wochen und Monaten ist es ganz wichtig, dass der Einstieg in die Rolle und damit in die **zweite Realitätsebene** absolut sinnfällig ist, z. B. durch Verkleidungsaccessoires, Wechsel der Körperhaltung, der Stimme usw.

Der Ein- und Ausstieg aus der zweiten Realitätsebene funktioniert nur, wenn der Therapeut die erste absolut sicher repräsentiert und sie jederzeit wieder aufsuchen kann. Dies geschieht explizit mit dem **Spielstopp.**

Mit dieser methodischen Voraussetzung wird der Therapeut

1. zu einem sicheren Anker in der Realität und
2. zu einem weiten Rahmen für traumabedingte Projektionen.

Die traumabezogenen spieltherapeutischen Interventionen, die einer **impliziten Traumaverarbeitung** dienen:

1. Aufbau von Sicherheit im Therapiezimmer
2. Aufbau guter innerer Instanzen
3. Integration des Todesthemas
4. Implizite Arbeit mit Spaltungen

Mit »impliziter Traumaverarbeitung« ist dabei gemeint, dass diese Interventionen ohne Konfrontation mit den traumatischen Erfahrungen auskommen und sich stattdessen auf die »spielerische« Bearbeitung der infolge von traumatischen Erfahrungen veränderten Wahrnehmungs- und Denkmuster konzentrieren. Der Therapeut nimmt dabei gleichzeitig folgende **therapeutische Funktionen** wahr:

- als Erwachsene/r spürbar präsent sein (1. RE)
- Regie führen und Gestaltung von Raum und Zeit, Spielstopps (1. RE)
- Spielkamerad sein, Spaß haben (2. RE)
- Verbalisieren von Emotionen u. Gedanken aus der Rolle heraus (2. RE)
- Erzählerstimme (2. RE)
- Interventionen setzen (1. und 2. RE)

Zu einer **expliziten Traumabearbeitung** innerhalb der Spieltherapie zählen:

1. Explizite Arbeit mit Spaltungen
2. Explizite Abfuhr von Aggressionen
3. Traumspiel
4. Wunscherfüllende Spiele
5. Explizite Rekonstruktion und Überwindung traumatischer Bilder und
6. Strukturierte Trauma-Intervention (STI).

Die beiden letzten Interventionen sind ausschließlich ausgebildeten und erfahrenen Traumatherapeuten vorbehalten. Die anderen Interventionen können dagegen ausgebildete und erfahrene Spieltherapeuten sehr gut in ihre Arbeit integrieren.

3. Affektregulation bei Aggressionsdurchbrüchen und Opposition

Im vierten Teil dieses Buches wird die unerlässliche Rolle der Pflegepersonen für die Affektregulation der Kinder und Jugendlichen mit komplexer Entwicklungsstörung nach Frühtraumatisierung (KEF) detailliert ausgeführt: Nur wenn der Erwachsene gut bei sich bleiben kann, die aufbrausende, provokative und explodierende Aktivität des Kindes als sein Symptom wahrnehmen kann, das ein Zeichen tiefer seelischer und neuronaler Schädigung ist, wenn er sich nicht (!) anstecken lässt durch die Erregung des Kindes, sondern ruhig bleibt: Nur dann gibt es eine Chance, Affektregulation von außen (durch die Ruhe des Erwachsenen) allmählich (über Jahre!) nach innen wachsen zu lassen. Dafür brauchen die Pflegepersonen von uns viel Unterstützung, Tipps und Training – nicht weil wir es besser könnten als sie (bewahre!), sondern weil es inzwischen sehr berufserfahrene Kolleginnen und Kollegen in den USA gibt, die konzeptionalisiert haben, was sich über die Jahrzehnte hinweg in Pflegefamilien bewährt hat. Das müssen wir vermitteln!

Aber auch mit den Kindern und Jugendlichen muss in diesem Bereich gearbeitet werden. Die Anregungen für ein gezieltes Training der KEF-Kinder habe ich von denselben Kollegen übernommen, v. a. von Blaustein, Kinniburgh und Perry.

Zunächst möchte ich aber auf meine eigene Methode zurückkommen, um ihren Beitrag zu Affektregulation zu erläutern: Viele Kinder erleben die aufschießenden Hassaffekte und aggressiven Impulse nicht als erstes Gefühl in einer sozialen Situation. Davor steht vielmehr oft ein Gefühl von Vereinsamung und Trostlosigkeit. Deswegen ist es unerlässlich, Situationen gewaltsamer Angriffe konkret zu erarbeiten, das heißt, sich den Handlungsablauf von Eltern (ohne sie bekommen wir manches Mal nicht die wichtigen Informationen) und Kindern minutiös schildern zu lassen und dann nach den auftauchenden Affekten auf die gemeinsame Suche zu gehen. Sowie sich nur andeutet, dass ein Gefühl von Verlassenheit, von Sturz in die Bodenlosigkeit vorausgegangen ist, ist es das allerbeste, sich dieses Gefühls anzunehmen. Wie immer in der tSt ist der Ablauf vom Heilenden hin zum Problematischen, d.h. dass wir der Frage nachgehen:

»Wenn wir uns jemanden wünschen könnten, irgendein Wesen aus der Fantasie, das dir in diesem Moment zur Seite steht, bei dir ist und dich tröstet, wer soll das sein?«

Wie immer dürfen wir uns von den ersten, möglicherweise aversiven Reaktionen auf diese Frage nicht irritieren lassen, sondern: »Lass uns einmal in Ruhe darüber nachdenken – wer könnte das sein?« Machen Sie auch Vorschläge: »Es könnte zum Beispiel ein Tier sein oder ein Märchenwesen oder jemand aus einem Film…« Sie können auch noch konkreter werden, weil Sie ja die Spiele dieses Kindes und seine Vorstellungswelten kennen. Richten Sie sich nach Ihrem Bauchgefühl, wenn Sie Vorschläge machen!

Wenn das Kind jemanden gefunden oder einen Vorschlag von Ihnen akzeptiert hat, dann muss dies unbedingt gespielt werden. Für alle Beteiligten an der sozialen Situation werden Stellvertreter gesucht und natürlich auch für den Helfer. Der Handlungsablauf wird bis zum initialen Affekt gespielt, dort unterbrochen und die Hilfe von außen durch die Helferfigur eingeführt.

Dieses Umschwenken in eine Schutz- und Trosterfahrung ist meist sehr berührend, aber erst im zweiten Schritt. Zunächst einmal wird in den meisten Fällen der Helfer aufbrausend und aggressiv das Kind beschützen, die vermeintlichen Aggressoren angreifen. Erst wenn das einmal erlebt wurde, werden die Kinder oder Jugendlichen frei dafür, ihre reale Situation wahrzunehmen, zu erfassen, dass es bei der gesetzten Anforderung oder Grenze nicht um eine Lebensbedrohung (Verlust des eigenen Platzes in der Welt/Attacke) ging, sondern um eine Lebensnotwendigkeit (Pflege des familiären Miteinanders/Sorge für die Zukunft). Dann kann die Helferfigur durch Trost und Nähe die Belastung mildern.

Weil aber Menschen mit einer komplexen Entwicklungsstörung nach Frühtraumatisierung (KEF) auch auf einer neuronalen Ebene geschädigt sind, ist darüber hinaus oft ein Training unerlässlich. Auch dies arbeitet mit den konkreten Alltagssituationen und stellt sie im

Therapiezimmer nach. Zuvor wird aber im »Trockenschwimmen« die ausgewählte Technik der Selbstberuhigung eingeübt:

1. Sich selbst kennenlernen:
   - Bauchgefühl identifizieren lernen
   - Stressmuskeln beobachten lernen: Kiefer, Zunge, Hände, Zwerchfell etc.
   - Dadurch die Vorläufer der aufwallenden Aggression kennenlernen
   - Diaphragmatische Atmung einüben und als Übung zur Selbstbeobachtung nutzen (für Kinder nennen wir diese Übung den »Atemtrick«).
2. Bei erster Anspannung im Bauch oder in den Stressmuskeln aktiv werden:
   - Meistens heißt das, aus dem Kontakt gehen, sich im Nebenzimmer beruhigen
   - dort die diaphragmatische Atmung einsetzen (s. Anhang)
   - oder schnell rückwärts zählen bis null
   - oder in der Vorstellung eine Wut-Treppe hinabgehen bis zum Ruheboden.
3. Im echten Rollenspiel einsetzen lernen, also mit Therapeuten und später mit Bezugspersonen.
4. Selbst- und Fremdbeobachtungsbogen für zu Hause führen.
5. Zur nächsten Therapiestunde mitbringen und gemeinsam auswerten.
6. Dranbleiben am Thema – aber immer in Balance zum freien Spiel. Deswegen ist die Aufteilung der Stunde (s. S. 119) zuweilen so hilfreich.

Wichtig ist die therapeutische Haltung dabei: Wir machen klar, dass wir die Aggressionsdurchbrüche nicht akzeptieren, aber wir verbinden keinerlei Vorwürfe oder Appelle damit, sondern bauen sachlich das Training von Fertigkeiten und auch ein Stück Kontrolle dazu in den Therapieplan ein.

Bei chronifizierter Opposition kann man ähnlich vorgehen, wobei da die Fähigkeit, sich anzupassen, als eine wertvolle Fähigkeit herausgearbeitet werden muss. Auch hier spielt die tSt die entscheidende Vorreiterrolle, indem wir dem Kind anbieten, auf der Zweiten Realitätsebene (RE) die Chefposition einzunehmen, aber auf der ersten seine

Anpassung an die normale gesellschaftliche Umgangsform von uns erwartet wird. Wenn sich das Kind mit dieser Ebenentrennung vertraut gemacht hat und sich damit wohlfühlt, dann – aber erst dann – kann man auf einer Meta-Ebene mit dem Kind diskutieren: Was würde passieren, wenn es sich bei mir auf der 1. RE nicht anpassen könnte? Dadurch wird Anpassungsfähigkeit als wertvoll begreifbar.

Dann erst beginnt das Training: Wir bestimmen ein Spiel, in dem das Kind sich nicht gut auskennt, aber unter unserer Anleitung zu einem tollen Ergebnis kommen könnte. Als Beispiel nehme ich das Bauen einer Murmelbahn.

Th.: »Was meinst du – wie lange kannst du dich von mir leiten lassen, bis du eine tolle Murmelbahn hinbekommen hast?« Einigen Sie sich mit dem Kind möglichst auf eine realistische Zeit zwischen drei und fünf Minuten. Stellen Sie eine Eieruhr vor das Kind, und los geht's!

Th. gibt jetzt zügig konkrete Anweisungen: »Nimm zuerst zwei Füße. – Stecke auf beide Füße eine Kurve. Nimm einen dritten Fuß. – Stecke auf ihn ein Röhrchen. …«

Wenn das Kind die ausgemachte Zeit durchgehalten hat, wird ihm euphorisch applaudiert und die tolle Murmelbahn in Betrieb genommen.

An diesem Beispiel kann »Anpassung« und »Mitmachen« als eine Fähigkeit diskutiert werden, die manchmal – nicht immer – eine tolle Fähigkeit ist.

4. Dissoziationspsychologische Implikationen

Da ich dissoziationspsychologisch nicht ausgewiesen bin, profitiere ich – wie schon unter 1.6.4 dargestellt – von den Erfahrungen und Konzepten verschiedener Kolleginnen, insbesondere Dagmar Eckers und Fran Waters, die beide in der Kinderbehandlung ausgewiesen sind, und Michaela Huber. Sicherlich werden durch mehrere tSt-Interventionen dissoziative Prozesse anvisiert und oft rückgängig gemacht. Dies kann zum Beispiel bei der impliziten Arbeit mit Spaltungen leicht gelingen.

Aber bestimmte dissoziative Prozesse werden durch die tSt nicht angesprochen, nämlich wenn das Kind unter Persönlichkeitswechseln leidet. Diese werden innerhalb einer personzentrierten Kindertherapie fast nie ausgelöst, sodass wir in den seltenen Fällen, wo wir Kinder mit einer dissoziativen Persönlichkeitsstörung vor uns haben, üblicherweise nur den kooperativen Anteil sehen[66]. Folgende Frage, die ich von Fran Waters übernommen habe, kann dann sehr weiterhelfen: **»Gibt es in deinem Inneren eine Stimme, die nicht dir gehört?«**

Es ist erstaunlich, wie viele schwer verhaltensgestörte, aber auch gehemmte Kinder bereitwillig auf diese Frage eingehen, ohne dass sie selbst jemals von sich aus über ihr inneres Erleben geredet hätten. Die Antworten kann man nach meinem Dafürhalten in zwei Gruppen ordnen:

In der ersten Gruppe sammeln sich die Stimmen, die sich bei näherer Betrachtung als »Abdrücke« früherer stressender akustischer Eindrücke niedergeschlagen und mittlerweile ein Eigenleben entwickelt haben. So hörte zum Beispiel die jugendliche Tochter einer Borderline-Mutter in kritischen schulischen Situationen höhnische Abwertungen in sich: »Du bist sowieso zu blöd für alles!« Die Stimme klang nach ihrer Mutter. Die starke Prüfungsangst, die sich daraus entwickelt hatte, ließ sich ganz einfach auflösen, indem ich das Mädchen bat, sich für diese Stimme einen Stellvertreter zu wählen (sie nahm eine Hexe) und für diesen Stellvertreter einen Platz in Bezug auf ihren Körper zu suchen (sie setzte sich die Hexe auf die linke Schulter). Danach bat ich das Mädchen, auf seinen Körper zu achten, was der am liebsten mit diesem Stimmenstellvertreter machen möchte. Dies führte zu einer stark impulsiven Abwehrbewegung, die die Stimme vollkommen vom Körper entfernte. Nach solchen Erfahrungen kann man dann salutogenetisch mit den Kindern arbeiten, damit erneute Realbeleidigungen nicht mehr so wirksam sein können.

In der anderen Gruppe befinden sich die ernsten Persönlichkeitswechsel, die ich durch die Beschreibung eines Therapievideos von Fran Waters[67] deutlich machen will:

Waters fragte das fünfjährige Mädchen nach einer inneren Stimme (s. o.). Sie bestätigt das bereitwillig und antwortet auf die Frage, ob diese

66 Dies entspricht in etwa der »anscheinend normalen Persönlichkeit« (ANP) nach Hart, Nijenhuis & Steele.

67 Dissoziationspsychologischer Kongress in Bad Krozingen, November 2007

Stimme auch einen Namen habe, sie habe den Namen ihres großen Bruders. Dieser hatte das Mädchen jahrelang sexuell missbraucht, bevor es dann in eine Pflegefamilie gegeben wurde, in der es nun hoch aggressiv verhaltensauffällig geworden war. Weiterhin erzählt es, dass diese Stimme sie auffordert, andere zu schlagen und zu treten. Sie werde immer lauter und lauter, »and then my mind goes away«, sagt das kleine Mädchen. Daraufhin fragt die Therapeutin das Kind, ob dieser innere Junge ihr vielleicht in Situationen helfen (!) wolle, in denen sie Angst habe oder traurig sei. Nachdem das Mädchen erstaunt zustimmt, bestätigt die Therapeutin, dass das doch eine sehr gute Sache sei, dass da jemand sei, der auf sie aufpasse. Aber ob sie diesem Beschützer nicht lieber einen anderen Namen geben wolle als den ihres Bruders, der ihr doch schließlich die schlimmen Sachen angetan habe. Tatsächlich gibt die Kleine gerne ihrem inneren Beschützer einen neuen Namen. Abschließend gewinnt die Therapeutin das Kind dafür, dass sie gemeinsam ihrem Beschützer beibringen sollten, wie er heute, wo sie nicht mehr mit ihrem Bruder zusammen sei, gut auf sie aufpassen könne, ohne dass sie schlagen und treten müsse. Er wolle ihr ja helfen und ihr nicht noch mehr Probleme machen.
(Gedächtnisprotokoll)

Aus meiner eigenen Praxis will ich das Kind Sina (s. auch I.1.6.4; die erste Phase der Therapie, die von exzessiven Aggressionsdurchbrüchen gekennzeichnet war, wurde bei Weinberg & Hensel, S. 129 ff.[68], dargestellt) in einer dissoziationstherapeutischen Sequenz vorstellen.

Sina, 13 Jahre:

Adoption nach sechs Jahren schwerer Deprivation in einem Kinderheim in Osteuropa.

Th.: »Kennst du das, dass in dir Stimmen sind, die nicht dir gehören?«

S.: »Ja.«

Th.: »Und wie hören sich diese Stimmen an? Oder haben sie einen Namen?«

S. zögerte: »Es gibt in mir einen Jungen, der macht alle fertig, die ich hasse. Der Junge heißt Hund – aber er ist keiner.«

---

68 Weinberg & Hensel, Traumazentrierte Spieltherapie. In: Landolt & Hensel (2008), S. 129 ff.

S. begann über diesen Jungen »Hund« zu reden, begann für viele Stunden unendlich viele Bilder von ihm zu malen, die alle vollkommen stereotyp waren. Sie redete viel über ihn und war mit seiner gefährlichen Aggressivität, ja Mordlust, ganz und gar zufrieden, weil sie sich beschützt fühlte. Eigentlich wurde es immer schlimmer, weil sie nun immer wieder mit einem Lächeln verkündete, dass sie – wenn sie selbst einmal ein Kind bekomme – das Baby töten werde. Auch dies ohne eine andere innere Beteiligung als zufriedenem Genuss. Für mich war es natürlich schrecklich, fürchten zu müssen, dass eine zukünftige Kindsmörderin unter meinen Händen heranreift. Auf der Verhaltensebene innerhalb und außerhalb der Therapie war Sina aber weiterhin kaum mehr aggressiv. Nachdem sich über mehrere Monate an dieser Situation nichts änderte, nahm ich eine Supervision bei Dagmar Eckers[69] wahr. Dabei erfuhr ich, dass dieser »Junge« trotz seiner Grausamkeit nicht unbedingt ein Täterintrojekt sein müsse, sondern auch für ein verlorenes Kuscheltier – vielleicht einen Hund – ihrer frühesten Kindheit stehen könnte. Den Verlust könnte das Kind als so unerträglich erlebt haben, dass der Hund als inneres Objekt hat fortexistieren müssen. Auch dass er sich in einen Rächer verwandelte, zeigt, dass er das psychische Überleben des Kindes ermöglichte, weil es sich nun nicht mehr allein gelassen und ausgeliefert fühlen musste. Damit würde die exzessive Aggressivierung des Introjektes – vor allem gegen Schwache – die eigentlich zugrunde liegende Verlust- und Vereinsamungserfahrung überdecken.

Mit dieser neuen Erklärung im Kopf begann ich am nächsten Tag folgendes Gespräch:

Th.: »Könnte es vielleicht sein, dass du einmal als ganz kleines Kind ein Kuscheltier hattest, das plötzlich weg war?«

S.: »Ja, die großen Jungs haben es mir kaputt gemacht und weggeschmissen.«

Th.: »Ich könnte mir vorstellen, dass, als der Hund in dir aufgetaucht ist, er ein großer Trost für dich war.«

S. nickt ganz entschieden.

Th.: »Kannst du dich denn an das Kuscheltier erinnern?«

S. schüttelt den Kopf.

69 Dagmar Eckers, Dissoziationspsychologin für das Kindesalter, Berlin

Th.: »Es könnte vielleicht sein, dass es ein kleiner Hund war, den du bei dir im Bettchen hattest, als du noch im Kinderheim gelebt hast.«

S.: »Ich kann mich nicht wirklich daran erinnern, aber es stimmt irgendwie.«

Sina hat sich dabei entspannt, sie wirkt traurig und dennoch im Gleichgewicht mit sich selbst. Als ob sie bei sich selbst angekommen wäre. Ab da begann ein neuer Abschnitt in der Therapie: das Nacherleben regressiver Bedürfnisse körperlicher Nähe und Geborgenheit – wenn auch zunächst mit viel Aggression und Abwehr verbunden, dann aber zunehmend ruhiger und hingebungsvoller. Mit diesem neuen Abschnitt begannen dann intensive Traurigkeit und Verlassenheitsgefühle aufzusteigen, die sich zunächst hinter einer Phobie versteckten.

Es war Sinas größte Angst gewesen, dass ich ihr den Jungen und den Hund wegnehmen wolle. Deswegen hatte sie mir auch nie von sich aus von ihnen erzählt. Nach dem zuletzt geschilderten Gespräch spielten die beiden kaum noch eine Rolle in unseren Gesprächen. Einmal erzählte mir Sina, wie der Junge zu ihr gekommen ist: Als ihre Adoptiveltern sie aus dem Kinderheim genommen hatten und mit ihr im Flugzeug saßen, hatte Sina große Angst, dass diese fremden Leute sie töten werden. Da kam der Junge und setzte sich neben sie.

5. Körpertherapeutische Implikationen

Auch in diesem Kapitel übernehme ich Anregungen, allerdings diesmal aus einem viel größeren und für mich unüberschaubaren Pool an Wissen und Erfahrung, aber auch Merkwürdigkeiten. Die Auswahl, die ich treffe, ist sicherlich sehr provisorisch und lässt sich ohne Weiteres hinterfragen. Es sind schlicht die körpertherapeutischen Elemente, die ich gut in meine Konzepte integrieren kann und die mir inzwischen unerlässlich geworden sind.

Bei allen expliziten Interventionen werden den Kindern und Jugendlichen zunächst nur die körperlichen Erfahrungen von Entlastung (!) im Laufe der Interventionen bewusst gemacht. Dies können Sie gut anhand der Manuale verfolgen: Indem wir sie ihre körperliche **Befreiung im Moment der Entlastung** spüren lassen, helfen wir ihnen indirekt, die vorausgegangene Stresserfahrung zu realisieren. Die aktuelle Stressbelastung des Kindes dagegen nehmen wir durch unseren eigenen (!) Körper wahr, das heißt, wir »messen« die Belastung unserer Patienten durch unseren eigenen Körper und intervenieren nach diesem subjektiven Maß. Für dieses Vorgehen ist eine sehr feinfühlige Eigenwahrnehmung, insbesondere was unsere eigenen vegetativen Stress-Signale betrifft, dringend vonnöten. Denn die vegetativen Reaktionen tauchen als Gegenübertragungsempfindungen in uns auf und lassen sich introspektiv beobachten, bevor Emotionen und Kognitionen entstehen oder gar bewusst werden. Wir folgen also demselben Prinzip, wie wir es aufnehmenden Eltern oder zuweilen auch non-offending-parents vermitteln (s. IV.1): Die frühen Stress-Signale unseres eigenen Körpers stellen die Brücke zum Kind dar. Sowie sie auftauchen, müssen wir schon intervenieren, dafür sorgen, dass es uns wieder gut geht, und das Kind zeitgleich mit aus der »Gefahrenzone« herausziehen[70].

Es geht darum, unser Bauchgefühl, unsere Stressmuskeln und unseren Tonus permanent und automatisiert in allen therapeutischen Prozessen zu »scannen«. Dies mag zunächst einmal enttäuschend sein für alle, die sich hier körpertherapeutische Techniken für ihre Patienten versprochen haben – und jetzt geht es plötzlich um uns selbst. Genau diese Enttäuschung erleben aber auch die Bezugspersonen, die sich von uns schnelle Hilfe bei ihren riesigen Problemen erhoffen: Statt Tricks gibt es Selbsterfahrung.

Übung für Leser und Leserinnen: Stellen Sie sich eine unangenehme Situation aus Ihrem Alltag vor und beobachten Sie Ihre körperlichen Veränderungen: Bauchraum, Zwerchfell, Atmung, Herzschlag, Hals, Zunge, Kiefer, Stirn, Hände, Füße, Tonus …

Stellen Sie sich danach die erwünschte Auflösung dieser Situation vor und beobachten Sie Ihre körperlichen Veränderungen.

Eine körpertherapeutische Maßnahme, um innerhalb von 10–30 Sekunden viel Stress abzubauen, ist das »**diaphragmatische Atmen**«, wie es im Anhang erläutert wird. Dieses kann man vor allem erwachsenen Bezugspersonen und Jugendlichen beibringen, aber auch einige DTD-Kinder können es für sich nutzen.

70 Selbst im traumakonfrontativen Verfahren der STI spielt dieses Prinzip eine große Rolle, weil wir als Therapeuten die »Absturzaffekte« nicht hochkommen lassen, sondern mittels Tempo und Führung stets zum letzten Bild »wann hast du dich wieder sicher gefühlt« durchziehen und dort die Entlastungserfahrung bewusst werden lassen können.

Was hingegen für Kinder eine lebensnotwendige körperliche Erfahrung ist, ist **das Umarmtwerden**. Da wir als Therapeuten auf der 1. Realitätsebene nur sehr selten die angemessenen Personen dafür sind, das Kind in den Arm zu nehmen, sollten wir zwei andere Ebenen dafür nutzen:

- Eltern/Bezugspersonen in kritische Therapiestunden mit einbeziehen und dafür sorgen, dass sie in schwierigen Momenten nah zu ihrem Kind hingehen, sich zusammensetzen, das Kind berühren oder gar umarmen. Alle Stunden, in denen wir planen, mit dem Kind über einen Verlust zu sprechen (z. B. ein geliebtes Haustier, Großeltern oder Freunde), eignen sich als Einstieg dafür ideal. Das heißt, wir müssen Kind und Eltern dabei feinfühlig unterstützen, einen körperlichen Zugang zueinander zu finden. Wenn dies dann gelungen ist, ist die Herz-zu-Herz-Position die innigste und am tiefsten wirkende Umarmung, um dem Kind ein Nachlassen der Anspannung, Trost, Halt und Bindung zu geben. Für manche Kinder ist die Erfahrung des Gehaltenwerdens in Momenten, in denen sie ausrasten und wüten, eine enorm tief wirkende Erfahrung, die ihnen unendlich guttut. Für andere hingegen geht dies in diesen Momenten gar nicht, wie uns das Beispiel von Bellinda (II.1.2.3) auf erschütternde Weise zeigt.
- Die andere Möglichkeit bietet sich in der Therapie auf der zweiten Realitätsebene: Dort können wir beim Thema Tierfamilie uns selbst ein Fell zulegen und zum Beispiel dem Bärenkind beim Winterschlaf viel körperliche Nähe geben. Selbst beim Mutter-und-Kind-Spiel geht dies, sollte aber in einer Verfremdung und Verkleidung stattfinden, um den Charakter der 2. RE und die Ebenentrennung für das Kind spürbar zu halten, also zum Beispiel als Königs- oder Zirkusfamilie. Sollten sexuelle oder übergriffige Impulse ins Spiel kommen, gilt das im Beispiel von Rudi geschilderte Vorgehen (I.1.6.8), also konsequent über anatomische Puppen zu arbeiten.

Intensive sensorische Stimulation:

- Wir setzen sie beim Dissoziationsstopp explizit ein (z. B. Igelball, Gummi am Handgelenk, Fishermen's Friend, Duftaromen, Knackfrosch etc.), aber auch implizit in der tSt, denn das Rollenspiel ermöglicht einen ununterbrochenen Strom leiblicher Erfahrungen.

- Wir besprechen mit den Bezugspersonen Möglichkeiten der körperlichen Stimulation im heimischen Kontext: Massage, Eincremen, Schaukeln, Hippotherapie, Sport …

Bewusste Körperwahrnehmung:

- Die Wahrnehmung des Bauchgefühls wird durch die Erfahrung von Tiefe erleichtert: hochklettern und von oben hinuntergucken – was sagt der Bauch dazu? Will er runterspringen?
- Auf das Bauchgefühl können wir in vielen Kontexten aufmerksam machen: Triumphgefühle, Prüfungsängste …
- Die anderen Stressmuskeln kennenlernen: Kiefer, Zunge, Stirn, Nacken, Zwerchfell, Hände und Füße.

Sicherlich ist diese Zusammenstellung nicht systematisch und konzeptionell erwiesen. Dennoch haben sich diese einzelnen Maßnahmen in meiner Praxis viele Male als sehr hilfreich erwiesen, sodass ich sie trotz ihres vorläufigen Charakters an dieser Stelle weitergeben wollte.

III. Therapieverläufe

Felix, 10 Jahre:

ADHS, latentes Bindungsdefizit, latente Todesangst, Leib-Seele-Spaltung.

Stundenteilung, Bau-dir-Instruktion, Traumspiel

Felix ist ein hübscher Junge, er kann wunderbar lächeln und gewinnt sofort die Herzen. Er ist im Kontakt lieb und angepasst, aber gleichzeitig ruhelos, ständig abgelenkt. Allerdings kann er sich gut fokussieren, wenn ich ihm klar umrissene Aufgaben gebe (z. B. die Mensch-Haus-Baum-Zeichnungen, Familie in Tieren) oder in einem selbstgewählten Regelspiel. Im Gegensatz zur Zweiersituation ist er, sowie Kinder um ihn herum sind oder auch mehrere Erwachsene, nicht mehr zu stoppen. Er wird laut, extrem hyperaktiv und ungesteuert und ist kaum beschulbar.

Anamnese: Felix hatte die ersten zwei Lebensjahre bei seiner leiblichen Mutter gelebt. In dieser Zeit ist sie immer mehr in eine Drogenabhängigkeit geraten, wobei sie schließlich an einer Überdosis starb. Die Kinder waren in der Wohnung, als dies passierte, und wurden erst einen Tag später gefunden. Felix ist zwar gut intelligent, war aber von seiner Aufnahme an hochgradig hyperaktiv und brachte jahrelang sowohl seine Eltern als auch seine Kindergartenerzieher und Lehrer zur Verzweiflung.

Therapie: Da ich aufgrund der Beobachtungen in den probatorischen Sitzungen und der massiven ADHS-Symptomatik bezweifelte, Felix' Hyperkinetik psychotherapeutisch in den Griff zu bekommen und er sowieso eine Wartezeit von über einem halben Jahr hatte, empfahl ich den Eltern, eine ADHS-Medikation bei einem Kinderneurologen in Gang zu bringen. Nach zwei Monaten bekam ich die Rückmeldung, dass diese Maßnahme durchschlagenden Erfolg gehabt habe.

Als die Psychotherapie dann schließlich anfängt, stelle ich fest, dass er die Medikation mit großer Erleichterung aufnimmt: »Endlich kann ich aufpassen und hab nicht mehr ständig Ärger!« In der therapeutischen Situation entwickelt sich während der nächsten drei Monate nichts: Felix sucht sich die verschiedensten Regelspiele aus und spielt sie sehr anständig mit mir. Aber auf meine Anregungen, ins kreative Spiel einzusteigen – z.B. durch die Bau-dir-Instruktion –, reagiert er zwar freundlich, nimmt sie aber nicht wirklich auf. Im vorigen Kapitel habe ich beschrieben, wie ich mich zunehmend leerer und überflüssiger vorkam und wie ich erst über dieses Gegenübertragungserleben zu meiner entscheidenden Beobachtung kam: Felix ist nicht wirklich »da«.

Th.: »Kann es sein, dass, wenn du herkommst, du deinen Körper zwar hier ins Zimmer bringst, aber deine Seele lieber draußen bleiben will?« Aber Felix konnte mit meiner Formulierung für die Leib-Seele-Spaltung nichts anfangen. Er war ganz erstaunt: »Aber nein, ich komme doch gerne her! Dann ist es mir zumindest eine Stunde weniger am Tag langweilig!« Da sein chronisches Empfinden von Langeweile bestimmt nicht an einer anregungsarmen häuslichen Situation oder einem Leerlauf im Alltag lag, ging ich davon aus, dass wir den Anfang des Fadens gefunden hatten: Die Leere war innerlich.

Einmal gab ich ihm die Aufgabe, für jeden in seiner Familie einen Stellvertreter im Therapiezimmer zu suchen, wobei sich Felix selbst dabei ausließ. Als ich ihn darauf hinwies, nahm er für sich einen Orang-Utan, der dann aber keinen Platz in der Familie bekam, sondern ständig von einem zum anderen hüpfte. Als ich das beschrieb, sagte Felix völlig unerwartet:

F.: »Meine erste Mama ist gestorben.«

Th.: »Was meinst denn du, Felix, hat denn deine Mama jetzt einen guten Platz für sich gefunden?«

F. denkt nach: »Vielleicht im Himmel?«

Th.: »Ja, Felix, ich stell mir das auch so vor, dass deine erste Mama jetzt im Himmel ist. Wollen wir den jetzt hier auch einmal aufbauen?«

F. richtet auf einem erhöhten Platz den Himmel ein und setzt einen Stellvertreter für seine leibliche Mutter dorthin.

Th.: »Stell dir doch einmal vor, deine Mama im Himmel würde jetzt auf die Erde hinabschauen, auf ihre beiden jüngsten Söhne, und sie würde sehen, wie ihr Felix keine Ruhe findet und keinen Platz in seiner neuen Familie. Was würde sie dir vielleicht sagen wollen?«

F. denkt nach: »Dass ich mich entscheiden soll.«

Th.: »Die Mama im Himmel würde also sagen: ›Ich wünschte mir so sehr, dass sich mein Felix entscheiden könnte!‹«

F. (impulsiv): »Oh, das wird nichts!«

Mit den Eltern besprach ich meinen Eindruck, dass Felix nicht wirklich in ihrer Familie angekommen sei, und bat sie um ihre Meinung. Tatsächlich stellte sich heraus, dass kein Erwachsener in ihrem Umfeld das Gefühl hatte, an Felix heranzukommen – und dass sie sich für sich auch nicht so sicher waren: eigentlich schon – aber irgendwie auch nicht so richtig.

Ich führte die Zweiteilung in die Therapie ein, woraufhin Felix immer mit meinem Teil anfangen wollte, »weil das dann mal was Neues ist«.

Ich gab ihm noch einmal die Bau-dir-Instruktion und beobachtete diesmal klarer, dass er eigentlich keinen guten Ort für sich fand. Nach mehreren Anläufen über mehrere (halbe) Stunden hinweg stellte er fest, dass er sich einen Ort, weit weg im Universum, als gut für sich vorstellen könnte. Erst als wir den bauten und uns dieser Vorstellung hingaben, begann er, »in seinen Körper hineinzurutschen«: An diesem fernen Ort begann er plötzlich viel von sich und seinem Leben zu erzählen. Jetzt kamen wir auch auf seine Albträume, und das auf S. 153 f. geschilderte Traumspiel, gemeinsam mit seiner Mutter, konnte durchgeführt werden.

Das Traumspiel half ihm sowohl in der Bewältigung von Todesangst als auch in seiner Bindungsfähigkeit ein großes Stück weiter.

In den folgenden zwei Fallbeispielen für DTD (Traumabedingte Entwicklungsstörung) sollen Therapieverläufe verdeutlicht werden, in denen Aggression eine große Rolle spielt. Als erstes Beispiel wird ein Mädchen geschildert, das von Anfang an einen festen Platz im Herzen seiner Bezugspersonen hatte, aber mit Lungenentzündung und Fruchtwasservergiftung und einer daraus resultierenden Entwicklungsbeeinträchtigung auf die Welt kam. So brachte sie eine erhebliche Vulnerabilität für seine jahrelange schwere Traumageschichte mit. Aggression spielt in Karolas Fallgeschichte eine verdeckte Rolle, indem sie nach einer ersten Phase von sexuellem Missbrauch in Form von systematischer Zerstörung von Spielzeug auftrat – und mit Beginn der zweiten Phase, die dann bald in Vergewaltigungen mit Nahtoderlebnissen überging, völlig verschwand – zusammen mit jeder Kindlichkeit. In ihrer Therapie ist das Freisetzen der aggressiv-hasserfüllten Affekte der erste Schritt Richtung Heilung – so wenig das vielen Psychotherapeuten gefallen mag.

Das nächste Fallbeispiel Rudi steht ausgesprochen für die Komplexe Entwicklungsstörung nach Frühtraumatisierung, bei der der Stellenwert der Aggression offensichtlich wird.

Karola, 13 Jahre:

Bau-dir-Instruktion, explizite Aggressionsabfuhr, STI für die Trauma-Integration, wunscherfüllendes Spiel bezüglich des Geburtstraumas, Bearbeitung der Nahtoderlebnisse mit EMDR

Erstkontakt: Karola wird nach dem Gerichtsverfahren gegen ihren Onkel, der sie drei Jahre lang sexuell missbraucht und schließlich mehrfach vergewaltigt hatte, zur Therapie angemeldet. Karola strahlt mich von der ersten Sekunde an wie eine 100-Watt-Lampe. Die Mutter äußert auf meine verblüffte Frage: Dieses Gesicht zeige sie außerhalb der Familie immer, innerhalb nicht. »Eigentlich ist sie wie abgeschlossen.« Ihre Stimmungen seien zwar sehr schwankend, aber sie selbst sei immer unzugänglich. So wisse niemand, wie es ihr mit den schlimmen Erlebnissen jetzt gehe. Schon im Grundschulalter habe sie mit ihren Gefühlen theatralisch gewirkt, nicht echt. In dieser Zeit habe sie mehr als 100 Barbies die Haare abgeschoren, die Köpfe abgerissen und zerstört. Aber seit drei Jahren spiele sie gar nicht mehr.

Die Mutter selbst wirkt energisch, tatkräftig, voller Hass auf ihren Bruder, voller Verzweiflung über den Zustand und das Schicksal ihrer Tochter, voller Schuldgefühle.

Anamnese: Karola ist ein erwünschtes und geliebtes Kind. Sie hatte eine Geburt mit Fruchtwasservergiftung nach übertragener Schwangerschaft. Sie kam mit einer Lungenentzündung und anfänglichem Atemstillstand auf die Welt. Die Mutter erlitt wegen einer weiteren Geburtskomplikation einen extremen Blutverlust, sodass beide getrennt voneinander intensivmedizinisch behandelt wurden. Ab dem vierzehnten Tag waren Mutter und Tochter wieder vereint, wobei die Mutter einen Schock von dieser Geburt und der anschließenden Trennung davongetragen hatte.

Das Kind entwickelte sich motorisch gut, aber die Sprachentwicklung blieb deutlich zurück, sodass es mit zwei Jahren amtsärztlich auf eine Entwicklungsverzögerung hin gründlich getestet wurde. Dabei wurde die Mutter von der Amtsärztin massiv beschuldigt, die eigentliche Ursache für Carolas schlechte Entwicklung zu sein, sie sei fahrlässig bei der Geburt gewesen, ohne dass ihr dieser Vorwurf begründet worden sei. Karola bekam Frühförderung und kam später in den Sprachheilkindergarten. In diesem Alter begann die erste Phase des sexuellen Missbrauchs durch den Onkel. Allerdings konnte sich Karola ihren Eltern irgendwann anvertrauen, sodass diese den Bruder der Mutter zur Rede stellten, und nachdem er den Vorwurf empört von sich gewiesen hatte, sahen und hörten sie von ihm vier Jahre nichts. Dieser Vorwurf führte zu einem tiefen Riss in der mütterlichen Herkunftsfamilie, unter der Karola und ihre Mutter sehr litten. Am Ende dieser vier Jahre starb die Oma mütterlicherseits. Das Sterben der Oma brachte die Familie wieder zusammen, denn Karolas Mutter pflegte ihre Mutter, nahm zuweilen dabei ihre Tochter mit ins Haus ihrer Eltern, wo der Onkel aber auch lebte und in unbeobachteten Augenblicken die Missbrauchsbeziehung wieder aufnahm. Nach dem Tod der Oma rief der Onkel Karola öfter an und lud sie zu Unternehmungen ein, oft auch zusammen mit ihrem älteren Bruder. Bei einer dieser Gelegenheiten erfuhr der damals 12-Jährige Bruder von einer Verurteilung seines Onkels wegen sexuellen Missbrauchs an einem anderen Mädchen, wurde aber von seinem Opa (mü) zu striktem Stillschweigen verpflichtet. Tatsächlich machte der Junge seinen Eltern keine Mitteilung davon, sodass die Eltern nur mitbekamen, dass Karola gerne mit ihrem Onkel etwas unternahm. Da die Eltern mittlerweile ihren eigenen vier Jahre zurückliegenden Vorwurf selbst für irreal hielten, gab es keine Bedenken gegen diesen Umgang. Wie aus heiterem Himmel traf sie der Donnerblitz der Festnahme des Onkels und der polizeilichen Aussage ihres Kindes. Der Mann hatte Karola im Garten vergewaltigt und war dabei von Nachbarn beobachtet worden, die die Polizei riefen.

Eine von mir veranlasste schulpsychologische Untersuchung erbrachte einen IQ von 76.

Verhaltensbeobachtung und Exploration: Karola strahlt nicht nur beständig über beide Backen ihres hübschen Gesichtes und verhält und bewegt sich ununterbrochen wie eine junge Dame, sondern ist auch ansonsten ein liebes Lämmchen: Sie macht klaglos alles, was ich ihr auftrage, und kontrolliert beständig meine mimischen Reaktionen, was sehr nach einer Befehlsempfängerstruktur aussieht. Sie spricht nicht von sich aus, sondern nur auf Fragen hin. Dann klingen ihre Reden zuweilen sehr gestelzt, wie aus einem ihrer geliebten Bollywoodfilme. Generell ist ihr Sprechen leicht verlangsamt. Als ich sie nach ihren größten Wünschen fürs Leben frage, antwortet sie: »Dass Niko (ein Klassenkamerad) nicht mehr mit meinen Gefühlen spielt!« Den Hass auf Niko benennt sie auch als ihr einziges Problem.

Erst durch gezieltes Nachfragen erfahre ich, dass sie extreme Einschlaf- und Albtraumprobleme hat. Auf meine erste Frage hin hatte sie noch geantwortet: »Wie ein Murmeltier kann ich schlafen.« – »Immer?« Zögernd: »Wenn ich an nichts anderes denken muss.« Ich erfahre später, dass auch ihre Eltern davon nichts mitbekommen haben, weil Karola stundenlang bewegungslos in ihrem Bett ausharrt und sich auch am folgenden Tag nie mitteilt. Den Eltern war nur aufgefallen, dass sie an manchen Tagen völlig übermüdet wirkte. Beim Einschlafen quälen sie die Gesichter von Niko und dem Onkel.

Therapieverlauf: Standardmäßig führe ich mit ihr in der zweiten Stunde die Bau-dir-Instruktion durch: K. ist zunächst sehr gehemmt und verunsichert, kommt dann aber richtig in Fahrt. Da sie alles allein baut und keinerlei Unterstützung von mir braucht, gehe ich sogar zur »Böse-Leute«-Stufe vor: »Stell dir mal vor, Karola, da gäbe es böse Leute in der Gegend – wer könnte denn das mal darstellen?« K. holt sofort die Drachenschlange, die ich dann übernehme. In einem entfernten Winkel des Zimmers lasse ich sie auftauchen und reden: »Sieh mal an – dieses tolle Haus da vorne! Das ist doch ganz neu hier. Da muss ich unbedingt mal nachgucken, ob man was klauen kann!« K. nimmt sofort ein großes Baupolster und lässt es als Gitter vor der Haustür herab und ergänzt: »Ich hab mir gerade vorgestellt, meine Freunde wären bei mir!« Ich ermuntere sie, für ihre Freunde Stellvertreter zu holen und mit in ihr Haus zu nehmen, woraufhin sie den Wolfshund und den dicken Bären holt und sie fest an sich drückt. Dann verlassen sie gemeinsam das Haus, ziehen zusammen los, schnappen sich die böse Schlange und schleppen sie ins Gefängnis, wo sie sie seelenruhig sterben lassen.

Karola ist von diesem Spiel sehr begeistert und fühlt sich wie befreit.

Um Karolas »einziges Problem« ernst zu nehmen und ihr dabei auch einen ersten Zugang zu ihrer Vitalität zu verschaffen, schlage ich ihr beim dritten Kontakt ein Handpuppenspiel vor: sie, Niko und ihre Freundinnen in der Klasse. Obwohl Karola mit mir in der letzten Stunde schon einmal in Rollen gespielt hatte, ist sie zunächst wieder blockiert. Als ich ihr ausdrücklich erlaube, dass wir hier in diesem Zimmer die Wut mal rauslassen können und dass das auch keiner erfährt, kommt sie in Fahrt und misshandelt die Figur Niko nach Strich und Faden. Sie beginnt dabei herzhaft zu lachen. Ich biete ihr am Schluss die Idee an, dass sie vielleicht die »verliebten Blicke« von Niko deswegen so hasse, weil sie das an was erinnere. Daraufhin spricht K. sofort von ihrem Onkel: »Nachts sehe ich die Gesichter von den beiden, die Augen!! Die machen mich so fertig, ich bin dann so wild!! Ich kann dann einfach nicht schlafen.«

Im vierten Kontakt biete ich ihr eine einfache Abreaktion an: Sie könne die beiden auf große Papiere malen, und wir schauen dann, was wir mit ihnen am liebsten machen würden. Karola ist begeistert, hängt die großen Papiere an die Holzwand, schreibt um sie herum die schlimmsten Schimpfwörter, die ihr einfallen, und zerstört sie mit Wurfgeschossen. Sie ist ganz dabei und voller Freude. In der folgenden Stunde möchte sie damit fortfahren und schreit jetzt auch die Schimpfwörter dabei heraus.

Aus ihrem Schlaf-Selbstbeobachtungsprotokoll ergibt sich, dass die Schlafstörungen ab da mit einem Mal verschwunden sind.

Schon im sechsten Kontakt führen wir die STI (s. Weinberg, 2005) durch und brauchen dafür drei Sitzungen, die erste davon 90 Minuten.

In der folgenden neunten Sitzung offenbart sie mir: »Es geht mir jetzt viel besser! Aber ich habe ein Problem mit meinem Herzen. Wenn ich schlimme Gefühle habe, wird es so still – als ob sich nichts mehr bewegt.« Sie assoziiert dazu zwei Erlebnisse im Schwimmbad, als sie jeweils unter Wasser geriet und dort sofort still wurde und aufgab. Sie sei beide Male von jemand anderem herausgezogen worden und sie glaubt, dass sie selbst dort »einfach gestorben« wäre. Ihre merkwürdige Reaktion unter Wasser erinnert mich an ihr Geburtserlebnis.

Ich bitte Karola, sich einen Platz voller Geborgenheit zu bauen, worauf sie ein großes Nest mit hohen Wänden baut, in das sie sich hineinkuscheln kann. Ich ermuntere sie, sich tatsächlich hineinzukuscheln, und erzähle ihr anschließend: »Die Vögel haben ihr Nest gebaut, damit ihre ungeborenen Kinder in Sicherheit sind. Wir Menschen legen zwar keine Eier, aber die Mamas haben auch einen guten Platz für ihre ungeborenen Kinder. Weißt du welchen?« – »Ja, im Bauch.« – »Ja, genau daran habe ich jetzt auch denken müssen, als ich dich so in dein Nest gekuschelt sah: So geborgen wie in Mamas Bauch.« Nachdem Karola diese Vorstellung noch ein Weilchen genossen hat und dann wieder hinauskommen will, sage ich: »Und irgendwann spüren die Kleinen, dass ihnen der Bauch zu eng geworden ist und dass sie jetzt auf die Welt kommen wollen. Dann haben sie nämlich genug Kraft und Fähigkeiten, um in den Armen von ihren Eltern weiter zu wachsen.« – »Bei mir war das aber nicht so gut.« – »Weißt du etwas über deine Geburt, Karola?« Es stellt sich heraus, dass Karola einiges weiß, aber seltsam apathisch und unbeteiligt bei ihrem Bericht wirkt.

Daraufhin biete ich ihr das »wunscherfüllende Spiel« an: »Was wünschen wir uns heute, was hätte damals passieren sollen, damit es für dich und deine Mama gar keine Gefahr gegeben hätte?« Wir wünschen uns also einen anderen Frauenarzt, der rechtzeitig gesagt hätte: »Liebe Mama, wir wollen gar kein Risiko eingehen. Wir holen jetzt ihr kleines Mädchen mit Kaiserschnitt.« Karola will die Hebamme spielen, ich soll den Frauenarzt spielen; die Mama und die winzige Karola von damals werden mit Stellvertretern dargestellt, und es entsteht ein sehr bewegendes Spiel. An den Operationstisch hat Karola auch noch Gottes Engel gestellt.

Beim nächsten Gespräch mit den Eltern erzählt der Vater: »Karola ist viel offener geworden. Sie schimpft jetzt manchmal derb, z. B. jemand sei Scheiße oder irgendwas sei Mist. Sie redet viel mehr als früher und ist offener geworden. Jetzt gibt sie uns auch Widerworte oder verlässt grummelnd das Zimmer. Ihr Selbstbewusstsein hat richtig zugenommen!« Die Mutter ergänzte: »Früher stand sie da wie ein Schaf auf der Schlachtbank – jetzt ist es schon etwas zu viel des Guten. Ihrem Bruder hat sie heute morgen ins Gesicht geschrien: »Fick dich doch ins Knie!«

In der Folgezeit richte ich mich personzentriert nach Karolas Wünschen und Vorschlägen, wobei sie immer wieder auf die aggressive Abreaktion gegen ihren Onkel und Niko zurückkommt. Einmal gebe ich ihr eine Körperschablone eines Mädchens und lasse sie markieren, wo sie auf keinen Fall berührt werden wolle und was sie auf keinen Fall für Sätze hören wolle. Wir sammelten also sensorische und verbale Trigger. Dabei kam heraus, dass für sie die schlimmste Aufforderung war: »Dreh dich mal um!« Mit diesem Aha-Moment stieg in ihr eine unbändige Wut auf ihren Onkel auf und führte zu einer geradezu irrsinnigen Abreaktion.

Als sich herausstellt, dass sich K. immer weniger von ihren Eltern sagen lässt, sowohl bei ihrer Zahnbehandlung (sich auf den Stuhl legen, Kopf nach hinten und »Mach mal den Mund auf!«) als auch bei den täglichen Hausaufgaben (»Du musst das aber machen!«) nicht mehr mitmacht, suchen Mutter, Karola und ich gemeinsam nach alternativen Formulierungen (»Bitte«) und Stopphinweisen. K. schlägt ihrer Mutter allen Ernstes dabei vor, dass sie sie mit »Arschloch!« oder anderen schrecklichen Wörtern anwarnen solle. Dieser Einfall zeugt bei allen Fortschritten von ganz erheblicher Selbstabwertung (Selbstkonzeptsymptomatik), die ihr nun aber bewusst wird und die sie dann auch zuordnen kann: »Ich hab halt immer gedacht, dass ich das Arschloch bin – du weißt ja!« Es stellt sich heraus, dass wir ihre anale Vergewaltigung bisher noch gar nicht beachtet haben – obwohl sie durch das »Dreh dich mal um!« schon angedeutet worden war. Diese wurde dann drei Monate verspätet in die STI eingearbeitet.

Wenige Wochen darauf bricht es aus Karola zu Hause heraus: Sie erzählt in einem gigantischen Wortschwall und mit viel Erregung ihre ganze traurige Geschichte. Mutter und Tochter haben dabei viel geweint und sich in den Armen gehalten. Der Vater war voller Wut – und dem Bruder sei es sehr schlecht gegangen, weil er sich selbst heftigste Vorwürfe wegen seines vormaligen Schweigens machte.

Wie bei allen früh oder lang traumatisierten Kindern beende ich die Therapie auch bei Karola langsam ausschleichend. Alltagsthemen wie ihr Lernstoff, Probleme mit ihrer Freundin, ihre starke Ambivalenz gegenüber dem Sichverlieben, aber auch ihre – inzwischen fröhlichen und mutigen – Träume und natürlich immer wieder Trauma-Themen (zum Beispiel im Zusammenhang mit dem Sichverlieben) spielen in die inzwischen niederfrequente Therapie hinein. Karola bringt ihre Themen jetzt selbst ein und gestaltet ihre Stunden im Wesentlichen selbst, sodass ich sie eine Phase lang wieder personzentriert begleiten kann und nur noch wenige traumabezogene Interventionen brauche. Dann aber haben sich so viele Hinweise auf ihr körperliches Erleben ergeben, die als Traumafolgestörung vor dem Hintergrund einer frühen Nahtoderfahrung und Bindungstraumatisierung (peri- und postnatal) zu verstehen sind. Auf meine Frage nach ihren Wünschen für die restlichen Stunden der Kurzzeittherapie sagt sie: »Ich will die Kälte in mir weg haben – und die Dunkelheit – und die Schmerzen.« Auf meine Bitte, mir zu sagen, wo sie diese Empfindungen körperlich spüren könne, lokalisiert sie die Schmerzen im Unterleib, die Kälte in Oberbauch und Brust und die Dunkelheit im Herzen.

Daraufhin wird eine Langzeittherapie beantragt und eine EMDR-Behandlung mit Fokus auf ihrer körperlichen Beteiligung angeboten. In der EMDR-Sitzung stellt sie mit dem Ausgangsbild (Vergewaltigung im Garten) sofort das Atmen ein, schnappt zuweilen nach Luft – und egal, wie grausame oder glückliche Erlebnisse ihr Reprozessieren hervorbringt: Sie strahlt mich an – wie zu alten Zeiten –, kaum dass sie in den Unterbrechungen die Augen aufschlägt. Im Prozessieren taucht ein Nahtoderlebnis auf: Als der extrem übergewichtige Mann auf ihr draufliegt, hört sie auf zu atmen, die Dunkelheit breitet sich in ihr aus und sie spürt ihr Herz nur noch ganz zaghaft: bip – bip – – nichts –. Plötzlich breitet sich in ihr und um sie herum ein strahlendes warmes Licht aus, und sie hört eine Stimme: »Wehr dich! Du kannst es schaffen!« In ihrem Reprozessieren taucht sie wieder auf ins Leben, sieht draußen wieder ein Licht, hat plötzlich wieder Kraft und beginnt den Kampf um die Befreiung unter dem Mann. Sie schafft es, flieht vor ihm aus dem Garten heraus und beginnt eine mystische Wanderung durch einen Wald. Auch im Wald erlebt sie seine Verfolgung, aber auch mystische Helfer, die sie unter Wasser ziehen, um sie vor ihm zu verbergen. Ihre Angst zu ersticken beruhigt die Quellnymphe Meri: »Bei mir kannst du unter Wasser atmen!«

Immer wieder durchläuft Karola den Kreis von erneuten Vergewaltigungen und dem Erleben aufzugeben, in den Tod zu gehen und wieder zurückzukommen – bis sie schließlich keine Kälte, keine Schmerzen und keine Dunkelheit mehr in sich spürt. Einen Monat später kommt sie freudestrahlend in die Stunde: »Ich habe endlich wieder weinen können! Jetzt bin ich wieder ganz!«

Trotz der vielen wichtigen Aspekte dieser Behandlung möchte ich hier auf die Bedeutung der Aggression fokussieren:

1. Erst in Reaktion auf den sexuellen Missbrauch im Alter von fünf Jahren taucht sie in auffälliger Form auf, indem das Mädchen jahrelang ihr Spielverhalten auf das Vorbereiten, Misshandeln und Töten von Barbies richtete. Barbiepuppen haben durch ihre extrem über-

triebenen weiblichen Sexualmerkmale (Busen, Taille, Haare, überlange Schenkel) eine starke Aussagekraft für die weibliche Identität und für den Selbsthass sexuell missbrauchter Mädchen. Diese Form der Aggression ist also eine intensive Art des Selbstausdrucks.

2. Als der Onkel seinen Missbrauch wieder aufnahm, verschwand Karolas aggressives Spielverhalten, was die Eltern erst einmal freute.
3. Gemeinsam mit der Wut verschwand aber auch ihr ganzes kindliches Wesen: Es entstand im Alter von neun Jahren ein völlig neues Wesen, eine »junge Dame«, charmant, strahlend schön, geziert. Die Mutter empfand, dass ihre Tochter merkwürdig »theatralisch« geworden war, ihre Gefühle nicht echt auf sie wirkten. Aber da das Mädchen ansonsten komplett unauffällig war für die Eltern und ihre Umgebung, wurde niemand misstrauisch.
4. Karola hatte nie Hass oder auch nur Wut auf den Onkel gespürt. Interessanterweise gehört es zu den regelmäßigen Begleiterscheinungen von Gewaltverbrechen im Zeichen der Unterwerfung, dass sie keinen Hass bei den Opfern gegen den Täter/die Täterin bewirken! Meine Vermutung ist, dass Hass – egal, wie unterdrückt – immer die Fähigkeiten zur Unterwerfung und damit insbesondere die vielen Fähigkeiten zur Selbst- und Fremdtäuschung unterminieren und damit gefährden würde.
5. Karola hasste dafür aber einen Klassenkameraden, der ihr verliebte Blicke zuwarf. Dieser Junge diente als Projektionsfläche für Karolas Opfererfahrungen, sodass sie in ihm einen widerlichen Missbraucher sah. Da sie ihn aber zugleich – vermutlich in einem völlig getrennt davon ablaufenden impliziten Bewertungsprozess (s. 1.6.3) – als nicht gewaltbereit einschätzte, entluden sich gegen ihn aggressives Verhalten und unbändiger Hass.
6. Karolas Aggressionen waren ein Ausdruck von Vitalität.

Zusammenfassend stellt sich Karolas Fall als eine komplexe Traumafolgestörung dar, die auf dem Boden einer peri- und postnatalen Traumaerfahrung bei Mutter und Tochter fußt. Die Geburtsereignisse hatten gravierende Auswirkungen auf die kognitive Entwicklung des Kindes und die liebevolle und fürsorgliche Mutter-Kind-Bindung, indem das Kind von Anfang an lernt, die an sich einfühlsame und kompetente Mutter vor erneuten Versagensgefühlen zu schützen und im Falle ihres Eintretens sie zu trösten. Hier sprengt die Kindertherapie also ihre

Grenzen und muss Effekte und Konflikte der Eltern- und Großelterngeneration mit ansprechen. Das heißt aber auch, soweit Karola in ihrer Therapie gekommen sein mag, nun wird sie nicht mehr viel weiterkommen, wenn nicht die Mutter eine Eigentherapie beginnt. Es ist ja offensichtlich, dass die Mutter in einem pathologischen Familiensystem aufgewachsen ist und – wie sie sich schließlich selbst eingestand – selbst Missbrauchsopfer gewesen war.

Rudi, 8 Jahre:

spieltherapeutische Integration eines aggressiven Introjekts, Dyadentherapie mit Schwester, Integration sexueller Impulse

Anamnese: Rudi ist ein Pflegekind, das schon mit drei Monaten von seiner sechzehnjährigen und drogenabhängigen Mutter weggeholt worden ist. Dem Pflegevater ist lediglich bekannt, dass es in der Wohnung der Mutter wie auf einer Müllkippe ausgesehen haben muss und die Erwachsenen sehr gewalttätig gewesen waren, sodass auch der Säugling misshandelt worden war. Er kam in seine sogenannte »Bereitschaftspflegefamilie«, in der er als extrem schreckhaft und ständig panisch brüllend auffiel und insbesondere seine Bereitschaftspflegemutter krass ablehnte. Etwa mit einem Jahr kam er zu seiner Dauerpflegefamilie. Er war das ausgesprochene Wunschkind dieser neuen Pflegemutter, nicht seines neuen Pflegevaters, der lieber mit seinen eigenen herangewachsenen Kindern und seiner neuen Frau ein überschaubares Familienleben geführt hätte. Nach einigen Wochen relativer Ruhe begann das Baby auch seine neue Pflegemutter radikal abzulehnen. Wenn der Vater nach 14 Stunden arbeitsbedingter Abwesenheit abends endlich nach Hause kam, hörte er schon auf der Straße das nervenzerreibende Brüllen des Pflegekindes. Kaum aber, dass das kleine Kind ihn ins Zimmer kommen sah, beruhigte es sich, streckte ihm seine Ärmchen entgegen und erholte sich von seinem anstrengenden Tag. Nicht aber seine Eltern: Der Vater war wütend auf seine Frau, weil sie mit dem Kind nicht umgehen konnte und er völlig überarbeitet auch noch Tag für Tag Babysitter spielen durfte, damit zumindest einige Stunden Schlaf für die Familie möglich wurden. Und die Pflegemutter war schon nach wenigen Monaten im Burn-out. Nachdem die leibliche Mutter ein zweites Kind geboren hatte, wurde dies »zum Ausgleich« mit aufgenommen, woraufhin die extreme Überforderung die Pflegemutter regelrecht auseinanderriss, sodass sie den mittlerweile zweijährigen Jungen zu misshandeln und in den Schrank zu sperren begann, wenn sie mit den Kindern allein war. Der stark entwicklungsverzögerte Junge kam in einen Sprachheilkindergarten, wo das sehr kompetente Team recht schnell hinter die Fassade blickte und mit den Eltern ihre Eindrücke diskutierte. Sie erkannten beide ihr entsetzliches Versagen, woraufhin die Pflegemutter ihre Familie verließ und der Mann mit den angenommenen Kindern allein dastand: einem emotional und kognitiv hoch gestörten Fünfjährigen und einer hoch bedürftigen, aber glücklicherweise normal entwickelten Dreijährigen. Die beiden Kinder konnten sich außerdem auf den Tod nicht ausstehen.

Aus diesem Stoff werden normalerweise die gigantischen Katastrophen im Kleinformat genäht – aber den drei Zurückgebliebenen erging es anders:

Der Vater konnte seine komplette Familie (Eltern, Geschwister, erwachsene Kinder) für seine Pflegekinder aktivieren, die Kleine wurde an die Oma (vä) angebunden, der Opa (vä) übernahm die Infrastruktur der Familie, die Töchter (vä) konnten tatsächlich mit den beiden irgendwie umgehen, und die Geschwister (vä) waren für die Notfälle da. Der Vater kündigte seinen Ausbeuterjob und machte sich selbstständig, was erst in späteren Jahren dann sehr stressig wurde. Damals kehrten Entspannung und Ruhe ein!

Rudi bekam in seinem Kindergarten eine Spiel- und Traumatherapie bei einem Kollegen, der bei Sabine Schlippe-Weinberger, Thomas Hensel und mir ausgebildet war. Diese Erfahrungen taten ihm so gut, dass er gegen Ende seiner Zeit in dieser Einrichtung sogar mit einer EMDR-Geschichte zu seinem Leben behandelt werden konnte. Das Ergebnis war, dass Vater und Sohn einige Tage später nachts heulend im Bett saßen und sich in den Armen hielten und beide danach das Gefühl hatten, dass Rudi jetzt ein gutes Stück mehr in seine eigene Haut hineingewachsen war.

Anlass der Therapie bei mir: Rudi wurde in eine Schule für geistig behinderte Kinder umgeschult und musste deswegen seinen Therapeuten verlassen. Der Kollege hatte eine traumatherapeutische Weiterbehandlung dringend empfohlen, insbesondere weil die beiden Geschwister weiterhin eine Hass- und Aggressionsbeziehung hätten. Außerdem stellten sich nach Therapieende erneute schwere Aggressionsdurchbrüche gegen Vater, Lehrer und Mitschüler ein.

Erstkontakt: Der achtjährige Rudi ist ein fröhliches und aufgewecktes Kind, voller Interesse für die Natur. Seine geistigen und sprachlichen Fähigkeiten sind deutlich eingeschränkt.

Schlafverhalten: Nur auf Nachfrage berichtet Rudi von großen Ängsten, so schlafe er nur bei heller Beleuchtung und erlebe in seinen Träumen zu sterben: »Ich träume, ich kann fliegen. Aber ich bin in einer Tasche und kriege keine Luft. Wenn ich dann ersticke, wache ich auf.« Dann merke er, dass er doch atmen kann, und laufe hinüber zum Papa. Das ginge jede Nacht so.

Spontanes Spiel: Sofort und ohne Narrativ aggressive Rollenspielhandlungen. Er lässt sich im Sinne der tSt-Regeln begrenzen und stellt die unablässigen Aggressionen ab da nur noch auf der 2. Realitätsebene dar.

Im getrennten Gespräch mit dem Vater erfahre ich, dass Rudi jetzt viel Zärtlichkeit suche, nachdem er in den ersten Lebensjahren sich nicht hatte anfassen lassen. Ich bitte darum, Küsse auf den Mund, wie ich sie zwischen Vater und Sohn beobachtet hatte, einzustellen, weil »es wichtig ist, dass Rudi zwar viele positive Erfahrungen mit Zärtlichkeit sammelt, aber dabei erogene Zonen ausgespart bleiben«. Ich thematisiere das Entwicklungsgebiet Sexualität in seiner Bedeutung als »stellvertretende Auffüllung der inneren Leere und Verlassenheitsgefühle infolge von Deprivation«.

Dem Vater waren die ständigen extremen Angstträume seines Pflegesohnes unbekannt. Dieses Nichtwissen führe ich nicht auf eine Beziehungsstörung zurück, sondern auf eine Hemmung des Broca'schen Sprachzentrums infolge von existenzieller traumatischer Angst, die durch das Wiedererleben im Schlaf ausgelöst wird, sodass das Kind tatsächlich dazu keine Mitteilungen machte.

Der Vater ist am Rand der Belastbarkeit angekommen. Besonders die unablässigen, explosiven Kämpfe zwischen den Geschwistern rauben ihm den letzten Nerv: »Es hat eine ganz neue Qualität bekommen, so richtig mit Beleidigungen und emotionalen Verletzungen.« Auch ihn selbst setze Rudi unter Druck. So habe er ihm angedroht: »Ich sage es dem Jugendamt, dass du böse bist und dass ich einen neuen Papa will!« Dies war eine Reaktion auf ein Fernsehverbot, die den Vater tief verletzt hatte. Zuweilen reagiere der große und starke Junge voller Wut und wie unkontrolliert auf seinen Vater.

Therapieverlauf: In der ersten Therapiestunde sind Vater und Sohn gemeinsam eingeladen worden. Sie erzählen noch recht aufgebracht von dem morgendlichen Krach zwischen ihnen. Rudi empört: »Ich will nicht duschen – wegen den Augen.« Ich erfahre von ihm, dass er panische Angst im Wasserstrahl bekommt, weil ihm die Kontrolle entgleite. Auf die Frage, woran ihn dieses Gefühl erinnere, erfahre ich, dass Rudi einmal ins Schwimmbecken gefallen sei und Todesangst hatte. Einmal sei er vom 3-Meter-Brett gesprungen: »Da hab ich fast das Bewusstsein verloren.« Wir sprechen von seinen zwei Seiten, der Mut- und der Angstseite, woraufhin Rudi sagt: »Die kennen sich gar nicht!«

Als ich vorschlage, jetzt etwas zu spielen, wartet Rudi keine Erklärung ab, sondern wird auffahrend und herrisch zu seinem Vater: »Du bist halt dumm!«, gehört noch zu den weniger bemerkenswerten Äußerungen. Ich unterbreche recht bald und frage Rudi: »Was meinst denn du, Rudi, wer ist denn der Chef von euch beiden?« – »Ich!« – »Aha – und was meinst du, wer ist denn stärker von euch beiden?« – »Ich natürlich!« Angesichts dessen, dass Rudi zwar ein kerniger Achtjähriger ist, sein Pflegevater aber ein Bär von einem Mann, äußere ich: »Du, Rudi, dein Papa ist doch erwachsen. Ich glaube, er ist stark – aber nicht, um dich anzugreifen, sondern um dich zu beschützen und dir zu helfen. Dafür braucht er seine Stärke – das ist doch eigentlich gut so, oder?« »Nee – ich bin viel stärker. Ich brauch ihn da nicht für!«

Dummerweise frage ich an dieser Stelle: »Willst du einmal ausprobieren, wer stärker von euch beiden ist?« Da Rudi selbstbewusst zustimmt, schlage ich eine Kraftprobe mit Armdrücken vor. Der Vater legt Rudis Unterarm sofort um, worauf eine schreckliche Veränderung passiert: Rudi beginnt zu knurren, knurrend greift er den Vater an, würgt ihn, tritt besinnungslos auf ihn ein, als er davon abgehalten wird. Weder Vater noch ich können zu seinem Bewusstsein durchdringen, sodass ich gezwungenermaßen den Vater aus dem Zimmer schicken und ihn seiner Verzweiflung überlassen muss.

Rudi wird sofort ruhiger, sodass ich ihm den Igelball in die Hand geben kann: »Drück ihn kräftig mit deinen Händen, Rudi!« Dies ist eine der wichtigsten Maßnahmen für Dissoziationsstopp. Bald darauf kann er mich wieder anschauen und mit mir reden: In ihm sei der Werwolf.

Der sei ganz böse, der solle endlich weg sein! Ich frage ihn, was er bei der Kraftprobe für ein Gefühl hatte. »Weiß ich nicht«, antwortet er mir (Vermeidung). »Kann es vielleicht sein, dass du dich hilflos gefühlt hast?« Rudi nickt und schweigt. Ich erkläre ihm: »Als du dich so hilflos gefühlt hast, da wollte vielleicht ein Teil in dir dich beschützen und stark machen. Der Teil in dir fühlt sich vielleicht an wie ein Werwolf.« (Psychoedukation über Dissoziativen Egostate-Wechsel) »Das will ich aber nicht!! Der Werwolf will meinen Papa totbeißen! Der ist soo böse!!« Rudi ist wirklich entsetzt.

Darauf bitte ich ihn, einen Stellvertreter für den Werwolf zu suchen. Rudi sucht den großen Folkmanis-Wolf aus und gesellt ihm spontan einige Hundekinder zu. Ich frage Rudi, ob es irgendeine Gefahr für die Hundekinder gebe, was zu einer erstaunlichen Antwort führt: »Der Lucky kommt und will die Welpen töten!« Daraufhin bitte ich Rudi, auch für diesen überraschend auftretenden Lucky einen Stellvertreter zu suchen. Er sucht sich eine große Clownpuppe aus und attackiert sie sofort hemmungslos mit dem Wolf. Ich erinnere Rudi im Spielstopp an die Regeln der tSt, gebe ihm aber innerhalb dieser Regeln die Freiheit, seine inneren Bilder und Energien nach außen zu katapultieren. Da er sich jederzeit von mir im Spielstopp auf die 1. RE holen lässt und die Regeln einzuhalten vermag, weiß ich, dass er nicht wieder dissoziieren wird. Im Spielstopp kann ich ihm auch meine Bewertung der Situation deutlich machen: »Der Lucky will die kleinen Hunde töten – aber warum denn?« – »Der ist ein Hundequäler!« Ich: »Aber das ist ja schrecklich! Ich glaube, der Lucky ist wirklich ein ganz böser Kerl!« (Bewertung und Erlaubnis zur Amygdala-Hirnstamm-getriebenen Aktivität. Wie gesagt: Dies ist nur zu verantworten, wenn das Kind sich an die Regeln hält und jederzeit auf die 1. RE geholt werden kann. Dann aber ist es eine extrem hilfreiche Abreaktion!)

Nach seinen Angriffen bittet er mich, die Hundemama zu sein und zusammen mit ihm – er ist inzwischen selbst der Werwolf – den Lucky zu töten und zu verbuddeln. Als Hundemama und Werwolf den Lucky verbuddelt haben, wird Rudi ruhig und entspannt sich.

Ich: »Rudi, meinst du, wir können jetzt mit dem Papa sprechen? Wir sollten ihm doch erzählen, dass da ein Werwolf in dir ist, der ein Teil von deiner Seele ist und dich beschützen will. So wie er die Hundekinder vor dem bösen Lucky beschützt hat.« Rudi ist sofort einverstanden, hat aber auch Angst, dass der Papa denken könnte, er sei verrückt. Glücklicherweise stellt sich heraus, dass sein Vater diese Möglichkeit absolut als realistisch und nachvollziehbar ansieht. Die beiden kommen wieder in Kontakt zueinander, und Rudi verliert dem Vater gegenüber seine Aggressivität.

In den folgenden tSt-Stunden spielt Rudi die Werwolfthematik anhand der Harry-Potter-Abenteuer um dessen Lehrer Lupin. Dabei führt Rudi immer mehr positive Frauengestalten ein. Trotz meiner anderen Sichtweise seines »inneren Werwolfes« beharrt Rudi darauf, dass dies ein ganz böser sei, »weil er meine Familie gequält hat«. Er übe jetzt Kontrolle über ihn aus, indem er ihn absichtlich ruft und dann »wegjagt«. Wie denn? »Ich hab ihn gegen die Wand geschmissen!«, erklärt Rudi stolz.

Beziehungsprobleme stellen sich jetzt nur noch mit seiner jüngeren und normal begabten Schwester ein, die Rudi als seinen persönlichen »Feind« ansieht. Obwohl der Vater im Elterngespräch eine insgesamt sehr positive Entwicklung berichtet, sogar auch bezüglich des Geschwisterverhaltens, entscheide ich mich, Rudi eine Geschwisterstunde anzubieten. In dieser Phase entwickeln sich aber zwei neue Themen in der Therapie: Zum einen die Thematik »Mutterschaft, Geburt, Fürsorglichkeit«, die er zunächst rein innerhalb der tSt erlebt und selbst ein Stück nachholt. Nach drei Monaten bauen wir den Schlafraum von Harry Potter auf, wo eines Tages Harry von seiner Mutter (!) geweckt wird. Liebevoll reden sie miteinander und beginnen dann aus Übungszwecken einen Schwerterkampf mit ihren Zauberstöcken, der viel Spaß macht. Der andere Themenkreis schließt inhaltlich daran an und dominiert über einen Monat die Therapie: »Sex, Erregung, Scham« bringt den inzwischen Neunjährigen gänzlich aus dem inneren Gleichgewicht. Er will mit mir Sex spielen, ist äußerst erregt und unter Druck, lässt sich kaum tSt-mäßig begrenzen und umlenken, bedrängt mich immer wieder. Nach und nach kann ich das Spiel mit Stellvertretern, in diesem Fall anatomische Puppen, durchsetzen. Für diese Phase brauchen wir vier Therapiestunden, dann scheint Rudi eine gute Art gefunden zu haben, mit seinen eigenen Impulsen und den vielen sexuellen Bildern, Informationen und Anspielungen in unserem Alltagsleben umzugehen (genauerer Ablauf dieser Phase unter Abschnitt »Sexualität«, S. 60 f.).

Erst danach können wir uns der Geschwisterthematik zuwenden. Ich erfahre, dass ihn seine Schwester mit abfälligen Bemerkungen oder Gesichtern beleidigt, sodass er blitzartig wütend werde: »Das nervt mich so – dass ich mich töten könnte!« »Erst wenn ich tot bin, ist die Wut weg!« Interessanterweise beschreibt der Vater die Situation anders: Die Kinder hätten zwar zuweilen immer noch Streit, könnten ihn aber nach etwa 10 Minuten selbst beilegen. Für ihn sehe es inzwischen wie normale geschwisterliche Auseinandersetzungen aus. Aber er bemerke, dass Rudi seine Schwester gerne zur Oma abschieben wolle, um sie aus dem Haus zu haben. Da für Rudi das Thema Beleidigungen aber immer noch aktuell und schmerzlich ist, biete ich ihm das »Spiel mit der heißen Kartoffel« an (s. Anhang), das er zunächst zu vermeiden sucht. Aber als ich ihn erst einmal ein Stück weit hineingezogen habe, ist er begeistert, spielt mit den Schimpfwörtern seiner Schwester und wird immer fröhlicher. In derselben Stunde spielt er anschließend übrigens die liebevolle Mutter-Kind-Szene im Schlafraum von Hogwarts (s. o.). Danach ändert sich Rudis Beziehung zu seiner Schwester dramatisch: Nicht nur äußerlich stellt sie sich jetzt als normal dar, auch innerlich ist er ihr jetzt gegenüber offen und liebevoll. Allerdings unterrichtet mich sein Vater drei Wochen später darüber, dass Rudi jetzt offensichtlich seine Schwester sexuell bedränge. Sie habe sich dem Papa anvertraut, dass er seit Kurzem mit ihr Sex spielen wolle, aber sie das gar nicht gerne habe. Ich teile daraufhin Rudi und seinem Vater die wichtige Regel mit, dass Sex spielen nur geht, wenn es beide freiwillig wollen, und dass das bei seiner Schwester wohl nicht so sei. Außerdem: Wenn, dann nur mit allen Kleidern am Leib und nicht an die nackte Haut fassen.

In den folgenden Wochen lädt Rudi seine Schwester drei Mal zu seiner Therapiestunde ein. Ich bin erschrocken, wie freudlos, wenig gepflegt und bedrückt das Mädchen aussieht. Beide Kinder profitieren von diesen Stunden, denn das Mädchen machte erste wohltuende Erfahrungen mit Spieltherapie und erlebte ihren Bruder, der sonst immer hinter sie zurückfiel, in einer sehr kompetenten und gestalterischen Rolle. In diesem Setting nehmen sie leicht meine Anleitung an, sich gegenseitig nach Spielvorschlägen zu fragen und ihre Spielzeit gemeinsam zu planen. Nach diesen befriedigenden Erfahrungen ist es recht leicht, über die gegenseitigen Frustrationen der Vergangenheit ins Gespräch zu kommen und gegenseitiges Misstrauen zu klären. So hatte das Mädchen über viele lange Jahre stets Angst vor ihrem gewalttätigen Bruder gehabt und konnte das jetzt sagen. Ebenso konnte ihr Rudi klarmachen, wie schlimm es für ihn sei, wenn sie ihn für doof hält. »Ich wünsche mir soo meine kleine Schwester zurück!!«, meint er sehnsuchtsvoll. Daraufhin erzählt das Mädchen von früher, als er ihr viel über die Tiere im Garten beigebracht habe: »Über Tiere weiß der Rudi sowieso viel besser Bescheid als ich.«

In dieser Situation lässt sich dann auch kindliches Interesse an Sexualität und nackten Körpern ansprechen, und ich kann noch einmal meine Leitlinien anbringen: nur bei strikter Freiwilligkeit, gar nicht mit deutlich jüngeren Kindern und nur bei kompletter Bekleidung und ohne nackte Haut anfassen. Aus den Reaktionen der beiden merke ich, dass der Vater es mit ihnen in diesem Sinne auch besprochen hatte und dass sich das Mädchen darin bestätigt fühlt, dass sie es selbst entscheiden darf. Das Mädchen konnte bald darauf eine eigene Spieltherapie beginnen.

Der bisher dargestellte Therapieprozess hat ein knappes Jahr mit 22 Kindertherapiestunden gedauert. Ab da wurde die Therapie niederfrequent fortgesetzt, sodass ich Rudi nach wie vor einmal im Monat sehe. Der Versuch, eine längere Therapiepause einzulegen, hatte sich bei Rudi nicht bewährt, weil er mit großen Verlustängsten darauf reagierte und wieder aggressiv zu Hause wurde. An dieser Stelle wird auch deutlich, dass so schwer bindungstraumatisierte Kinder wie Rudi uns über sehr lange Zeit erhalten bleiben.

IV. Einwirken auf das System

1. Erziehung in der fünften Dimension traumabedingter Projektion

Einführung

Das Leben mit Kindern und Jugendlichen, die unter einer entwicklungsbezogenen Traumafolgestörung (DTD) oder gar einer komplexen Entwicklungsstörung nach Frühtraumatisierung (KEF) leiden, bewegt sich keineswegs immer in dem uns bekannten und wahrnehmbaren dreidimensionalen Raum. Auch die Zeit erstreckt sich nicht immer in der uns bekannten und wahrnehmbaren Dimension von der Vergangenheit zur jetzt erfahrbaren Gegenwart in eine offene Zukunft. Diese Kinder erleben Zeit und Raum anders. Einerseits allgemein durch oftmals vorhandene Entwicklungsdefizite in der Wahrnehmung, andererseits aber auch in allen Momenten naher zwischenmenschlicher Erfahrung oder in Momenten mit sogenannten »Triggern«. Trigger sind wahrnehmbare Reize, die an die ursprünglichen traumatischen Erfahrungen von Verlassenheit, Angst, Schmerzen, Todesempfindungen etc. gekoppelt waren. So schlug der zweijährige Felix (seine Therapiebeschreibung findet sich in Kapitel III, S. 172 f.) nach seiner Eingewöhnungsphase in Panik auf seine Adoptiveltern ein, wenn er sie schlafend fand. Der Schlaf seiner Adoptiveltern versetzte ihn sofort in die Vergangenheit zurück, in der er seine drogenabhängige Mutter im Rausch und in der Bewusstlosigkeit und schließlich im Tod erlebt hatte, und löste Panik in ihm aus. Erst als er ein gewisses Gefühl für Zuverlässigkeit in seiner neuen Familie verspürte, konnte er diese tiefen Ängste in sich aufsteigen lassen, musste sich nicht mehr an dieser Stelle »gefühlstaub« machen. Man kann auch sagen: Trigger katapultieren die Vergangenheit in die Gegenwart, Trigger lösen traumabedingte Projektionen auf gegenwärtige Situationen aus, wodurch sich die gegenwärtige Wahrnehmung im Sinne der traumatischen Erfahrung verändert. In diesen Momenten erleben traumatisierte Menschen Raum und Zeit nicht mehr in den uns bekannten Dimensionen, sondern in einer fünften Dimension: der Dimension der traumatischen Projektion[71].

Das Wechselspiel zwischen Trigger, traumatischem Erinnerungsschub, traumabedingter Projektion und Verhaltensreaktion kann, muss aber nicht, mit einem Wechsel im Persönlichkeitsanteil einhergehen[72].

Die meisten KEF-Kinder in meiner Behandlung sind von einer Zweitfamilie aufgenommen worden, sodass ich für diese Eltern das folgende Elterntraining zusammengestellt habe. Für non-offending-parents mit einem KEF-Kind finden sich im Anschluss ans Elterntraining gesonderte Hinweise.

Natürlich fragen wir uns alle, warum in den ersten Monaten nach Aufnahme alles so gut geklappt hat – und dann nicht mehr. Dafür gibt es mehrere Vermutungen, die mir gleichzeitig zuzutreffen scheinen:

- Monika Nienstedt und Arnim Westermann gehen davon aus, dass es sich dabei um die erste Phase der Integration handelt, die durch Überanpassung gekennzeichnet sei. In dieser Phase »werden die tatsächlichen Wünsche und Bedürfnisse des Kindes, insbesondere aber seine aus frühen traumatischen, verletzenden Erfahrungen resultierenden Überzeugungen, Ängste und Aggressionen wenig sichtbar[73].«
- Bettina Bonus mutmaßt, dass die aufgenommenen Kinder diese Zeit brauchen, um diese neuen Leute und ihre Umgebung aufs Genaueste zu beobachten, herauszufinden, wie der Hase hier läuft. Dabei wird auch jede Schwäche und Eigenart registriert, die das Kind zukünftig für sich nutzen kann.
- Ich selbst sehe diese Zeit außerdem stresstheoretisch als eine Zeit der Überlebensmechanismen, insbesondere von Erstarrung und Täuschung und ihrer diversen Mischungsformen. Ich fühle mich durch Sinas Erzählung zu ihrer Adoption und ihrer dissoziativen Persönlichkeitsspaltung (eine gravierende Maßnahme der Selbsttäuschung zum Zweck des Überlebens) unterstützt: »Als meine Eltern mit mir

---

71 Die Analytiker Nienstedt & Westermann schreiben dazu: »Das Kind erlebt die neue Situation durch die Brille seiner frühen Erfahrungen, die es auf die jetzige Situation überträgt, und die neuen Eltern werden mit den früheren verwechselt.« Dieses Phänomen taucht auch in der tSt auf und lässt sich dort gut behandeln, s. Abschnitt II.2.4.3.

72 Siehe dazu auch die Abschnitte I.1.6.3 bis 1.6.5 und das Kapitel I.1.7

73 Nienstedt & Westermann (2007), S. 103

ins Flugzeug stiegen und ich neben ihnen saß, dachte ich: Diese fremden Leute werden mich töten! Da kam der Junge zu mir und setzte sich neben mich.«

Andere aufnehmende Eltern entdecken irgendwann, dass ihr neues, ach so unkompliziertes, Kind keineswegs problemlos eingeschlafen ist, sondern Nacht für Nacht starr, ja manchmal sogar mit offenen Augen und wach (!) in seinem Bett liegt.

Auf jeden Fall ist das Wohlverhalten in der Eingewöhnungszeit kein Beleg für vorhandene soziale Fähigkeiten, die später in den Wind geschrieben werden! Ganz sicher ist es ein stressbasiertes Verhalten, denn die Kinder sehen ihre Herausnahme und Neuplatzierung(en) nicht unbedingt als ihre Rettung an, sondern als neue schwere Bedrohung, als einen Sturz in die Bodenlosigkeit.

Ich selbst bin weder durch mein – immerhin kinderpsychologisch spezialisiertes und qualitativ hervorragendes – Psychologiestudium noch durch meine diversen kindertherapeutischen Ausbildungen auf die Erziehung und die Erziehungsberatung bei früh traumatisierten Kindern vorbereitet worden. Dies verbinde ich natürlich keineswegs mit einem Vorwurf, weil man nichts lehren konnte, zu dem es keine fundierten wissenschaftlichen Veröffentlichungen gab. Leider wurde uns aber nicht gesagt, dass all das, was uns gelehrt wurde, bei einer bestimmten Gruppe von Kindern nicht funktioniert. Und zwar bei der Gruppe, die ich in diesem Buch als komplex entwicklungsgestörte Kinder nach Frühtraumatisierung (KEF) beschreibe. Allerdings muss man wissen, dass diese Gruppe bis in die 70er-Jahre hinein entweder in ihrer Herkunftsfamilie verblieb oder dann im späteren Alter – zum Beispiel als sogenannte »Schwererziehbare« oder »gefallene Mädchen« – der »schwarzen Pädagogik« unterworfen war. Dort gab es keinen kollegialen Fachaustausch, keine Supervision und kaum Ausbildung. Dort gab es eine extreme Überforderung der Mitarbeiter aufgrund eines katastrophalen »Personalschlüssels«, der entweder gutwillige Mitarbeiter ins Burn-out rasen oder böswillige Mitarbeiter unhinterfragt ihr Unwesen treiben ließ. Dort gab es Zucht, Ordnung, Unterwerfung, heimliche und oft genug auch offene Grausamkeit gegen und unter den »Heiminsassen«. Erst Ende der 60er-Jahre kam das Treiben hinter den Mauern im Zuge der 68er-Bewegung ans Licht der Öffentlichkeit, und ein tief greifender Reformprozess begann.

Ich selbst habe meine ersten Lektionen als junge Heimpsychologin von den guten Erzieherinnen und Erziehern bekommen: Menschen, die sehr präsent und spürbar waren im Kontakt; persönlich eine klare Orientierung vermittelten, die zum Team passte; eine mütterliche oder väterliche Ausstrahlung hatten, ohne sich zu stark zu binden; emotional stark und belastbar waren und Ruhe ausstrahlten. Solche Menschen gab es und gibt es – vielleicht Naturbegabungen für einen Beruf auf dem Vulkan. Meine Konsequenz aus diesen Beobachtungen war, den Kolleginnen und Kollegen im Erziehungsdienst nichts über ihren Job zu erzählen, sondern mich auf mein Kerngeschäft zu beschränken: Eingangs- und Verlaufsdiagnostik, Kindertherapie und gemeinsame Zielsetzungen herbeizuführen. Und allmählich bekam ich durch Beobachtung, Team- und Einzelsupervision eine Ahnung vom Zauber guter Heimpädagogik.

Derzeit konsolidiert sich eine neue Fachrichtung, die »Traumapädagogik«. Ich wünsche den KollegInnen um Wilma Weiß[74] ganz herzlich eine große Zukunft, denn wenn da gute realistische Konzepte für Heilpädagogik bei KEF entstehen würden, wäre es großartig!

Der folgende Abschnitt ist mein Beitrag zur Heilpädagogik bei KEF innerhalb familiärer Strukturen. Ich trage zusammen und berichte von Erfahrungen von Pflege- und Adoptiveltern aus meiner Praxis, jahrelang ausgereiften Elterntrainings für KEF-Kinder aus der Van-der-Kolk-Klinik in Brookline und einer Herangehensweise an dominanzorientierte »Krisenkinder« durch »elterliche Präsenz«, wie sie uns von Haim Omer gelehrt wurde. Die Inhalte dieses Abschnittes sind weder »auf meinem eigenen Mist gewachsen« noch als ausgereift zu betrachten. Aber ihn wegzulassen, wäre mir auch nicht recht vorgekommen, weil er von den Menschen berichtet und für die geschrieben ist, die in meinen Augen die wahren Helden des Alltags sind: Pflege- und Adoptiveltern, non-offending-parents und Betreuer von KEF-Kindern und -Jugendlichen.

74 Bausum, Besser, Kühn, Weiß (2011), Traumapädagogik. Für das vorliegende Buch kam diese Veröffentlichung leider zu spät.

1.1 Elterntraining

Vieles der folgenden Empfehlungen habe ich dem »Framework« von Kinniburgh & Blaustein entlehnt und es mit Empfehlungen von Richard Kagan und vor allem mit Erfahrungen von Pflegeeltern aus meiner eigenen Praxis kombiniert.

Um den hier vorgestellten ungewöhnlichen Ansatz verstehen zu können, muss man unbedingt noch einmal den Abschnitt »Affektregulation« I.1.6.3 gelesen haben, denn sonst kann man wohl kaum einsehen, warum erwachsene Menschen, die KEF-Kinder und -Jugendliche bei sich aufwachsen lassen, zunächst einmal sich selbst kennenlernen sollen: die eigenen Stress-Signale, Affekte und Impulse. Genauso wie alle Babys auf den Körper ihrer Bezugspersonen angewiesen sind, um sich im Stresszustand beruhigen und entspannen zu können, genauso ist das bei KEF-Kindern, die ja genau die Beruhigung am Körper der Mama oder des Papas nie als zuverlässige frühkindliche Erfahrung durchlaufen haben und dadurch Beruhigungsabläufe auch nicht ins eigene Nervensystem einbauen konnten. Sie brauchen also einen nachholenden Reifungsprozess – »bloß« dass er lange nach dem biologischen Reifungsfenster kommt und dass die Körper seiner non-offending oder neuen Bezugspersonen mit traumabedingten Projektionen »kontaminiert« sind. Genau deswegen ist eine intensive Eigenregulation der Erwachsenen bei KEF-Kindern noch viel wichtiger als bei Babys. So wie wir bei Babys nicht wütend werden sollten und auf keinen Fall ausrasten dürfen, wenn sie anhaltend brüllen und sich wehren, so sieht es auch bei KEF-Kindern aus, denn entweder würden sie explodieren oder implodieren – oder sie würden sich in ihrer alten traumabedingten Sichtweise ihrer Welt nur bestätigt fühlen.

Affektregulation des Erwachsenen bedeutet einen Verzicht auf Spontaneität und Impulsivität, der für normale Eltern-Kind-Beziehungen völlig ungeeignet, ja schädlich wäre![75] Trösten kann uns vielleicht folgende Erkenntnis:

---

75 Meine Ablehnung eines fachlichen, konzeptgesteuerten elterlichen Umgehens mit seelisch gesunden Kindern wird sehr schön von Haim Omer & Arist von Schlippe formuliert: »Die Gefahr einer sorgfältigen Elternausbildung … könnte darin liegen, dass die Unmittelbarkeit und Spontaneität der familiären Kommunikation auf der Strecke bleibt. Und es ist gerade diese Spontaneität, die lebendiges Familienleben ausmacht.« (2008, S. 24)

Die spontanen destruktiven Affekte und Verhaltensimpulse, die diese Kinder früher oder später in uns hervorrufen, sind eigentlich nicht unsere! Sie marschieren wie eine feindliche Armee mittels der traumabedingten Projektionen des Kindes auf unsere Körper in uns hinein und üben eine Fremdherrschaft in uns aus. Werfen wir sie raus!![76]

Was hilft nun bei der Eigenregulation des Erwachsenen?

Eine **vorbeugende** Stressreduktion ergibt sich aus bestimmten Veränderungen des Alltags:

- Der Alltag sollte für das Kind so weit als irgend möglich völlig vorhersehbar werden; denn rhythmische und gleichbleibende Abläufe reduzieren das Stressniveau in der Familie/Gruppe ganz erheblich[77].
- Vorausschauende Strukturierung des Alltags nach dem Kriterium: Wie schone ich meine Nerven und wie erhole ich mich? Das bedeutet Einführung von guten Gewohnheiten und Ritualen auch für Sie. So können z. B. drei Mal täglich zur gleichen Zeit fünfminütige »Mama-Pausen«[78] – für das Kind kontrollierbar anhand einer Sanduhr – schon während der Eingewöhnungsphase, in der die aufgenommenen Kinder meist überangepasst sind, eingeführt werden.
- Zur vorbeugenden Stressreduktion gehört unbedingt, Situationen zu meiden, in denen das Kind bekanntermaßen aus den Fugen gerät, wie z. B. das Kind mit in den Supermarkt zu nehmen. Anders als man denkt, lernen diese Kinder nämlich nicht oder doch nur äußerst selten, kritische Situationen durch häufige Wiederholungen zu bewältigen. Das häufige Ausrasten gewinnt nur eine Eigendynamik und womöglich eine sekundäre Befriedigung. Stattdessen profitieren sie (und die Nachreifung ihres Nervensystems) viel mehr von langen Phasen der »Nicht-Entgleisung« und erst darauf aufbauend von der dosierten geschickten Heranführung an kritische Situationen.

---

76 Für uns Therapeuten gilt dieselbe zwischenmenschliche Dynamik, aber der Appell am Schluss heißt natürlich nicht »Werfen wir sie raus!«, sondern »Beobachten wir sie, lernen wir sie kennen und selbst bewältigen, ordnen wir sie der biografischen Entstehungssituation zu und bieten wir sie schließlich in einem stabilen therapeutischen Moment in Form einer Intervention zur Verarbeitung an!«

77 Damit stehen Sie – ich muss es zugeben – dem gesellschaftlichen Trend zur Auflösung von Rhythmen und Rollen entgegen.

78 Diese Anregung stammt von Richard Kagan, Healing from Losses, Violence, Abuse and Neglect, 2004.

- In dieser Hinsicht ist ein Schonraum notwendig. Dies gilt zum Beispiel auch für den wichtigen Lebensbereich der Schule. Es hat keinen Sinn, wenn das Schulkind alltäglich über zwischenmenschliche, unterrichts- oder stoffbezogene Stolpersteine stürzt. Es ist besser, gemeinsam mit Lehrern und Schulleitung eine förderliche Lernumgebung für das Kind zu gestalten oder eine passendere Schule zu suchen[79].

Vorbeugend für die Bezugspersonen selbst:

- Tragen Sie Dinge bei sich, die Ihnen guttun – vielleicht einen Schmeichel-Stein in der Hosentasche – und die sie in die Hand nehmen können, sobald Sie Stressanstieg spüren. Das gibt Ihnen Halt!
- Lernen Sie das diaphragmatische Atmen, um es beim ersten Stressanstieg einsetzen zu können (s. Anhang). Diese Atemtechnik bedeutet Stressabbau und damit einhergehende innere Distanzierung innerhalb von 10 Sekunden!
- Lockern Sie mehrmals täglich die stressanfälligen Muskeln der Mimik (Stirn, Augen, Kiefer, Zungenansatz), der Haltemotorik (Nacken, Schultern), der Atmung (Zwerchfell) und der Motorik (Hände, Beine) durch kleine Bewegungen oder Schütteln. Machen Sie sich klar: Je gestresster Sie sind, umso gestresster wird Ihr Kind reagieren!
- Regelmäßige Eigenfürsorge in Form von Sport, Musizieren, Malen, Handwerken, Kultur etc. und gehen Sie dafür – sobald es das Kind erträgt – auch aus der Familie raus.
- Yoga, Power-Yoga, Autogenes Training, Progressive Muskelentspannung praktizieren.
- Manche hoch schwierigen Kinder reagieren wunderbar auf regelmäßigen Körperkontakt im Sinne eines Festhaltens. Sowohl vorbeugend als auch im Moment von Übererregung oder Zerstörungswut: Sowie sie umarmt werden, lassen sie sich ganz bald fallen, kuscheln sich an und sind für Tage ausgeglichen. Bei anderen geht es

---

79 Eine völlig andere Umgehensweise mit dem Thema Lernen wird von Bettina Bonus in Bezug auf Stoff-Fülle und -Niveau vertreten. Eltern, die das »Projekt Kind« als das wichtigste in ihrem Leben ansehen, sollten sich mit den Büchern und der Person von Frau Bonus vertraut machen! Hier wird das gemeinsame Lernen von Eltern und Kind zum lebensbestimmenden Thema der Familie: sanft, warmherzig – aber völlig unnachgiebig auf hohem Niveau.

nur in wenigen Momenten, die sie selbst bestimmen, und diese Kinder lassen sich vielleicht nicht fallen, sondern nutzen die feste Umarmung, um sich in einem spielerischen Kampf zu befreien – und bei wieder anderen bringt es das Fass zum Überlaufen so wie bei Bellinda (II.1.2.3, S. 114f.).

- Ganz wichtig: Ihre Vernetzung. Suchen Sie sich Menschen, die mit Ihnen an einem Strang ziehen wollen, machen Sie diesen Menschen gegenüber die großen Probleme zu Hause öffentlich und organisieren Sie sich von ihnen Unterstützung. Es ist keineswegs Ihre Privatangelegenheit, wenn Ihr Kind Sie als »fette Sau« beschimpft. In einer stabilen Phase muss das Kind freundlich (!) aber eindeutig von den Menschen seines Umfeldes, die es gerne hat, mitgeteilt bekommen, dass sie davon wissen, dass sie es nicht in Ordnung finden und nicht akzeptieren können – d. h. auch von ihrem Therapeuten! Das könnte zum Beispiel so klingen: »Ich weiß, dass alle Kinder mal auf ihre Mama wütend werden. Das war ich auch, als ich ein Kind war. Manchmal hab ich meine Mutter wütend angeschrien: ›Du bist sooo gemein!‹ Manche Menschen benutzen Ausdrücke wie ›fette Sau‹ oder andere schlimme Beleidigungen. Aber das machen wir hier nicht. Das ist nämlich nicht in Ordnung!« Angemessener verbaler Protest muss eingeübt und im Fall seines Einsatzes auch beachtet werden!
- Dazu gehört auch, sich auszutauschen mit anderen Betroffenen …

Was hilft nun in der Prä-Eruptionsphase der Eigenregulation des Erwachsenen?

- Lernen Sie, die frühesten Stressindikatoren bei Ihrem Kind zu identifizieren: Es kann ein Einhalten der Atmung, ein muskuläres oder mimisches Erstarren, eine muskuläre Anspannung, ein hasserfüllter Blick, ein glasiger Blick, eine Beleidigung, ein unpassendes Lächeln o. a. sein. Dieses körperliche Frühsymptom ist der Warnschuss für Sie.
- Steigen Sie aus der instinktiv-spontanen Kommunikation ihrer Körper aus, denn auf die erste Stressreaktion des Kindes antwortet Ihr Körper instinktiv mit Anspannung. Daraus entsteht ganz ungewollt ein sich (u. U. blitzartiges) Aufschaukeln von Stressreaktionen auf beiden Seiten. Intervenieren Sie stattdessen sofort mit Selbstberuhigung, die Sie auch in Worte fassen können: »Du, warte mal, ich (!)

merke gerade, wie ich mich (!) anspanne (oder nervös werde). Ich möchte dir aber in Ruhe zuhören können. Ich schau mal gerade zum Fenster raus (bzw. gehe vor die Tür), damit ich mich entspannen kann. Wenn ich mich dann wieder umdrehe (hereinkomme), kann ich dir besser zuhören, was los ist.«
Am Fenster ein- oder zweimal diaphragmatisch atmen, danach bewusst den Boden unter Ihren Füßen spüren, das Gesicht lockern und sich umdrehen.

- Führen Sie dieses Lockerungsritual am besten ein, wenn das Kind gut beieinander ist und Sie durch Ihren Ehepartner unterstützt werden können. Am besten schon in der Eingewöhnungszeit, wenn es noch gar keinen richtigen Anlass dafür gibt.
- Sowohl Kinniburgh & Blaustein als auch R. Kagan empfehlen, schon bei den ersten Anzeichen von Fehlverhalten auf den dahinterstehenden Stress zu fokussieren. Wenn das Kind zum Beispiel aus der Schule kommt und gleich beim Eintreten mit Beschimpfungen gegen die Mutter anfängt und die Schultasche durch das Zimmer schmeißt: »Boah, ich merke, dass du ordentlich unter Dampf stehst – magst du mir erzählen, was passiert ist?« anstatt normal, nämlich auf das Verhalten des Kindes, zu reagieren: verärgert, gekränkt und vorwurfsvoll, weil es grundlos auf Sie einschimpft und sich aggressiv verhält.
- Führen Sie danach auch für das Kind eine Auszeit ein, z.B. einen »Nachdenk-Stuhl«, einen »Beruhigungssessel«, einen »Ruhepol« oder eine »Schutzhütte«. Wegen der Bindungsverlustangst des Kindes muss zu diesem Platz i.A. Sicht- oder zumindest Hörkontakt bestehen. Die Länge des dortigen Aufenthaltes kann sich bemessen am Alter des Kindes (Regel: für jedes Jahr eine Minute) oder am Ziel der Selbstberuhigung, verbunden mit einem Vorschlag zur Wiedergutmachung oder zum Einüben angemessenen Verhaltens. Zum Beispiel: Ich komme 5 Mal rein, hänge meine Jacke auf, räume meine Schuhe weg und stelle meine Schultasche an den richtigen Platz. Machen Sie sich wiederum klar: Nur weil das Kind in der Eingewöhnungsphase oder zuweilen auch danach das richtige Verhalten zeigte, heißt es noch längst nicht, dass es dieses Verhalten als Alltagskompetenz verinnerlich hat. Ausraster sind eine Gelegenheit, nachholend zu lernen – aber erst wenn eine Beruhigung eingetreten ist. Machen Sie sich weiterhin klar: Das Ziel des »Nachdenk-Stuhls« ist

keineswegs, dass das Kind sich unterwirft und verspricht, es niemals wieder zu tun. Wenn so etwas passiert, ist es ein Ausdruck davon, dass es durch die Beruhigung in eine Opferrolle gewechselt ist, die kein bisschen weiterhilft. Die Zusicherung kann noch so ernst gemeint sein – sie kann nicht umgesetzt werden, wenn es später wieder in die Übererregung geraten wird oder einen weitergehenden Ego-State-Wechsel durchläuft.

In der Eruptionsphase:

- Verhindern Sie das Schlimmste und schützen Sie sich selbst. Schadensbegrenzung ist die Devise – nicht reden! Nichts klären! Probieren Sie aus, was hilft, um den Affektdurchbruch zu begrenzen. Manchmal hilft es, wenn Sie die Konfrontation beenden, indem Sie hinausgehen, sich in Sicherheit bringen. Bei geeignetem Kräfteverhältnis kann die »Umarmung des Bären«[80] das beste Mittel sein. Reden Sie nicht, das hat sowieso keinen Zweck.
- Reagieren Sie nicht in der Wut, verhängen Sie jetzt keine Strafen!
- Sagen Sie nichts anderes als: »Das ist jetzt nicht in Ordnung. Ich werde darüber nachdenken.« Richten Sie sich nach dem Satz von Haim Omer: Das Eisen erst schmieden, wenn es erkaltet ist!

Nach der Eruptionsphase:

- Warten Sie ab, bis Sie und das Kind sich beruhigt haben. Machen Sie sich von jeder Verpflichtung zu einer unmittelbaren Reaktion frei. Sie können auch noch Tage später darauf zurückkommen – aber Sie müssen darauf zurückkommen. Ein Vergessen bedeutet in den Augen des Kindes womöglich eine weitere Schwäche[81].

---

80 Haim Omer & Arist von Schlippe, Autorität ohne Gewalt, S. 41 ff.

81 Bettina Bonus schlägt ein »nachtragendes Gedächtnis« vor, das in einem »Heft der Missetaten« realisiert wird, in das jedes unangemessene Verhalten mit Datum und Uhrzeit notiert wird. Auch hier gilt wieder, dass beobachtet werden muss, wie das Kind darauf reagiert. Dass es zunächst empört darüber ist, dass ab nun nicht mehr großzügig alles vergessen wird, ist normal. Eines meiner schwierigsten Therapiekinder hat aber bei der Einführung dieses Heftes die Panik bekommen, dass hier womöglich sein Rausschmiss aus der Familie vorbereitet wird, und begann erst recht zu wüten und um sich zu schlagen. Das Komplizierte an diesen Reaktionen ist, dass ihr emotionaler Hintergrund von dem Kind natürlich überhaupt nicht kommuniziert wird. Dieses Kind hat wesentlich mehr vom vorbeugenden und akuten Festhalten profitiert.

- Machen Sie sich klar, dass sich das Kind erstens subjektiv von Ihnen in seinen – womöglich sogar vitalen – Bedürfnissen bedroht gesehen hat und zweitens sich aber absurderweise in der Hierarchie über Ihnen sah. Denn es verarbeitet Ihren Verzicht auf Gewalt auf drei Ebenen gleichzeitig: Einerseits ist es erleichtert und fasst ein erstes Vertrauen, andererseits ist es misstrauisch und glaubt, dass Sie heimlich doch »jemand Böses sind« (so wie bei Stefan, s. II.1.2.1), und drittens fasst es diesen Verzicht als Schwäche von Ihnen auf. Sie sind also lieb und schwach und sind ihm frech gekommen. Und genauso hat es sich dann auch verhalten: wie ein Leitwolf, ein Pascha oder Räuberhauptmann, dessen Alpha-Position infrage steht. Erst wenn es aus der Aufregung und der Anspannung herausgekommen ist, zur Ruhe gekommen ist, kann es sich wieder auf die Realität beziehen.
- Üben Sie **drei Gesprächsregeln** ein, damit Sie die sehr andere Art von Kommunikation nach der Beruhigungsphase, wenn das Kind wieder bei sich ist, parat haben. Hier geht es besonders darum, dass Sie
  1. nicht zuerst das Fehlverhalten ansprechen, sondern die vermuteten Affekte, z. B. »Ich könnte mir vorstellen, dass du enttäuscht warst, als ich dir (zum Beispiel) nicht zugehört habe.« – »Gar nicht! Das war aber gemein von dir!« – »Ja, stimmt, du hast ganz laut geschimpft. Und gegen den Stuhl getreten. Da hab ich deine Wut gemerkt.«

     Obwohl die passiven Opfergefühle (sich zurückgewiesen fühlen, sich verlassen fühlen, in unserem Beispiel als Enttäuschung benannt) der eigentliche Ursprung der meisten aggressiven Entgleisungen sind, können diese vom Kind nur schwer eingestanden werden. Wir können sie erwähnen, aber nie darauf beharren. Leichter gehen hingegen die kompensatorischen Gefühle, die aktiven Tätergefühle (Wut, Hass, Rache ...). Sie stammen zwar alle nicht aus der gegenwärtigen Situation, sondern aus den Situationen früher Verlassenheit, Schmerzen und Ängsten und ihren damaligen Kompensationen. Aber sie werden im Hier und Jetzt des häuslichen Alltags wachgerufen und müssen dann auch von Ihnen in den Zusammenhang mit den auslösenden Situationen gestellt werden, nicht mit den ursprünglichen.
  2. Machen Sie dem Kind, wenn Sie einen emotionalen Zugang zu ihm gefunden haben und es sich entspannen konnte, deutlich,

dass Sie keine Gewalt gegen Menschen oder Sachen akzeptieren können – auch nicht verbal. Dass dies keine Schwäche, sondern eine Stärke ist! Nur wenn jemand an Gewalttätigkeit gehindert werden muss, ist es erlaubt, ihn mit starkem Körpereinsatz festzuhalten. »Aber schlagen und schreien gehört nicht dazu.« Entschuldigen Sie sich, wenn Sie das gemacht haben sollten – was sicherlich mal vorkommen wird. Entschuldigen ist kein Kleinbeigeben! Es ist ein Zeichen von Stärke und gegenseitigem Respekt. Aber haben Sie keine Schuldgefühle in dem Sinne, dass Sie sich für einen schlechten Menschen halten, weil Ihnen das passiert ist!

3. Bitten Sie das Kind um einen Vorschlag, wie die Gewalt beim nächsten Mal vermieden werden kann: »Hast du eine Idee, was wir machen können, dass uns das nicht wieder passiert?« Wenn das Kind vorschlägt, dass Sie auf Verbote oder Kritik verzichten sollen: »Weißt du, auf die Erziehung können wir als deine (Pflege-)Eltern nicht verzichten. Sonst kommst du im Leben draußen ja auch nicht gut klar. Und für uns hier zu Hause wäre das Zusammenleben unerträglich. Aber lass uns doch einmal nachdenken, was ich (!) vielleicht ändern könnte, dass du ein Verbot/eine Kritik besser annehmen kannst. Gibt es bestimmte Wörter/Gesichtsausdruck/Tonfall … bei mir, die dich schon diese Wut/Traurigkeit/Verlassenheit fühlen lassen?«
   - Machen Sie das Kind zum Detektiv in eigener Sache! Suchen Sie gemeinsam nach Triggern! Und üben Sie die gefundenen Lösungsvorschläge gleich einmal im Rollenspiel mit Ihrem Kind ein!
   - Wenn Sie über diesen Weg nicht weitergekommen sind, gehen Sie den Weg: Bitten Sie das Kind um einen Vorschlag zur Wiedergutmachung oder zum Einüben angemessenen Verhaltens: Zum Beispiel, was es statt »fetter Sau« zu seiner Mutter sagen kann, nämlich »Du bist gemein!« oder »Das ist fies von dir!« oder was auch immer. Dies muss ebenfalls im Rollenspiel, zuerst am besten mit Handpuppen, ein paar Mal eingeübt werden. Denn Einsicht allein nutzt nichts!
   - Ganz wichtig: Akzeptieren Sie ein Entgleisen Ihres Kindes oder ein gemeinsames Entgleisen als eine Gelegenheit, die wesentlichen Dinge im Leben nachholend zu erarbeiten: die

affektive Regulation, die Kommunikation über Gefühle und die Ausrichtung auf die Lösung und die kleinen Fortschritte – nicht auf das Versagen und das Defizit.
- Akzeptieren Sie, dass dies ein schwieriger und langwieriger Lernprozess mit vielen Rückschlägen ist. Und jeder Rückschlag ist ein neuer Anlass, die wesentlichen Dinge im Leben nachholend zu lernen.

Nach der emotionalen Reparatur kommt die soziale Reparatur:

Die Wiedergutmachung oder die Konsequenz auch wirklich umzusetzen, ist von entscheidender Bedeutung. Gerade im Kontext einer Familie oder einer Gruppe ist es auch für die anderen Kinder unerlässlich, dass sie miterleben, wie ein krasses Fehlverhalten nicht folgenlos bleibt. Dabei darf es sich nicht um eine öffentliche Demütigung handeln, sondern dem Muster folgen: »Lisa tut es leid, dass sie euch die Zubettgehzeit am Donnerstag mit ihrem Wutanfall verdorben hat. Sie möchte es gerne wiedergutmachen und hat sich dafür was überlegt. Heute Abend macht sie uns allen eine besonders feine Brotzeitplatte, obwohl sie ja keinen Tisch-Dienst hat.«

Obwohl wir alle wissen, dass damit das Problem der mangelnden Affektregulation nicht behoben sein wird, ist doch auch die soziale Reparatur ein kleiner aber wichtiger Schritt auf dem langen Weg der Nachreifung.

1.2 Eltern als Detektive

Diese Formulierung stammt von Margaret Blaustein, eine der beiden Autorinnen des »Framework for Intervention with Complexly Traumatized Youth«[82]. Detektivsein bedeutet zu akzeptieren, dass KEF-Kinder und -Jugendliche wirklich nicht wissen, was sie konkret dazu gebracht hat, sich so danebenzubenehmen, geschweige denn, wie sie einen solchen Affektdurchbruch vermeiden können. Dies muss also von ihren Bezugspersonen herausgefunden werden – und da es dafür kein Nachschlagewerk gibt, kann man den Fall nur in detaillierter Sucharbeit klären. Fast immer steckt der Auslöser – nicht der Grund, aber um den

82 Kristine Kinniburgh & Margaret Blaustein (März 2010), Treating traumatized children. Es basiert auf jahrzehntelanger Erfahrung in der traumapsychologischen Therapie von Kindern und vor allem der Begleitung ihrer »Caregiver«.

geht es im Moment nicht – in den Sekunden vor dem Ausbruch: in Ihrer Tonlage, Körperhaltung, Wortwahl, Mimik oder – wie in unserem Beispiel – in einem Stress, den das Kind von draußen (Schule, Straße, Geschwistern etc.) mit in die Interaktion hineingebracht hat. Sie müssen Ihrem Kind helfen, diese Auslöser zu identifizieren. Dann erst können Sie sie »entschärfen«. Bei diesem Ansatz geht es also gerade nicht darum, das »Was« zu entschärfen, nämlich die Forderung, das Verbot oder die Kritik, sondern das »Wie«.

Bellindas Pflegemutter sagte mir: »Ich habe herausgefunden, dass sich Bellinda schon morgens früh von mir abgelehnt fühlt. Ich habe ja keinen so fröhlichen Gesichtsausdruck, normalerweise sehe ich eher ernst aus. Sie fühlt sich von mir abgelehnt, wenn ich morgens eher mürrisch gucke – dabei hat das gar nichts mit ihr zu tun. Aber dann blafft sie mich schon an – und ich bin total genervt. Ich hab mir jetzt angewöhnt, sie bewusst freundlich und mit einem Lächeln zu begrüßen, sodass unsere Morgenstunden jetzt viel harmonischer verlaufen.«

Sinas Adoptiveltern fanden heraus, dass die zuweilen unerträglichen morgendlichen Missstimmungen ihrer Tochter an Sinas Träumen lagen. Sie waren so heftig und bedrohlich, dass sie sie beim Aufwachen nicht abschütteln konnte, sondern sie in ihrer ans Bett tretenden Mutter fortgesetzt sah. Sina war aber ein kriegerisches Kind. Dementsprechend einschüchternd und beängstigend verhielt sie sich dann auch der Mutter gegenüber.

Detektivsein bedeutet aber auch, sich selbst auf die Spur zu kommen: Wann, wo und wodurch raste ich selbst aus? Was genau sind meine Vorwarnzeichen? Wie genau kann ich meine Stressspirale im Ansatz unterbrechen?

1.3 Konsequenzen setzen

Einiges ist zu diesem Thema schon gesagt worden, nämlich dass Sie sich frei machen sollten von dem Zwang, über das Eindämmen oder Beenden von Fehlverhalten hinaus sofort mit Vorwürfen, Belehrungen und Konsequenzen zu reagieren. Alle Autoren, die ich hier zitiert habe, halten es eher mit dem Satz von Omer, der eine gewaltlose Art von Krisenintervention für extrem dominanzorientierte Kinder und Jugendliche entwickelt hat:

Das Eisen erst schmieden, wenn es erkaltet ist!

Sie bestimmen, wann der richtige Zeitpunkt dafür gekommen ist, aber er muss irgendwann kommen. Die Untaten vergessen, wieder von vorne anfangen – das liegt den wohlmeinenden und herzensguten Eltern eher und ist in einem normalen Familienalltag auch zuweilen in Ordnung. Aber für unsere KEF-Kinder scheint sich das gar nicht zu bewähren. Sie verstehen diese Gutwilligkeit falsch. Sehr viele KEF-Kinder sind aufgrund ihrer frühen Lebenserfahrung extrem dominanzorientiert, da es oft genug um das schiere Überleben ging. Das Bedürfnis, alles unter Kontrolle zu bekommen, alle Fäden in der Hand zu halten, verhindert die wichtigste Hilfe, die Sie ihnen geben können: Ihre liebevolle Führung. Diese Kinder bräuchten ganz dringend Führung, weil sie vom normalen (wie Bettina Bonus sagt) bürgerlichen Leben keine Ahnung haben. Aber sie lassen genau das kaum zu, weil

1. sie damit die Kontrolle abgeben müssten und große Angst aufsteigen würde,
2. sie Sie nicht als Chef wahrnehmen, solange Sie nicht gewaltbereit sind. Wären Sie das – womöglich noch auf eine manipulative Art und Weise–, würden sich Ihnen diese Kinder aller Wahrscheinlichkeit nach unterwerfen und die traumatische Bindungsfähigkeit aus ihrem Vorleben auf Sie übertragen, bis die Situation irgendwann auseinanderknallt.

Da die Variante »gewaltbereite Führung«, die ja ein traditionelles Erziehungsprogramm ist, in der heutigen demokratisch-bürgerlichen Gesellschaft auf die Dauer zum Scheitern verurteilt ist und wir sie aus weltanschaulichen und ethischen Gründen entschieden ablehnen, stellt sich die große Frage:

Wie denn dann?

Wie zeigen wir unseren Führungsanspruch, ohne unsinnige Dominanzkämpfe zu befeuern? Wie setzen wir Konsequenzen?

Mir selbst sind die Modelle bekannt

- des »nachtragenden Gedächtnisses« von Bonus,
- der Sit-ins und des Herauslösens aus dem Privaten und damit Verborgenen, des Aktivierens des Freundeskreises für die Wiederbelebung der Eltern-Kind-Beziehung oder für ein pädagogisches Ziel (alle drei nach Haim Omer),
- den Weg von Mama P. kombiniert mit einem anschließenden gemeinsamen In-Ordnung-Bringen,

- eine Methode, die sich Tit-for-tat[83] nennt
- Waldwanderungen nach Prof. Huber und
- eine Sammlung von Vorgehensweisen, die sich in bestimmten Pflegefamilien bewährt haben und die von Richard Kagan veröffentlicht wurde.

Die erste Möglichkeit bitte ich, den Schulungen und Veröffentlichungen von Frau Bonus zu entnehmen. Die zweite sollte auf jeden Fall in »Autorität durch Beziehung« nachgelesen werden! Das Herausholen der familiären Eskalationen aus der Privatheit ist entscheidend! Die dritte bedeutet ein systematisches Reagieren auf das aktuelle emotionale Alter des Kindes: Rastet es aus, wird es als Kleinkind wahrgenommen und umsorgt, beruhigt es sich allmählich, reift es innerlich wieder heran und kann mit Humor und Aufmunterung zum gemeinsamen, später zum alleinigen Wieder-in-Ordnung-Bringen geführt werden.

»Tit-for-tat« ist englischsprachig und bedeutet in etwa »wie du mir, so ich dir!« Es ist ein Prinzip, das in der Spieltheorie und in der Theorie zum Aufbau von Kooperation nach Axelroth eine große Rolle spielt. In unserem Zusammenhang bedeutet es: »Wenn du dieses anstellst, dann mache ich eben jenes.« Dabei ist entscheidend zu erkennen, dass es nicht um das Auge-um-Auge-Prinzip geht, sondern eher um das Auge-um-Wimperntusche-Prinzip. Die Pflegemutter, von der ich davon erfahren habe, stellte fest, dass ihre Pflegetochter an ihrem Kassettenrekorder hing. Wenn sie wieder einmal in ihrer Wut ihr Zimmer verwüstet hatte, verschwand der Kassettenrekorder für einen (!) Tag. Die Konsequenz hatte inhaltlich mit der Verwüstung und damit auch Beschädigung nichts zu tun, sie war viel weniger gewichtig, sie war nicht schlimm – aber merkwürdigerweise hat gerade das gewirkt. Und zwar bei einem Kind, das in Bezug auf Affektkontrolle ansonsten komplett ablehnend gegen jede Einwirkung (auch meinerseits) gewesen war. Ich vermute, der Trick ist, dass es eben keinen Einstieg in einen Machtkampf bewirkt. Außerdem scheint die Vorbereitung des Kindes auf Tit-for-tat wichtig zu sein: In ruhiger Situation und ruhigem Ton: »Ich kann dich nicht hindern, so viel zu verwüsten und zu zerstören. Aber ich kann es nicht länger hinnehmen. Um das zu zeigen, werde ich dir für 24 Stunden deinen CD-Player wegnehmen, wenn du so ausgerastet bist.« Dieselbe Pflegefamilie hat auch mit großem Gewinn die Wald-

83 deren Erfinder ich leider nicht kenne

wanderungen nach Prof. Huber eingesetzt: Im Moment der Eskalation wird ein informierter Helfer herbeigerufen, der Kind und Elternteil sofort in sein Auto setzt, zu einem entfernten Ziel bringt, sie dort aussetzt und davonfährt. Von dort aus beginnt eine lange Wanderung nach Hause … Das Kind in Wut, Hass und Geschrei. Nachts vielleicht auch in Angst. Aber trotz aller Affekte: Der Weg nach Hause liegt unerbittlich vor einem und muss gemeinsam bewältigt werden. Zunächst waren sechs solcher Wanderungen notwendig – dann ein Jahr gar nichts mehr. Nach einem Jahr passierte wieder ein ganz extremer Ausraster, und es erfolgte eine neue Wanderung. Nach einer Stunde Schreien und Wüten wurde sie ruhig und sagte ihrer Pflegemutter: »Danke, Mama, jetzt bin ich endlich wieder normal!« Die weitere Stunde auf dem Rückweg nach Hause verlief in Frieden und offenem Gespräch.

Die Empfehlungen von R. Kagan[84] gebe ich in meiner Übersetzung sehr knapp zusammengefasst wieder:

1. Bleiben Sie ruhig, atmen Sie tief durch.
2. Machen Sie sich klar, dass Ihr Kind Erwartungen überprüft, die in seiner Biografie realistisch sind. Machen Sie sich klar, dass keinesfalls aggressive Botschaften wie »Ich steck dich ins Kinderheim!« o. Ä. erfolgen dürfen.
3. Nehmen Sie sich Zeit, sich selbst zu beruhigen, sich Ihre Ziele klarzumachen oder Unterstützung zu mobilisieren.
4. Benennen Sie kurz die Familienregel und rügen Sie das Kind kurz. Geben Sie dem Kind Zeit, sein Verhalten zu überdenken, und beachten Sie dabei den Grundsatz »Für jedes Lebensjahr eine Minute Time-out« mit dem Ziel, einen Vorschlag zum Einüben des erwünschten Verhaltens oder zur Verbesserung der Situation vorzubringen. Wenn Sie schimpfen, dann höchstens eine Minute. Wenn Sie selbst eine Konsequenz verhängen, darf sie nicht hart oder gar undurchsetzbar sein.
5. Nach der Rüge ist es notwendig, dass Sie mit dem Kind wieder in einen emotional positiven Kontakt kommen! (»repair the relationship after a reprimand!«)

Kagan wendet sich gegen die üblichen Empfehlungen von Erziehungsexperten: »Traditional time-outs often backfire with attachment-im-

84 Richard Kagan (2004), S. 108–117

paired children.« Sie würden sich eher noch mehr aufregen oder verzweifeln, sich zurückgewiesen erleben, u. U. dissoziieren und in Rage geraten. Dagegen empfiehlt er, kleine Kinder in der Nachdenkzeit bei sich zu behalten und ältere Kinder in Sichtnähe: »Sit in that chair (a minute for every year) where I can keep my eye on you.« Hier wird die wichtige Bindungsverlustangst des Kindes wunderbar beruhigt. Aus einer heilpädagogischen Vorschuleinrichtung weiß ich, dass sie ausrastende Kinder mit viel Erfolg zum Beruhigen nach nebenan schicken, aber immer die Tür auflassen, sodass das Kind durch das Hören im Kontakt bleibt.

Nach Kagan sollte der Erwachsene bei ersten Anzeichen von Fehlverhalten direkt unterbrechen und auf die entstandenen Gefühle eingehen: »Was fühlst du denn jetzt gerade, wo du mit den Füßen stampfst?« Wenn das Kind davon überfordert ist, sollte der Erwachsene die Aktion des Körpers mit einem Gefühl verbinden: »Du bist (vielleicht) wütend, weil ich dich nicht hinauslasse, und du stampfst mit den Füßen und trittst gegen den Stuhl.« »Setz dich auf den Nachdenkstuhl und denk darüber nach, wie du mir das hättest sagen können, ohne aufzustampfen und den Stuhl zu treten!«

Wenn Sie etwas von Ihrem Kind wollen, sagen Sie es in einer ruhigen, festen Stimme in einem kurzen, eindeutigen, positiv formulierten Satz. Den konkreten Zeitrahmen für die Aufgabe sollten Sie mitbenennen, weil Kinder sonst leicht den Sankt-Nimmerleins-Tag annehmen. Bei den meisten KEF-Kindern bleiben nicht mehr als ein oder zwei Anweisungen auf einmal im Gedächtnis hängen. Das Geben von solchen Anweisungen sollten Sie üben!

Die wichtigsten Familienregeln hübsch oder lustig illustrieren und aufhängen.

Beim ersten Fehlverhalten sollte eine Erinnerung genügen. (»Komm sofort aus der Pfütze, die Schuhe sind für die Schule da, nicht für die Pfützen!«)

Bei einer Fortsetzung wird die Erinnerung wiederholt und mit der Ankündigung eines Trainings verbunden. (»Komm jetzt endgültig aus der Pfütze raus, sonst übst du heute nach der Schule die Pflege von Schuhen ein.«)

Beim dritten Tritt in die Pfütze wird die Maßnahme des Schuhpflegetrainings dann verhängt.

Bei fortgesetzter Rebellion kann die Methode der »herbeigeführten

Wahl« (»forced-choice«) helfen. Ein Vierjähriger könnte vor die Wahl gestellt werden, entweder für vier Minuten in seine Nachdenk-Ecke zu gehen oder so lange, bis er sich gut genug beruhigt hat, um sich zu benehmen. Oder auch die Wahl: 20 Minuten schreien und kreischen oder 10 Minuten darüber nachdenken, wie er/sie es besser machen könnte. Bei der herbeigeführten Wahl behalten die Eltern die Fäden in der Hand, aber das Kind muss sich nicht unterwerfen.

Immer wieder werden Prozesse entgleisen. Wenn es mal wieder passiert oder schon passiert ist, kann der Erwachsene sich seine Vielfalt an Rollenmöglichkeiten vergegenwärtigen: Er kann seine Rolle wechseln und z. B. plötzlich als Trainer agieren, die Pfeife blasen, das »Spiel« abbrechen …

Er kann auch plötzlich in die Rolle des Versorgers schlüpfen und dadurch den Kreislauf unterbrechen: »Leute, wir brauchen jetzt mal eine Atempause! Wir gehen jetzt erst mal alle in den Garten und machen ein Picknick/fahren in den Wald und manschen im Bach …«

In der Rolle des Lehrers könnte sich der Erwachsene mit seinem fiktiven Kollegen oder seinem Schulleiter über die komplizierte Klasse beraten …

In der Rolle des Spaßmachers könnte er rufen: »Super, Leute, wer schreit am lautesten! Man weiß doch nie, wann man mal so einen richtig guten Schrei dringend braucht!« Humor ist generell ein wunderbarer Helfer!

Der unerwartete Ausbruch aus dem vom Kind aufgrund traumabedingter Projektionen in Gang gesetzten negativen Kreislauf des Dominanzkampfes lässt das Kind erleben: Es gibt doch einen Ausweg! Und meine Eltern helfen mir dabei!

All die angeführten Möglichkeiten, Konsequenzen zu setzen, haben eines gemeinsam: Es wird nicht gewütet, lamentiert oder geweint, ja noch nicht einmal geschimpft. Die Erwachsenen bleiben sachlich, distanziert – also völlig unnormal und deswegen für normale Familienverhältnisse nicht geeignet. Aber Sie brauchen wahrscheinlich das Unnormale – sonst würden Sie das hier vermutlich gar nicht lesen.

»Vernachlässigte Kinder brauchen vor allem viel Liebe, dann wird es schon werden!« – das stimmt also nicht. Und dennoch stimmt es in einer ganz bestimmten Weise, die Mama P. einem der wichtigsten Kindertraumatologen der USA, Bruce Perry, vor Augen geführt hat.

2. Sicherheit geben

2.1 Sicherheit und Liebe geben – Perrys Mama P.

Mama P. »war eine warme, großherzige Frau, die keinen Wert auf Etikette legte und immer ihre Meinung sagte. Mama P. schien intuitiv zu wissen, was die misshandelten und häufig traumatisierten Kinder brauchten, die sie in Pflege nahm.«[85] Sie war eine »große, kraftvolle Frau. Sie bewegte sich mit Zuversicht und Stärke. Sie trug ein weites Hawaiihemd in prächtigen Farben und ein Tuch um den Hals. Sie war wegen eines ihrer Pflegekinder (dem siebenjährigen Robert – D. W.) zu einer ärztlichen Beratung gekommen.« Nachdem die Klinik ihre gesamte diagnostische Maschinerie angeworfen und viele Befunde erhoben hatte, die Mama P. von Dr. Perry dargelegt bekam, fragte sie: »›Was können Sie also tun, um meinem Baby zu helfen?‹ Dieser Satz fiel mir auf. Wieso nannte sie dieses siebenjährige Kind ein Baby? Ich wusste nicht, was ich damit anfangen sollte.« Nach einer kontroversen und zunehmend angespannteren Diskussion über die Notwendigkeit von Medikamenten, die Besonderheit des Stress-Reaktionssystems etc., passierte Folgendes: »Und dann ergab ich (Dr. Bruce D. Perry – D. W.) mich.« – »Mama P., wie helfen Sie ihm?«, fragte ich. Weshalb hatte sie keine Probleme mit seinen Wutanfällen, derentwegen er von früheren Pflegestellen (sechs an der Zahl – D. W.) und Schulen verwiesen worden war? »Ich halte ihn nur und schaukle ihn. Ich liebe ihn einfach. Wenn er nachts verängstigt aufwacht und durchs Haus läuft, lege ich ihn neben mich ins Bett, reibe ihm den Rücken und singe ein wenig, dann schläft er wieder ein.« Jetzt warf mir der Kollege verstohlene Blicke zu, deutlich beunruhigt: Siebenjährige sollten nicht in einem Bett mit ihren Betreuungspersonen schlafen. Aber ich war neugierig geworden und hörte weiter zu. »Was scheint ihn tagsüber zu beruhigen, wenn er sich aufregt?«, fragte ich. »Dasselbe. Ich lasse einfach alles stehen und halte ihn und schaukle ihn im Sessel. Dauert nicht so lange, armes Ding.« Als sie das sagte, erinnerte ich mich an ein wiederkehrendes Muster in Roberts Akte. In allen Aufzeichnungen über ihn berichteten aufgebrachte Mitarbeiter von ihrer Frustration über sein Zuwiderhandeln und sein unreifes, babyhaftes Verhalten und beschwerten sich

85 Bruce D. Perry, Der Junge, der wie ein Hund gehalten wurde, S. 123 f.

über seine Bedürftigkeit und Anhänglichkeit. Ich fragte Mama P.: »Werden Sie nie frustriert und wütend, wenn er sich so benimmt?« – »Werden Sie ungehalten mit einem Baby, wenn ein Baby Theater macht?«, fragte sie. »Werden Sie nicht. Es ist das, was Babys tun.« … Sie wusste, dass man mit diesen Kindern nicht auf der Grundlage ihres Alters umgeht, sondern auf der Grundlage dessen, was sie brauchen … Fast alle Kinder, die zu ihr geschickt wurden, hatten ein enormes Bedürfnis danach, gehalten und berührt zu werden. Immer wenn meine Mitarbeiter Mama P. im Warteraum sitzen und diese Kinder halten und schaukeln sahen, brachten sie ihre Sorge zum Ausdruck, sie mache sie geistig unselbstständig.«

Mama P. hatte einem der großen Kinderpsychiater der USA und Vorreiter der Kindertraumapsychologie etwas Entscheidendes beigebracht – hätte er es nicht von ihr gelernt, wäre er nie groß geworden.

2.2 Sensorische Stimulation zu Hause

Perrys Mama P. zeigt uns die Notwendigkeit der körperlichen Urerfahrungen. In vielfältigster Weise sollten sie zu Hause realisiert werden. Kuscheln, massieren, baden, eincremen, abfrottieren, Körperspiele etc. – all diese Dinge sind so notwendig und doch so kritisch. Denn gerade darin stecken die Trigger. Ausgelagerte Angebote wie Hippotherapie, Craniosakrale Therapie, Kinder-Feldenkrais, Reflexintegration (INPP), wobei hier viel »Heimarbeit« erforderlich ist, Krankengymnastik, Sensorische Integration, Rhythmik, Ergotherapie oder Waterbalancing sollten bei Entwicklungsverzögerungen der Sensomotorik und der Sprache immer miterwogen werden.

Im Weiteren folgt eine Auflistung von sensorischer Stimulation, die über das Übliche hinausgeht und die ich von Familien aus meiner Praxis als hilfreich geschildert bekommen habe:

- bei Erregung und Einschlafproblemen fest in eine Decke einrollen,
- auf einer Seite des Bettes einen 40 cm breiten Kunstrasen-Streifen liegen haben. Dann kann das Kind mal sich stark stimulieren und damit ein sicheres Körpergefühl bekommen und mal normal schlafen
- benutztes Kissen oder Nachthemd der Mutter mit ins Bett geben, damit sich das Kind nachts in den natürlichen Körpergeruch der Mutter einhüllen kann.

- Schaukel oder Hängematte ins Zimmer
- Einen »Schlechte-Laune-Sack«, den jeder (!) mal haut, an einem öffentlichen Platz im Haus
- Aktive Freizeitgestaltung, denn viele KEF-Kinder erholen sich nicht in Leerlaufzeiten, sondern versinken in Apathie, hängen ab (zum Beispiel vorm Fernseher o. Ä.) und tanken keine Energie dabei. Sie sind dann körpersensorisch unterstimuliert, werden träge, missmutig oder aggressiv.
- Dissoziationsstoppmethoden, die klare sensorische Stimulation einsetzen, um Hypoarousal, tranceähnliche Zustände oder Flashbacks zu beenden (s. II.5).
- Autoregulationsmethoden, die Ihnen selbst geholfen haben, weitergeben.
- Bei manchen Kindern: vorbeugendes und akutes Festhalten [86].

2.3 Anleitung statt Verunsicherung

Natürlich kann man sich fragen, warum sich das Menschen antun. Warum nehmen sie ein in der Tiefe geschädigtes Kind in ihr Haus, holen es sich womöglich noch aus dem Ausland zu uns? Mein Eindruck ist, dass sie es sich in der Regel nicht haben träumen lassen, was da auf sie zukommt. Sie wollten einfach gerne ein Kind aufnehmen! Viele von ihnen wollen etwas von dem Glück, das sie gefunden haben, weitergeben. Einfach …

Es macht wirklich keinen Sinn, diese Fragen kritisch aufzuladen und zu verfolgen. Dies führt nur in die Verunsicherung und labilisiert das familiäre Miteinander zusätzlich. Diese Art von Verunsicherung haben Pflegefamilien und ähnliche Konstruktionen in den vergangenen Jahrzehnten schon über alle Maßen genug »genossen«. Auch das freundliche Zurückgeben ihrer Sehnsucht nach einer Lösung, einem hilfreichen Rat, mit einem nondirektiven: »Ja, was meinen Sie, was helfen könnte?« oder gar einem Reflektieren der scheinbar so unreifen Bedürftigkeit mancher Eltern: Alles führt in die Verunsicherung.

Es wäre toll, wenn wir sie anleiten könnten, es ihnen beibringen

86 Hier ist die späte Variante nach Prekop gemeint, nicht die frühere, noch sehr auf Dominanzbeweis hinauslaufende, denn durch diese werden die Traurigkeit und die Verlassenheitsgefühle, die vielen (nicht allen!) schlimmen Ausrastern zugrunde liegen, aufgefangen.

könnten, denn so wie eine junge Mutter sich besonders nach Bemutterung sehnt, sind auch Pflegeeltern, die nach der Eingewöhnungszeit plötzlich mit ihrem Pflegekind »aus dem Nest fallen«, auf konkrete Hilfe angewiesen. Aber das können wir leider nicht. Denn:

1. Wir Berater haben meist keine Ahnung davon, was es heißt, mit einem oder gar mehreren KEF-Kindern und -Jugendlichen zusammenzuleben.
2. Wir haben (noch) keine bewährten Konzepte für die Bewältigung des Alltags.
3. Es ist bei jedem Kind und jeder Familie anders.

Das Beste ist, wir gestehen dieses Defizit uns und den hilfesuchenden Eltern offen ein[87]. Für mich ist die ratgebende Arbeit aber leichter geworden, als ich das Kinniburgh & Blaustein-Training kennengelernt habe. Weitere konkrete Unterstützung verspreche ich mir von den KollegInnen der Traumapädagogik. Außerdem ist die eigene Qualifikation zum Thema KEF unerlässlich. Wie viele völlig deplatzierte Beurteilungen von KollegInnen habe ich schon gehört:

- wenn das Kind die ersten drei Monate lang brav war, dann hat es damit gezeigt, dass es sehr wohl brav sein kann;
- wenn das Kind manchmal ausrastet, aber eben nicht immer, kann es sich also doch selbst kontrollieren;
- Fehlverhalten muss konsequent und sofort mit Sanktionen belegt werden, sonst lernt es nichts daraus;
- das Kind braucht viel mehr Verständnis und Nachsicht;
- Kinder gehören nicht ins Bett ihrer Eltern;
- Festhalten darf nicht sein;
- Time out darf nicht sein usw. usf.

Alles eindeutige Aussagen, die aber leider auf einem fundierten Unwissen über KEF beruhen.

Eltern brauchen viel Information über das Störungsbild KEF und können dann mit unserer Hilfe zusammentragen, wie sich das kon-

87 Das größte Desaster berichten mir Eltern zuweilen von der Beratung in ihrem Jugendamt, wo sie sich bei auftauchenden Schwierigkeiten an den Pranger gestellt fühlen und Angst bekommen, dass ihnen das Kind weggenommen wird, »wenn Sie nicht mit ihm fertig werden«.

kret bei ihrem Kind auswirkt. Der Blick auf die täglichen Katastrophen ändert sich dadurch, wird freier: Sie werden nicht mehr als persönliches Versagen wahrgenommen, sondern als Äußerungsformen von KEF. Wir können ihnen zudem helfen zu erkennen, dass der scheinbare Rückschritt nach der Eingewöhnungsphase ein Fortschritt ist: Die Kinder sind jetzt erleichtert, dass sie in ihrer neuen Familie vielleicht wirklich nicht misshandelt und allein gelassen werden – aber sie können es (noch) nicht glauben, also testen sie es. Und sie können die Führung ihrer neuen Eltern noch nicht annehmen, weil sie in ihrer gewaltlosen Haltung eine Schwäche sehen. Und sie haben u. U. einige Entwicklungsdefizite … Es gibt also noch sehr viel zu tun!

2.4 »Ich bin ein Fehler auf dieser Welt«

In ihrem zweiten Buch »Die Anstrengungsverweigerung« beschreibt Bettina Bonus neben den Entwicklungsdefiziten und Affektregulationsdefiziten das Selbstkonzept früh traumatisierter Kinder als die stärkste Wurzel ihres massiven Widerstandes gegen Anstrengung, die ihnen auferlegt wird. Ein von der leiblichen Mutter abgelehntes, allein gelassenes, missachtetes, gehasstes, misshandeltes oder schutzlos ausgeliefertes Kind erlebt sich als einen »Fehler auf dieser Welt«[88]. Jeder Fehler, der ihm später passiert, rührt dieses Selbstverständnis wieder auf und raubt ihm jede Zuversicht, dass der Unterschied zwischen Ist- und Wunsch-Zustand erfolgreich mit Anstrengung überbrückt werden könnte. Diese tief greifende Formulierung scheint mir sehr zutreffend zu sein. Wir Menschen sind in erster Linie soziale Wesen, nicht Individualisten. Unser Gefühl von Selbstwert schöpfen wir deswegen nicht aus uns selbst, sondern aus der Erfahrung von kontinuierlicher Liebe, von Schutz, Umsorgung, sozialer Einbettung und Erfolgserlebnissen. Auf dieser Grundlage werden dann Frustrationen, Niederlagen und Anstrengung hinnehmbar und zu einem wichtigen Faktor in der Entwicklung. Denn erst daraus entwickeln sich Frustrationstoleranz und Anstrengungsbereitschaft.

Bettina Bonus hat eine bemerkenswerte Pädagogik für diese Problematik formuliert und vielfach erprobt. Allerdings vermute ich, dass nur

88 B. Bonus (2008), Mit den Augen eines Kindes sehen lernen, Bd. II: Die Anstrengungsverweigerung, S. 131 f.

wenige Familien davon profitieren werden, weil es eine solch tief greifende Umstellung für die gesamte Familie bedeutet[89]. Aus wissenschaftlicher Sicht ist es aber auf jeden Fall spannend, ob sich der Anspruch, dass jedes Kind mit einem gesunden Hirn[90] über diesen Weg zu einem hohen Bildungsabschluss geführt werden kann, einlösen wird. Ihr Denk- und Arbeitsprinzip möchte ich so zusammenfassen:

Wenn ihr von eurem Kind eine Anstrengung erwartet, dann ignoriert die Stacheligkeit eures Kindes und sein unmögliches Benehmen (zum Beispiel Hausaufgaben machen). Seht es als ein goldiges fünfjähriges Kind an, dem ihr das Schleifenbinden beibringen wollt. Einem goldigen Fünfjährigen haltet ihr keine Vorträge oder Belehrungen, sondern setzt euch zu ihm und macht es mit ihm zusammen – wieder und wieder, sanftmütig, umgarnend und beharrlich. Tag für Tag und Jahr um Jahr.

3. Leibliche Familien

Bisher habe ich mich zu der Konstellation geäußert, in der sich aufgenommene Kinder befinden. Diese unterscheidet sich radikal von der Situation leiblicher KEF-Kinder, die bei einem Elternteil leben. Ich beziehe mich hier nur auf mein eigenes Arbeitssetting der ambulanten, durch die sorgeberechtigte Person freiwillig eingeleiteten Kindertherapie. In diesem Arbeitssetting ist es mir nur einmal passiert, dass die Person, bei der das Kind lebt und die die Therapie eingeleitet hat, ihr Kind systematisch misshandelt hatte. Ansonsten sind es die non-offending-parents, die aus welchen Gründen auch immer in ihrer Schutzfunktion versagt haben und jetzt das Leiden oder die schweren Verhaltensstörungen ihrer Kinder wahrnehmen.

Für die betroffenen Kinder ergibt sich daraus sowohl ein Vorteil als auch ein Nachteil:

Sie haben meist kein abruptes und wurzelkappendes Trennungstrauma erlebt. Außerdem bleiben sie mit ihrer einen biologischen und

89 Leider erlebe ich oft, dass der hohe Anspruch, den Frau Bonus an Pflegeeltern erhebt, bei diesen zu Selbstwertzweifeln und tiefer Frustration führt.

90 Bonus' Begriff des »gesunden Hirns« steht nicht im Gegensatz zu den in diesem Buch beschriebenen vielfältigen neurologischen Entwicklungsbeeinträchtigungen, sondern zu Hirnschäden durch Sauerstoffmangel, Infektionen, Erbkrankheiten, FAS etc.

lebensgeschichtlichen Wurzel verbunden und können auch deswegen einen leichteren Identifikationsprozess durchlaufen.

Andererseits besteht gerade gegenüber diesem Elternteil üblicherweise der tiefe, oft unbewusst gehaltene Vorwurf, allgemein schwach und ineffektiv zu sein oder speziell im Schutz des Kindes versagt zu haben. Die heftigen Abwertungsmechanismen gegenüber dem non-offending-parent im Kontrast zur sehr häufig vorhandenen traumatischen Bindung an den offending-parent wurde schon an anderer Stelle ausführlich dargestellt. Aus diesem Spannungsgefüge ergibt sich eine für leibliche Familien typische Psycho- und Verhaltensdynamik. Hier geht es tatsächlich oft auch um echte Schuld, die eingestanden und ertragen werden muss. Denn anders als bei Außenstehenden – wie die Tante im Beispiel von Bellinda – hat der non-offending-parent eine enorme Erfahrungsbreite und -tiefe mit seinem Ehepartner und realisiert die vorhandenen Hinweise auf Missbrauch oder Misshandlung aus persönlichen Gründen nicht als alarmierend. So kann z. B. die schwierige Beziehung zu ihrem kleinen Kind eine berufstätige Mutter leicht fehlattribuieren und sich selbst und ihrem Versagen als Mutter zuschreiben. Auch Glaubenssätze können lange Zeit die Wahrnehmungen ausblenden helfen: »Jedes Kind braucht seine Mutter bzw. Vater!« »Die schlimmste Familie ist immer noch viel besser als keine Familie« usw. Darüber hinaus tragen v. a. wirtschaftliche und emotionale Abhängigkeit, Statusdenken, Angst vor dem Partner, aber auch Hilflosigkeitserleben gegenüber den gesellschaftlichen Instanzen (Jugendamt, Familiengericht) zu der schon diskutierten Fähigkeit des Menschen bei, im Sinne kognitiver Dissonanzvermeidung eigene Wahrnehmungen auszublenden. Nach meiner Erfahrung brauchen non-offending-parents fast immer eine Eigentherapie, um wieder zu einem »aufrechten Gang« zu kommen, um sich der eigenen Schuld bzw. den eigenen Anteilen stellen zu können, um für den Schutz des Kindes kämpfen zu können.

Dem Bindungsaufbau, dem langsamen Aufbau von Vertrauen und Abbau von Misstrauen ist therapeutischerseits größtes Augenmerk zu schenken. Hilfreiche Interventionen können dabei das implizite und explizite Arbeiten mit Spaltungen und wunscherfüllende Spiele als Dyadentherapie sein: »Ich wünschte, du hättest es viel früher kapiert und mich gerettet!« Die Intervention der Therapeutin ist dann: »Wann, wünschen wir uns, hätte der Papa/die Mama es kapieren sollen?« – »Wo hätte das sein sollen!« – »Wie, wünschen wir uns, hätte es passieren sollen?« Das wunscherfüllende Spiel zum rechten Zeitpunkt setzt so viel Energie, Tränen und Lebensfreude frei, wie man es sich kaum auszumalen wagt. Es kann sein, dass sich Ihr Therapiekind am Ende einer solchen Stunde kugelt vor Lachen oder weint vor Erleichterung oder vor Trauer, dass es so nicht hat sein können – auf jeden Fall entsteht ein tiefer Entwicklungs- und Bindungsprozess.

4. Jugendamt

Jugendämter unterscheiden sich sowohl als Ganzes als auch auf der Ebene der einzelnen Mitarbeiter in Bezug auf ihre Einstellung zum Kinderschutz. Zum einen wird die bestehende Gesetzeslage unterschiedlich genutzt, zum anderen spielen Vorgaben bezüglich der Finanzen eine große Rolle, und schließlich muss man zugeben, dass die KollegInnen vom Jugendamt durch ihre Ausbildungen nicht auf die Besonderheiten der Kindeswohlgefährdung vorbereitet worden sind, sowie diese nicht anhand von objektiv wahrnehmbaren Faktoren wie Unterernährung, verwahrloster Wohnung, allein gelassenen Kindern etc. beurteilt werden kann. Systemische oder bindungspsychologische Versatzstücke bzw. Glaubenssätze dienen dann einer quasi-fachlichen Untermauerung unerträglicher Entscheidungen. Insbesondere die Besonderheiten von traumatisierten Kindern und Pflegefamilien werden in den meisten Fällen nicht verstanden und wurden auch nicht im Studium vermittelt. Pflegekinder und -eltern werden üblicherweise nur dort sinnvoll begleitet, wo sich innerhalb des JA (oder von ihm delegiert) ein auf Pflegeverhältnisse spezialisiertes Angebot entwickelt hat, sodass viel Erfahrungswissen gesammelt werden konnte. Wenn Pflegefamilien auf ihre Bezirkssozialarbeiter angewiesen sind, die permanent mit Brennpunkten und hochproblematischen Familien konfrontiert sind, die ja nach ganz anderen Mustern funktionieren, sind sie im wahrsten Sinne des Wortes verlassen – oder kriegen gar noch zusätzlichen Stress gemacht.

Bei der Meinungsbildung dieser Mitarbeiter spielen wir als Therapeuten zwar nur eine fakultative Rolle, aber es lohnt sich im Sinne des Kindesschutzes, uns aktiv einzumischen. Ein wichtiger Aspekt ist immer die Frage nach dem Umgang eines Pflegekindes mit seinen leiblichen Eltern, der üblicherweise als sehr wichtig angesehen wird. Tatsächlich kann dies für die Entwicklung eines Kindes lebensnotwendig sein, aber in vielen Fällen sehe ich eine enorme Stressbelastung durch den Umgang, der die seelische Entwicklung des Pflegekindes blockiert oder gar zerstört. Es darf also niemals um Dogmen gehen, sondern immer nur um den präzisen Blick auf das einzelne Kind – und den können am besten wir als Therapeuten zur Verfügung stellen. Darum ist unsere Einmischung so erforderlich!

Wie ich schon früher dringend empfohlen habe, sollten wir uns als Fachleute für dieses Spektrum an Fragestellungen vor Ort profilieren, uns aus unserem therapeutischen Schneckenhaus herauswagen und zum Beispiel aktiv Vorträge oder Schulungen für JA-Mitarbeiter anbieten[91]. Je besser wir mit Kinderschutzbund, Wildwasser, Pflegeelternverein, spezialisierten Angeboten innerhalb des Jugendamtes und ähnlich arbeitenden KollegInnen vernetzt sind, umso besser können wir unsere Vorgehensweise zielführend entwickeln.

5. Polizei und Gerichtsbarkeit

In den allermeisten Fällen von KEF-Kindern, mit denen ich arbeite, herrscht an dieser Front Ruhe. Denn bei Pflege- und Adoptivkindern ist dieser Teil schon lange vor Aufnahme einer Therapie abgeschlossen worden. Bei den Kindern allerdings, die von ihrem non-offending-parent bei uns angemeldet worden sind, haben wir genau dieselben Kämpfe durchzustehen, wie sie schon 2005 von mir beschrieben worden sind. Der Kampf um das Kindeswohl mit der Priorität auf seine objektive und subjektiv erlebte Sicherheit ist dann häufig ein jahrelang anhaltender Zustand permanenter Unwägbarkeit und Belastung. Zwei Mal ist es mir passiert, dass es völlig unmöglich war, dem Primat des Kinderschutzes Geltung zu verschaffen – mit katastrophalen Folgen für die betroffenen Kinder und Mütter. Jedes Mal wurde mir die Fortsetzung der Behandlung durch den Vater juristisch untersagt. In einem dieser Fälle bekam ich sogar eine Unterlassungsklage angehängt, um jedwede weitere Äußerungen von mir in der Zukunft unterbinden zu

91 Ich selbst hatte 2002 unserem Amtsleiter einen kostenlosen (!) Seminartag angeboten. Der ist zwar erst 2005 – und nur auf Insistieren interessierter Mitarbeiter – realisiert worden, aber er hat sich gelohnt. Es geht nicht darum, uns als allwissend oder gar unfehlbar darzustellen, sondern uns als kompetente Ansprechpartner für bestimmte Fragen ins Rampenlicht zu wagen.

können. Abgesehen davon jedoch mache ich die Erfahrung, dass in bestimmten Grenzen Schutzmaßnahmen ergriffen werden wie der sog. »begleitete Umgang«. Hier sehe ich unsere Funktion darin, die Auswirkungen dieser begleiteten Begegnungen und die sich oft daran anschließenden unbegleiteten Umgänge auf die seelische Befindlichkeit des betroffenen Kindes verlaufsdiagnostisch zu beobachten und einzuschreiten, d.h. in unserer Funktion als TherapeutIin des Kindes zu untersagen, wenn sich Rückfälle (zum Beispiel bezüglich Schlafverhalten, Träume, Bindungsqualität, psychovegetativer Symptome, subjektiver Stressbelastung, aggressivem Verhalten, Leistungseinbrüche etc.) anbahnen oder eine akute Kindeswohlgefährdung sich abzeichnet. Zu Letzteren zähle ich nicht nur aggressive, übergriffige oder drohende Interaktionen, sondern auch verbale Beeinflussungen, z.B. gegen die primären Bezugspersonen oder Darstellungen des persönlichen Elends des Umgangsberechtigten.

Die Forderung unserer Berufsverbände muss sein, dass die familiengerichtliche Begutachtung dieser Kinder ausschließlich berufserfahrenen Kinderpsychiatern und -psychotherapeuten mit gutachterlicher Zusatzqualifikation vorbehalten sein muss! (S.a. Weinberg, Rose, 2006) Außerdem müssten Gutachter dazu verpflichtet werden, die Konsequenzen ihrer Empfehlungen für die Entwicklung des Kindes zu verfolgen!

Anhang

1. Die »Bau-dir…!«-Instruktion

Kann sich ein Kind im Therapiezimmer überhaupt gefährdet oder vom Therapeuten bedroht fühlen? Setzen wir nicht stillschweigend voraus, dass wir freundliche Menschen sind und unsere Arbeitsräume sicher sind? Traumatisierte, vor allem komplex traumatisierte Menschen, sehen das häufig ganz anders – ohne dies zu erkennen zu geben. Aber auch für monotraumatisierte Kinder, die ansonsten in einem fürsorglichen Umfeld aufgewachsen sind und zuvor eine sichere Bindung an ihre Bezugspersonen entwickelt haben, die oft den Therapeuten und den Therapieraum als ihnen wohlgesonnen wahrnehmen – selbst für diese Kinder ist es äußerst hilfreich, die »Bau-dir…!«-Intervention durchzuführen:

»Bau dir doch mal hier im Zimmer einen Platz, an dem du dich ganz wohl und geborgen fühlen kannst!«

Die spontanen Gestaltungen, die dann entstehen, sind sowohl diagnostisch als auch therapeutisch von hohem Wert. Diagnostisch zeigen sie uns, auf welchem Stand die inneren Sicherheitskonzepte des Kindes sind, wie fest, stabil und wohlig ihr Gefühl von Sicherheit ist – oder eben wie brüchig, wackelig, rudimentär oder von Angstabwehr geprägt. Ob es ein Schloss auf dem Berg ist, eine Höhle im Wald, eine Kuhle im freien Feld, eine löchrige Hütte ohne Dach, eine Toilette im Nichts, ein Hochsicherheitstrakt oder ein Kriegsschiff – das sagt viel über das Kind aus und über das, was es sich unter Sicherheit vorstellen kann. Interessant ist dabei für den Therapeuten unter anderem, ob sich das Kind durch seine Gestaltung von ihm abschottet.

Gleichzeitig kann es sein, dass durch das kreative Schaffen ein heilsamer Prozess in Gang gesetzt wird, dass zum Beispiel Kinder, die nachts kaum mehr schlafen können, nachdem sie einen Wohnungsbrand erlebt haben, zu ihrem vorherigen Gefühl für Sicherheit durch ihr Schaffen und Erleben zurückfinden.

In jedem Fall wird die spontane Gestaltung nie kritisiert, sondern als positiver Ausgangspunkt für die weitere therapeutische Arbeit genutzt:

»Setz dich doch einmal hinein und schau, wie es dir darin gefällt?!« »Möchtest du vielleicht noch etwas ändern?«

Später: »Stell dir doch einmal vor, das Wetter würde schlecht. Jetzt beginnt es zu regnen. Möchtest du vielleicht in deinem Haus/Höhle/Platz etwas ändern, damit du es gemütlich hast?« Einfälle abwarten. Erst danach eigene Ideen anbieten, wenn die Gestaltung nicht »regendicht« wird. Umsetzen lassen, aber nichts aufdrängen.

Später: »Und jetzt wird es auch noch kalt! Was könntest du vielleicht gebrauchen, damit du es gemütlich hast?«

Der Fokus dieser Instruktion ist nicht, die Kompetenz des Kindes zu beurteilen, sondern ihm zu einer besonderen Erfahrung von Schutz und Ruhe zu verhelfen.

Für KEF-Kinder müssen an dieser Stelle viele Erlebnisse von Sättigung, Pflege, Gemeinsamkeit, Freude, Regression … eingefügt werden.

Nur wenn das Kind schon zu Beginn der Intervention spontan eine gemütliche und sichere Behausung bauen konnte – was bei KEF-Kindern nicht zu erwarten ist –, dann kann man direkt zum »man-made-desaster« übergehen:

Sie nehmen sich zwei Handpuppen auf die Hand und sagen:

»Stell dir vor, irgendwo in der Gegend würden sich üble Leute herumtreiben. Was könntest du machen, damit dein (zum Beispiel) Haus für dich sicher ist?«

An diese Instruktion schließt sich im Allgemeinen ein lustvoller Such- und Gestaltungsprozess, der viele Erlebnisse von Wehrhaftigkeit, Kraft und Macht und oftmals die Idee von Schutzfiguren wie mythische Tiere oder Freunde umfasst. Dies ist auch der natürliche Übergang in die Welt des Spieles.

2. Die »Baut-dem-Kind!«-Instruktion

Zunächst muss der Therapeut sich entscheiden, was er mit dieser Instruktion erreichen will: eine diagnostische Überprüfung des Eltern-Kind-Verhältnisses oder eine therapeutische Verbesserung der Eltern-Kind-Bindung.

Man kann auch beide Ziele kombinieren, indem man zunächst die Instruktion ohne Vorbereitung der Eltern stellt und sie diagnostisch nutzt. Danach wird in einem gesonderten Elterngespräch diese Erfahrung ausgewertet und anschließend den Eltern/dem Elternteil gesagt, welches Verhalten wir genau von ihr/ihm/ihnen wollen! Für die therapeutische Wirkung brauchen wir nämlich eine ganz bestimmte Erfahrung, die das Kind durchlaufen soll:

- Mama/Papa nimmt meine Vorstellungen und Ideen, meine Wünsche und Bedürftigkeiten ernst – ich werde gesehen.
- Mama/Papa hilft mir, meine Wünsche zu realisieren – ich kann auf sie bauen.
- Wenn Gefahr droht, treten Mama/Papa sofort vor mich hin und beschützen mich – ich kann ihnen vertrauen. Oder auch: Ich darf mich fallen lassen.

Traumatisierte Kinder können von rechtsstaatlichen, abwägenden und zögerlichen Reaktionen ihrer Eltern in der Bedrohungssituation nicht profitieren!!!

Der Ablauf

Therapeutin zu Mutter/Vater (E) und Kind (Klara): »Baut hier in diesem Zimmer mal einen Platz für Klara, an dem sie sich so richtig geborgen und wohlfühlen kann!«

Anders als bei der »Bau-dir!«-Instruktion bleiben wir im weiteren Verlauf vorerst inaktiv und beobachten nur.

Wenn die beiden zufrieden sind mit ihrem Werk, fordern wir das Kind auf:

Th.: »Geh doch einmal hinein in deine Höhle/Burg/Haus und schau, wie es dir darin gefällt!« ... »Möchtest du gerne noch etwas ändern?«

Wenn es dem Kind dann wirklich gut gefällt, wird der Platz von Mutter/Vater geklärt:

Th.: »Sag mal, wo soll denn jetzt im Spiel die Mama/der Papa sein?«

Ihr Platz im Spiel wird ebenfalls gebaut: Ob im Haus oder davor oder als Nachbarn oder weit weg.

Dann beginnt der zweite Abschnitt der Instruktion:

Th. nimmt zwei Handpuppen (Hexe und Räuber) auf die Hände: »Stellt euch vor, in der Gegend sind zwei schlechte Leute unterwegs. Sie entdecken das schöne Haus/Burg/Höhle von Klara und sagen sich: »Ei, das ist aber neu hier! Das ist aber schön! Hah! Jetzt machen wir was Böses!« Mal SPIELSTOPP, Klara! Was meinst du, was haben die beiden Bösewichte wohl vor?«

Klara: Was klauen oder zerstören; Kind klauen, überfallen oder töten; Kind vertreiben und selbst drin wohnen wollen …

Th.: »Genau das wollen die beiden. Darum schleichen sie sich jetzt langsam an.«

An dieser Stelle trennt sich die therapeutische Variante von der diagnostischen. Letztere beobachtet die Eltern-Kind-Interaktion und lässt sich auf die Spielideen des Kindes ein. Sollte es schutzlos oder allein verantwortlich für seinen Schutz sein, ist dies von entscheidender diagnostischer Bedeutung, erfordert aber rechtzeitig eine therapeutische Intervention i. S. von »Sicherheit im Therapiezimmer« und Besetzen einer starken guten Helferfigur.

In der therapeutischen Variante sind die Eltern auf ihre Rolle vorbereitet.

Sie treten vor den Bau des Kindes, schauen die Bösewichte grimmig an und sagen mit Nachdruck: »Das lassen wir aber gar nicht zu! Dass ihr so was vorhabt, ist strengstens verboten! Wenn ihr euch hertraut, dann kriegt ihr eins über die Rübe!!«

Th. lässt ihre Figuren, je nachdem wie überzeugend der Schutz dargestellt wird, mit Verängstigung, Ärger oder Nichtglauben reagieren. Dann:

Th.: »SPIELSTOPP mal gerade, Klara, wie soll die Sache denn weitergehen?«

Die Idee des Kindes, egal ob Vertreibung der Bösewichte, Kampf mit ihnen, Bestrafung oder was auch immer, wird umgesetzt – aber immer mit der Maßgabe, dass sich die Eltern als kompetent, kampfbereit und schlagkräftig präsentieren.

Falls die Eltern zu dominant werden sollten und die – womöglich erst aufblühenden – kindlichen Bedürfnisse nach Eigenwirksamkeit/Kämpfen/Bestrafen überrollen, braucht es eine Intervention in der Erzählerstimme:

Th: »Aber da sieht die Mama/der Papa plötzlich, dass sie ein ganz starkes und mutiges Kind haben, das die bösen Leute selber verjagen/bestrafen/tot machen will! Mama/Papa bleibt stehen, schaut Klara an und ist ganz stolz auf die mutige Tochter! – Jetzt können sie zu zweit kämpfen! Teamwork ist doch das beste!«

Das Spiel wird im Sinne des Kindes zu Ende gebracht. Vorschläge wie Siegesfeier oder Festschmaus können aber sehr hilfreich sein.

3. Explizites Arbeiten mit Spaltungen

»Wir haben in den letzten Stunden herausbekommen, dass manche Menschen Eigenarten an sich haben, die einen furchtbar durcheinanderbringen und einem das Leben sehr schwer machen können. Nun ist dir ja vielleicht schon aufgefallen, dass jeder Mensch unterschiedliche Eigenschaften hat, manche nette und manche nicht so nett. Z. B. kennst du von mir vielleicht nur nette Eigenschaften – aber wenn du mit meinen Töchtern sprechen würdest, die würden sich schon auch über mich beschweren: Ich schimpfe sie, wenn sie ihr Zeug überall liegen lassen oder wenn sie den Fernseher bzw. Computer, Handy etc. ohne Absprache anmachen. Manchmal bin ich bestimmt auch ungerecht zu ihnen, weil ich genervt bin. Und wenn du so über dich nachdenkst oder über XX (Mama/Papa/Pflegemutter, je nachdem, wer non-offending-parent ist und Erziehungsverantwortung trägt), fallen dir vielleicht auch unterschiedliche Seiten ein.

Wir haben ja letztes Mal festgestellt, dass die unterschiedlichen Seiten bei XY dich ziemlich durcheinanderbringen. Heute möchte ich sie gerne mit dir zusammen sortieren. Schau mal, hier auf dem einen Stuhl können wir die netten Eigenschaften sammeln, und hier auf dem anderen Stuhl die Eigenschaften, die du nicht leiden kannst. (Stühle oder Polster hinstellen)

Diese Erläuterung schließt mit einer offenen Frage nach der Entscheidung des Kindes ab, die klaglos akzeptiert werden muss. Aber durch den Aufbau der Erläuterung gibt sie dem Kind sehr viel Ermutigung und Aufforderung, es mit mir zusammen zu versuchen. Dementsprechend darf diese Intervention erst angeboten werden, wenn das Kind

- gelernt hat, Nein zu sagen, und
- uns im Rahmen der tSt oder von Gesprächen, STI etc. Informationen über seine Verwirrung oder Verhedderung in traumatischen Bindungen gegeben hat und

es nicht nach der Stunde zu dieser Person zurückkehren muss oder ihr später erzwungenermaßen ausgeliefert werden muss.

Egal, ob sich das Kind entschließt, probeweise mit dem non-offending-parent oder gleich mit dem offending-parent zu beginnen, wird dies begrüßt und erläutert:

»Ja, prima! Mit welchem Stuhl willst du denn anfangen? Mit den Dingen, die du magst, oder mit dem Stuhl für die Sachen, die du nicht magst?«

»Für jede Eigenschaft oder Erlebnis suchen wir uns hier im Therapiezimmer einen Gegenstand, der das darstellen kann, und legen den dann auf den Stuhl.«

Wichtig: Es wird nicht von »gutem Stuhl« und »bösem Stuhl« gesprochen!

Wenn das Kind nun Eigenschaften und Erlebnisse erinnert, werden sie nicht bewertet, sondern es wird jeweils gebeten:

»Okay, schau dich doch einmal um, durch welchen Gegenstand das dargestellt werden könnte? Was könnte das symbolisieren?«

Die Lieblingsgerichte können z. B. durch einen Kochtopf aus der Puppenküche dargestellt werden oder der Ärger bei den Hausaufgaben durch ein Heft oder ein Buch. Manchmal werden Dinge genannt, für die man kein Symbol findet oder die sich nicht symbolisieren lassen, wie eine spezielle Beleidigung oder ein sexualisierter Blick. Dann kann es eine große Hilfe sein, wenn man das Kind bittet, dies auf Papier zu skizzieren.

Die beiden Stühle füllen sich allmählich, wobei das Kind von der Therapeutin begleitend unterstützt wird, niemals aber durch affektive Rückmeldungen, sondern immer sachlich sammelnd und nach Symbolisierung suchend! Die sachliche und unterstützende Haltung mag besonders schwer fallen, wenn das Kind in Bezug auf den offending-parent in seinen Augen positive Eigenschaften berichtet, wie z. B. »er erfüllt mir jeden Wunsch!«, die wir keineswegs für positiv halten. Das darf uns aber in keiner Weise zu kritischen Kommentaren hinreißen, sondern wir bleiben dabei zu bestätigen: »Okay, er erfüllt dir jeden Wunsch. Durch was können wir das hier zeigen?«

»Wenn dir für die beiden Stühle nichts mehr einfällt, sagst du mir Bescheid, ja?«

»Jetzt, wo die beiden Stühle fertig sind, treten wir mal einen großen

Schritt zurück und schauen uns an, wie weit die eigentlich zusammengehören – oder ob die so wenig miteinander zu tun haben, dass man denken könnte, es sind unterschiedliche Menschen. Was meinst du?«

Von dem Erstaunen der Kinder über diese Frage darf man sich nicht irritieren lassen, sondern man ermutigt sie, einmal verschiedene Abstände auszuprobieren. Was dabei herauskommt, ist diagnostisch von allergrößter Relevanz! Denn es besteht eine kategoriale Differenz zwischen Stühlen, die

a) recht nahe beieinanderstehen und zu denen der Kommentar des Kindes kommt: »Na ja, dass die Mama so wütend ist, dass ich keine Hausaufgaben gemacht habe, wenn sie abends von der Arbeit kommt – das liegt ja auch daran, dass sie will, dass ich das Schuljahr schaffe.«
b) an gegensätzlichen Ecken im Zimmer landen, die keinerlei Bezug zueinander haben, und die Kinder auf Nachfrage auch vermuten, dass der eine Stuhl vom anderen nichts weiß.
c) aufeinandergesetzt werden, sodass der »gute Stuhl« den »bösen Stuhl« verbirgt und der Kommentar kommt: »Der Papa lockt mich an mit all den schönen Sachen – er macht das, um die schlimmen Sachen machen zu können.«
d) Oder auf dem »guten Stuhl« landet gar nichts/kaum etwas.

Nicht dass das Kind nur zwei Minuten vorher im Entferntesten diese Erkenntnis geahnt hätte – sie stellt sich erst durch die räumliche Gestaltung ein. Aber auch hier ist es beeindruckend, wie differenziert und tiefgründig die Wahrnehmungen der Kinder sind – auch wenn sie sich keinerlei Reim darauf machen können.

Für die räumliche Gestaltung a) gilt:
Mit dem Kind werden seine Belastungen bezüglich des (üblicherweise) non-offending-parent diskutiert und nach Erleichterung der Situation gesucht.

Für die räumliche Gestaltung b) gilt :
»Bitte such dir für den guten Stuhl einen sicheren Platz hier im Zimmer, dass ihm nichts passieren kann!« Wenn er in Sicherheit gebracht worden ist:

»Jetzt treten wir mal ein paar Schritte zurück und schauen uns den Stuhl mit den schlimmen Sachen an.«

»Achte mal auf deinen Körper, was möchte er jetzt am liebsten mit dem schlimmen Stuhl machen? – Was wollen deine Arme und Hände, oder deine Beine machen?«

Oder auch: »Wenn du ganz frei entscheiden dürftest – was würdest du dann am liebsten mit dem Stuhl da machen?«

Es entsteht üblicherweise eine sehr starke motorische Kampfaktivierung, die jetzt im Rahmen der tSt-Regeln ausagiert werden soll[92]. Treten, boxen, schlagen, schreien, einmauern, durchs Zimmer werfen – das Böse vernichten – hier hat es seinen legitimen und dringend notwendigen Platz. Manch ein Kind möchte die Dinge verbrennen, aus dem Fenster schmeißen und im Meer versenken – bei diesen Wünschen hilft uns wieder die 2. Realitätsebene: Dann wird eben im Therapiezimmer ein Fenster aufgebaut, oder mit einem großen blauen Tuch ein tiefes Meer dargestellt, oder mit Flammen aus Papier oder Tüchern ein Feuer inszeniert – der Fantasie und Kreativität sind ja glücklicherweise keine Grenzen gesetzt.

Das Ende dieser Intervention ist eine letzte Selbstwahrnehmung: »Wie geht es dir jetzt? Wie fühlt sich jetzt dein Körper an?«

Für die räumliche Gestaltung c) gilt:
»Weißt du, mir fällt aber doch etwas ein, was durch und durch gut ist, also kein böser Trick ist. Hast du eine Ahnung, was ich meine?«

Hier werden jetzt Zeugung, Schwangerschaft und Geburt thematisiert. Und wenn es sich darauf reduziert, dass es da ein Samenkorn gab, das Leben zeugen wollte, oder eine Gebärmutter, die das winzige junge Leben in ihr bewahren und heranwachsen lassen wollte, ihm alles gab, was es dazu brauchte. Für diesen letztlich guten Teil brauchen wir einen dritten Stuhl, der von uns schön gestaltet und dann in Sicherheit gebracht wird.

Fortsetzung danach wie unter b).

Ähnliches gilt für Gestaltung d), bei dem dieser »durch und durch gute Teil« auf den guten Stuhl von uns gelegt wird.

---

92 Hier zahlt es sich sehr aus, dass es in meinem Spieltherapiezimmer statt Stühlen nur Sitzpolster gibt, gegen die dann nach Herzenslust getreten werden darf. Wer mit Stühlen arbeitet, muss natürlich kreative Ideen entwickeln, denn die 1. Regel lautet: Es darf nichts kaputt gehen – bis auf Zeichnungen.

Bei diesen letzten beiden Varianten ist es von entscheidender Bedeutung, dass wir dem Kind erzählen, wer darüber glücklich ist, dass es lebt, und wer es zu einem glücklichen Kind heranwachsen sehen möchte.

Am Ende der Arbeit mit expliziten Spaltungen werden Sie kaum jemals ein falsche oder diffuse Rückmeldung bekommen, denn Erleichterung, Hoffnung und Energie können unsere Patienten körperlich spüren und benennen – erst in diesem Zustand realisieren sie plötzlich, wie unaushaltbar der Stress der Vergangenheit ist. Aus diesem Grund muss man manches Mal auch ein Gespräch anschließen über die Konsequenzen, die diese Arbeit für den Alltag (zum Beispiel Besuchs- oder Telefonkontakte) haben muss.

4. Rekonstruktion und Überwindung von Traumabildern

1. Deutliche Abtrennung des »Raumes der Gegenwart«.
2. Außerhalb der Abgrenzung liegt der »Raum der Vergangenheit«.
3. Sowie die Anspannung spürbar ansteigt oder andere Stressreaktionen (Unruhe, Blockade, Erstarren, Ablenkung, Widerstand …) auftreten, verlassen wir den Raum der Vergangenheit und schauen vom Raum der Gegenwart, also von außen, auf die Szenerie.
4. Im Raum der Vergangenheit baut das Kind die Schreckerfahrung nach und beginnt entweder mit dem isoliert abgespeicherten Traumabild oder mit den räumlichen Strukturen, in denen das Erlebnis stattfand.
5. Für alle beteiligten Figuren nimmt es Stellvertreter, auch für sich selbst.
6. Wenn die ersten Stressreaktionen eintreten, gehen wir gemeinsam in den Raum der Gegenwart. Die Frage im Raum der Gegenwart lautet dann:
   »Wenn du jetzt von außen auf das schaust, was früher passiert ist, was möchte dein Körper am liebsten mit dem machen, was da zu sehen ist?«
   Helfen Sie dem Kind, sein Bauchgefühl zu finden und zu identifizieren. Oder auf seine Extremitäten zu achten.
   »Was kannst du im Bauch spüren? Oder was wollen deine

Hände, Arme und Beine?« Evtl. auch Zähne und Kiefer ansprechen.

7. Nach somatischer oder emotionaler oder kognitiver Rückmeldung (wobei im Notfall, wenn das Kind also keinerlei Zugang zu sich findet, die eigene Resonanz mitgeteilt werden sollte) kommt die Frage: **»Was wünschen wir uns heute, wo du nun in Sicherheit bist und schon viel älter bist, was hätte damals passieren sollen, damit das Schlimme nicht hätte geschehen können?«**
   Kinder haben aufgrund der traumabedingten Verarbeitungsmuster oft nur eine »halbe« oder gar keine rettende Idee und brauchen dann unsere Vorschläge!
   »Wenn ich mir das jetzt so von außen angucke, dann wünsche ich mir, dass damals jemand Außenstehendes die schlimme Sache mitbekommen hätte und …!« Die Aspekte von Unterbrechung, Rettung, Bestrafung und Isolierung des Täters, Tröstung, Zuwendung und Nähe für das Opfer müssen in der Rettungsphantasie nach und nach auftauchen.

   Die Rettungsfantasie wird gespielt. Alle Aspekte müssen einfließen. Es kann sein, dass dieser Teil der Arbeit vor allem von uns gespielt werden muss! Meist übernehmen aber die Kinder gerne eine aktive Rolle oder schalten sich nach anfänglicher Erstarrung aktiv ein, sowie der »frozen moment« der Hilflosigkeit von uns durchbrochen worden ist.

8. Am Ende der Arbeit: **»Wenn du jetzt ganz allein entscheiden könntest, was mit XX passieren soll, was sollte das sein?«**
   Hier kann es zu erheblichen aggressiven oder gar sadistischen Abreaktionen kommen.
   Falls es dazu kommen sollte: **»Es ist ganz normal, nach so einem Erlebnis eine/n solche/n Wut/Hass zu haben. Hier, in diesen vier Wänden, können wir es auch rauslassen. Draußen in der Wirklichkeit geht das nicht – da würde alles nur noch viel schlimmer werden, wenn wir oder YY den XX töten/foltern … würden. Oder was meinst du?«**

Das Traumspiel und die wunscherfüllenden Spiele haben einen ähnlichen methodischen Ablauf, sind aber in der Durchführung unkomplizierter, da sie keine explizite Traumakonfrontation darstellen.

5. Diaphragmatisches Atmen zur Selbstberuhigung / Affektregulation

Mit Diaphragma ist nicht das Verhütungsmittel für die Frau gemeint, sondern das Zwerchfell (griech.: Diaphragma). Das Zwerchfell ist eine Muskelplatte, die unseren Brustraum nach unten zum Bauchraum hin abschließt. Es ist nach oben gewölbt. Wenn es bei einer tiefen Einatmung nach unten zum Bauchraum hin gedehnt wird, übt es einen wohltuenden Druck/Massage auf das Sonnengeflecht (größter Nervenknoten außerhalb des zentralen Nervensystems, wird von Sympathikus [Anregung, Unruhe, Stress] und Parasympathikus [Entspannung, Ruhe, aber unter Angstbedingungen eben das »bodenlose Loch, in das man fällt«] innerviert) und die Bauchorgane aus. Bei einer vertieften Ausatmung dagegen wölbt es sich immer weiter noch oben und zieht den Oberkörper in eine Rundung und unterstützt die Herstellung des Vakuums in der Lunge.

Das Zwerchfell ist ein Stressmuskel, d.h. in Zeiten von Anspannung, Hektik und Stress verspannt es sich und blockiert die Bauchatmung. Durch das diaphragmatische Atmen wird es erst nach unten, dann nach oben gedehnt und ist danach wieder elastisch.

Jedes Lebewesen mit Lungenatmung hat eine reflexgesteuerte automatisierte Atmung, die völlig anstrengungsfrei verläuft. Durch chronifizierte Anspannung wird die leichte Atmung aber immer mehr behindert und zu einer Anstrengung. Gleichzeitig verändert sich das Gasgemisch in der Lunge zum Negativen hin, sodass auch das Gehirn ungünstiger mit Sauerstoff versorgt wird. Allein dadurch kommt es schon zu einem Aufschaukeln von Übererregung und negativen Affekten. Durch das diaphragmatische Atmen verbessert sich das Gasgemisch in der Lunge und damit die Versorgung des Gehirns schlagartig.

Das diaphragmatische Atmen, so wie ich es entwickelt habe, kommt aus dem Sport – und zwar aus dem »Cool-down«-Abspann nach großer Dauerbelastung für Herz, Kreislauf und Muskulatur. Es sorgt innerhalb von wenigen Sekunden für eine Beruhigung des Herzschlages, für ein Absenken des Blutdrucks, für eine körperliche Lockerung und für eine mentale Erholung. Übertragen auf unser traumapsychologisches Thema der Affektregulation, hilft es auch im Kontext leib-seelischer Übererregung für ein schnelles »Cool-down«.

Ablauf:
1× tief durch den Mund einatmen (möglichst so, dass das Atemvolumen nach unten gelenkt wird [Zwerchfelldehnung]);
1× sehr tief durch den Mund ausatmen, sodass keine Luft mehr in der Lunge verbleibt – also mindestens zwei Sekunden länger ausatmen, als man es spontan täte (das Zwerchfell schiebt sich automatisch nach oben, evtl. krümmt sich der Oberkörper etwas, wodurch die Entleerung der Lunge unterstützt wird); danach die Atmung freigeben, sie dem Körper überlassen und beobachten, was er macht.

Bevor Sie weiterlesen, sollten Sie diese Übung unbedingt ein oder zwei Mal gemacht haben! Das vertiefte Ausatmen ist der wichtigste Teil der Übung!

Nach einer Pause von ca. 2 Minuten wiederholen Sie die Übung, stellen sich dabei aber zuvor eine sehr ärgerliche Begebenheit aus Ihrem Leben vor. Beobachten Sie die körperlichen Veränderungen in Reaktion auf diese Erinnerung! Führen Sie dann die Übung ein oder höchstens zwei Mal durch und beobachten Sie Ihre leib-seelischen Veränderungen.

Etwa 60% der Erwachsenen aus meiner Praxis profitieren von dieser Übung sehr gut. Aber manche spüren gar keine Erleichterung, und wieder andere fühlen sich durch die Übung in ihrer Atmung irritiert. Letztere sollten sie auf jeden Fall nicht fortsetzen!

Für die anderen führt das diaphragmatische Atmen zu einem sofortigen Stressabbau, Anspannungen und negative Affekte lösen sich auf, mental wird man klar und tritt einen Schritt zurück, sodass man sich die schlimme Szene in der Erinnerung fast unbeteiligt anschauen kann. Cool-down in 10 Sekunden!

Auch sehr gut anzuwenden bei Ängsten oder nächtlicher Unruhe!

In der Realsituation eines Konfliktes hilft diese Atmung nur, wenn man sie zuvor eingeübt und dadurch automatisiert hat. Dann muss man sie auch nicht mehr so extensiv durchführen und sie wird in der Anwendung unauffälliger. Man darf sich von ihr keine Wunder erwarten, aber eine Verschnaufpause und ein innerliches Zurücktreten. Die Anwendung für die Realsituation wird im Elterntraining beschrieben.

Achtung: Die diaphragmatische Atmung ist absolut keine Daueratmung! Deswegen nur ein- oder zweimal hintereinander durchführen, weil sonst Schwindelgefühl eintritt.

Achtung: Diese Übung ist in erster Linie für Erwachsene und Jugendliche gedacht! Kinder, insbesondere seelisch kranke Kinder, lassen sich in ihrer Atmung leichter irritieren. Dann auf keinen Fall einüben!

6. Das Spiel mit der heißen Kartoffel (Mobbingprophylaxe)

Dies ist eine prima Übung, um das Kind gegen Beleidigungen und Kränkungen zu immunisieren. Die Anregung dazu stammt aus dem Büchlein »Wenn Kinder Kinder mobben« und wurde von mir ausgebaut.

Zuerst werfe ich Bälle in einen Topf und sage: »Stell dir vor, das wären Kartoffeln in einem Kochtopf. Sie sind glühend heiß. Aber ich habe einen Schutzhandschuh an und kann sie herausnehmen.« Sie nehmen eine »Kartoffel« heraus und halten sie auffordernd dem Kind hin: »Hier, Rudi, nimm!«

Sie werden erstaunt sein, dass unsere Therapiekinder fast regelmäßig gehorchen.

»Du hast gerade eine kochend heiße Kartoffel in der Hand – wie gefällt das deiner Hand?« Helfen Sie dem Kind, körperliche und verbale Schutzreaktionen zu finden, sowohl für den Fall der Verbrennung – aber noch wichtiger: für das Verhindern der Annahme! Diese Reaktionen üben Sie mit dem Kind im Spiel ein.

Danach bekommen die Kartoffeln die Namen der Beleidigungen. Wichtig: Bleiben Sie auch bei den übelsten sexualisierten Schimpfwörtern ruhig, wiederholen Sie sie: »Boah, arschgefickte Fotze ist echt schlimm – das würde mich auch echt fertig machen!« Lassen Sie sich ruhig diese neuen heißen Kartoffeln selbst reichen – natürlich unter Nennung der Beleidigung! – und teilen Sie Ihre körperliche Stressreaktion mit. Dann geht's aber an die Anwendung der präventiven Schutzreaktionen. Je offensiver, desto lustiger: Sie sagen dem Jungen: »Rudi, du Hurensohn!« und reichen ihm zugleich die Kartoffel – und Rudi schlägt sie Ihnen mit voller Wucht aus der Hand. Oder Sie werfen ihm die Kartoffel zu und er brettert sie mit einem Schläger gegen die Wand. Es entsteht ein befreiendes und lustiges Spiel, das die Kinder ein gutes Stück immunisiert gegen verbale Angriffe.

Abkürzungsverzeichnis

ADHS – Aufmerksamkeitsdefizitsyndrom mit motorischer und innerer Unruhe

ADS – Aufmerksamkeitsdefizitsyndrom ohne motorische Unruhe

ANS – Autonomes oder vegetatives Nervensystem

DTD – Developmental Trauma Disorder, in meiner Übersetzung: Entwicklungsbezogene Traumafolgestörung

JA – Jugendamt

KEF – Komplexe Entwicklungsstörung nach Frühtraumatisierung

NCTSN – National Child Traumatic Stress Network. Das Netzwerk wurde vom US-amerikanischem Department of Health and Human Services im Auftrag der Regierung Clinton gegründet. Sehr viele berühmte Forscher und Behandler der US-amerikanischen Kinderpsychotraumatologie haben hier miteinander einen Bericht für die Regierung Clinton erarbeitet, um die seelischen, gesellschaftlichen und volkswirtschaftlichen Folgen und Kosten von Kindesvernachlässigung und Kindesmisshandlungen nachzuweisen. Der Bericht wurde 2003 von Alexandra Cook et al. veröffentlicht.

Non-offending-parent – der Elternteil, der sich weder an Vernachlässigung noch an Misshandlung beteiligt hat, auch nicht stillschweigend.

1. RE und 2. RE – die erste Realitätsebene der traumabezogenen Spieltherapie ist durch die gesellschaftlich anerkannten Umgangsformen geprägt und durch die objektive Realität (bzw. deren Definition). Die zweite Realitätsebene ist dagegen durch Fantasiehandlungen, konkrete Gestaltung von fantasiertem Raum, Rollen, Narrativ und Zeit im Therapiezimmer, traumatische Projektionen, heilende Interventionen etc. geprägt und bewegt sich meist außerhalb der gesellschaftlich akzeptierten Konventionen aber immer innerhalb der fünf Therapie-Regeln der tST.

STI – Strukturierte TraumaIntervention, ein traumakonfrontatives Verfahren (Weinberg 2005)

tST – Traumabezogene Spieltherapie

Literaturverzeichnis

Aichhorn, A. (1972). Erziehungsberatung und Erziehungshilfe. Reinbek, Rowohlt

Aichinger, A., Holl, W. (1997). Psychodrama. Gruppentherapie mit Kindern. Mainz, Matthias-Grünewald-Verlag

Ainsworth, M. D. S., Witting, B. (1969). Attachment and the exploratory behavior of one-year-olds in a strange situation. In: Foss, B. M. (Hrsg.). Determinants of Infant Behavior. New York (Basic Books). S. 113–136

Appel-Ramb, C. (2002). Zur psychodynamisch-imaginativen Traumatherapie mit Kindern und Jugendlichen. In: Reddemann, L. (2002). S. 177–202

Bausum, J., Besser, L., Kühn, M. & Weiß, W. (Hrsg.) (2010), Traumapädagogik. Weinheim, Juventa

Bonus, B. (2006). Mit den Augen eines Kindes sehen lernen, Bd. I: Zur Entstehung einer Frühtraumatisierung bei Pflege- und Adoptivkindern und den möglichen Folgen. Norderstedt, Books on demand GmbH

Ders. (2008). Bd. II: Die Anstrengungsverweigerung. Norderstedt, Books on Demand GmbH

Bremner, J. et al. (1997). Magnetic resonance imaging-based measurement of hippocampal volume in post-traumatic stress disorder related to childhood physical und sexual abuse – preliminary report. Biological Psychiatry, 41, 23–32

Brisch, K.-H. (1999). Bindungsstörungen. Von der Bindungstheorie zur Therapie. Stuttgart, Klett-Cotta

Brisch, K. H., Hellbrügge, Th. (Hrsg.) (2003). Bindung und Trauma. Stuttgart, Klett-Cotta

Brisch, K. H. (2004). Der Einfluss von traumatischen Erfahrungen auf die Neurobiologie und die Entstehung von Bindungsstörungen. In: Zeitschrift für Psychotraumatologie und Psychologische Medizin, 1, 29–44

Ders. (2008). Bindung und Umgang. In: Deutscher Familiengerichtstag 2007, in: Brühler Schriften zum Familienrecht Bd. 15, Bielefeld, Gieseking, S. 89–136

Brisch, K.-H., Hellbrügge, Th. (Hrsg.) (2008). Der Säugling – Bindung, Neurobiologie und Gene. Stuttgart, Klett-Cotta

Dies. (2010). Bindung, Angst und Aggression. Stuttgart, Klett-Cotta

Butollo, W., Hagl, M., Krüsemann, M. (1999). Kreativität und Destruktion posttraumatischer Bewältigung. Stuttgart, Klett-Cotta

Chugani H. T., Chugani D. C. et al. (2001). Local brain functional activity following early deprivation: a study of postinstitutionalized Romanian orphans. In: Neuroimage, 2001, 14(6), S. 1290–1301

Cook, A., Blaustein, M., Spinazzola, J., van der Kolk, B. (2003). Complex Trauma in Children and Adolescents. White paper fom the National Child Traumatic Stress Network Complex Trauma Task Force. www.NCTSNet.org

Crittenden, P. (2006). A dynamic-maturational model of attachment. In: ANZJFT 27(2), S. 105–115

Danese, A. et al. (2008). Childhood maltreatment predicts adult inflammation in a life-course study. www.pnas.org/content/104/4/1319.full

DeBellis, M. et al. (1999). Developmental traumatology Part I: Biological stress systems. Biological Psychiatry, 45, 1259–1270

De Bellis, M. D., Keshavan, M. S. et al. (1999), A. E. Bennett Research Award. Developmental traumatology. Part II: Brain development. Biological Psychiatry, 45(10), S. 1271–1284

Dies. et al. (2002). Superior temporal gyrus volumes in maltreated children and adolescentes with PTSD. Biological Psychiatry, 51 (7), S. 544–552

De Bellis, M. D. & Kuchibhatla, M. (2006). Cerebellar volumes in pediatric maltreatment-related posttraumatic stress disorder. Biological Psychiatry, 60(7), 697–703

Deegener, G. (1995). Sexueller Missbrauch: Die Täter. Weinheim, Beltz

Döpfner, M. (2003). Wie wirksam ist Kinder- und Jugendlichenpsychotherapie? In: Psychotherapeutenjournal 4/2003, 258 ff.

Dörsch, M., Aliochin, K. (1997). Gegen Sexuellen Missbrauch. Das Handbuch zur Verdachtsklärung und Intervention. Nürnberg, Wildwasser/Selbstverlag

Dornes, M. (1997). Der kompetente Säugling. Die präverbale Entwicklung des Menschen. Frankfurt a. M., Fischer

Endres, M., Biermann, G. (Hrsg.) (1998). Traumatisierung in Kindheit und Jugend. München, Reinhardt

Fegert, J. M. (Hrsg.) (2001). Begutachtung sexuell missbrauchter Kinder. Neuwied, Luchterhand

Freud, A. (1927). Einführung in die Technik der Kinderanalyse. In: Die Schriften der Anna Freud, Bd. I. München, Kindler

Ders. (1984). Das Ich und die Abwehrmechanismen. Frankfurt a. M., Fischer

Gil, E. (1991). Die heilende Kraft des Spiels. Spieltherapie mit missbrauchten Kindern. Mainz, Matthias-Grünewald-Verlag

Goddard Blythe, S. & Hansen-Lauff, T. (2009). Greifen und BeGreifen. Wie Lernen und Verhalten mit frühkindlichen Reflexen zusammenhängen. Kirchzarten, VaK-Verlag

Greuel, I. et al. (1998). Glaubhaftigkeit der Zeugenaussage. Weinheim, Beltz

Grossmann, K. (2003). Emmy Werner: Engagement für ein Lebenswerk zum Verständnis menschlicher Entwicklung über den Lebenslauf. In: Brisch, Hellbrügge (2003). S. 15–33

Heiliger, A. (2000). Täterstrategien und Prävention. München, Frauenoffensive

Heinerth, K. (2000). Von der Akuten zur Posttraumatischen Belastungsreaktion: Eine stresstheoretische Grundlegung zum Verständnis und zur klientenzentrierten Intervention. München, Psychologische Arbeiten und Berichte (PAB) der Ludwigs-Maximilian-Universität

Hensel, Th. (2007). EMDR mit Kindern und Jugendlichen. Ein Handbuch. Göttingen, Hogrefe

Herman, J. L. (1993). Die Narben der Gewalt. Traumatische Erfahrungen verstehen und überwinden. München, Kindler

Huber, M. (2003). Wege der Traumabehandlung. Paderborn, Junfermann

Hüther, G. (1999). Biologie der Angst. Wie aus Streß Gefühle werden. Göttingen, Vandenhoeck und Ruprecht

Ders. (2002). Die Folgen traumatischer Kindheitserfahrungen für die weitere Hirnentwicklung. www.agsp.de

Ders. (2003). Die Auswirkungen traumatischer Erfahrungen im Kindesalter auf die Hirnentwicklung. In: Brisch, Hellbrügge (2003). S. 94 – 104

Ito, Y. et al. (1998). Preliminary evidence for abarrant cortical development in abused children. Journal of Neuropsychiatry, 10(3), 295 – 307

Kagan, R. (2004). Healing from losses, violence, abuse and neglect. The Hawthorn Maltreatment and Trauma Press

Kanfer, F. H., Reinecker, H., Schmelzer, D. (1991). Selbstmanagement-Therapie. Berlin, Springer

Kapfhammer, H. P. (2002). Neurobiologie der Posttraumatischen Belastungsstörung – Implikationen für klinische Phänomenologie und Psychotherapie. In: Psychotherapie, 7

Kernstock-Redl, H. (2005). Heilsame Kindergeschichten. Beruhigende, tröstende und stärkende Storys selbst erfinden. Wien, öbv & hpt

Kinniburgh, K. & Blaustein, M. (2010). Treating Traumatic Stress in Children and Adolescents: How to foster resilience through attachment, selfregulation and competency. New York, London, Guilford Press

Dies. (2005). Attachment, Self-Regulation & Competency: A Framework for Intervention with Complexly Traumatized Youth. Eigenverlag des Trauma Centers at Justice Resource Institute Brookline, MA

Kircher, T. et al. (2004). Funktionelle Bildgebung am Beispiel der Schizophrenie. In: Deutsches Ärzteblatt/PP/7, 321 – 325

Klein, M. (1927). Frühstadien des Ödipuskomplexes. Frühe Schriften 1928 – 1945, Frankfurt a. M., Fischer

Ders. (1972). Das Seelenleben des Kleinkindes und andere Beiträge zur Psychoanalyse. Reinbek, Rowohlt

Köhnken, G. (2001). Methodik der Glaubwürdigkeitsbegutachtung. In: Fegert, J. (Hrsg.) (2001). S. 29 – 51

Kuntzag, Lars (1998). Traumatisierte Vorschulkinder: Diagnostische Grundlagen und Methoden. Paderborn, Junfermann

Landolt, M.A. (2004). Psychotraumatologie des Kindesalters. Göttingen, Hogrefe

Landolt, M., Hensel, Th. (2008). Traumatherapie bei Kindern und Jugendlichen, Göttingen, Hogrefe

Laucht, M. (2003). Vulnerabilität und Resilienz in der Entwicklung von Kindern. In: Brisch, Hellbrügge (2003). S. 53 – 71

Levine, P. Frederick, A. (1998). Trauma-Heilung. Das Erwachen des Tigers. Essen, Synthesis

Lorenz, Konrad (1983). Das sogenannte Böse. Zur Naturgeschichte der Aggression. München, dtv

Luria, A. R., Judowitsch, F. A. (1982). Funktion der Sprache in der geistigen Entwicklung des Kindes. Berlin, Ullstein

Dies. (1992). Das Gehirn in Aktion. Reinbek, Rowohlt

Main, M., Salomon, J., Procedures for identifying as Disorganized/Disoriented during the Ainsworth Strange Situation. In: Greenberg et al. (Hrsg.) (1990). Attachment in the Preschool Years. Chicago, The University of Chicago Press

Meaney, M. J. et al. (2009). Epigenetic regulation of the glucocorticoid receptor in human brain associates with childhood abuse. Nature Neuroscience 12, 342 – 348

Nichols, M., Lacher, D., May, J. (2002). Parenting with stories. Creating a foundation of attachment for parenting your child. Familiy Attachment and Counseling Center of Minnesota, Deephaven

Nienstedt, M., Westermann, A. (2007). Pflegekinder und ihre Entwicklungschancen nach frühen traumatischen Erfahrungen. Stuttgart, Klett-Cotta

Omer, H. & v. Schlippe, A. (2008). Autorität ohne Gewalt. Göttingen, Vandenhoeck & Ruprecht

Dies. (2008). Autorität durch Beziehung. Göttingen, Vandenhoeck & Ruprecht

Papoušek, M., Wollwerth de Chuquisengo (2003). Auswirkungen mütterlicher Traumatisierungen auf die Kommunikation und Beziehung in der frühen Kindheit. In: Brisch, Hellbrügge (2003)

Papoušek, M. (2006). Vortrag auf dem interdisziplinären Kongress der »Deutschen Liga für das Kind«, 30. 5. 2006, Berlin

Peichl, J. (2008). Die inneren Trauma-Landschaften. Stuttgart, Schattauer

Ders. (2009). Neurogene Reaktion auf Bedrohung, Liebesbindung und traumatische Opfer-Täter-Bindung. In: Trauma & Gewalt, 1, 18 – 32

Perry, B. D., Szalavitz, M. (2008). Der Junge, der wie ein Hund gehalten wurde. Was traumatisierte Kinder uns über Leid, Liebe und Heilung lehren können. München, Kösel-Verlag

Perrin, S., Smith, P., Yule, W. (2000). The Assessment and Treatment of Post-

Traumatic Stress Disorder in Children and Adolescents. Institute of Psychiatry, London. Journal of Child Psychology and Psychiatry, Vol 41, 277 – 289

Peters, U.H. (1984). Anna Freud. Ein Leben für das Kind. Frankfurt a.M., Fischer

Pikler, E. (1997). Lasst mir Zeit! Die selbständige Bewegungsentwicklung des Kindes bis zum freien Gehen. München, Richard-Pflaum-Verlag

Porges, S.W. (2002). Polyvagal-Theorie: Die drei neuralen Kreisläufe als Regulatoren für unser reaktives Verhalten. www.somatics.de/Porges/PorgesAPA_GER.htm

Ders. (2007). The polyvagal perspective. Biological Psychology, 74, 116 – 143. www.sciencedirect.com

Pynoos, R. S., Eth, S. (1986). Witness to violence: the child interview. In: Journal of the American Academy of Child and Adolescent Psychiatry, 25, 306 – 319

Reddemann, L. (2002). Imagination als heilsame Kraft. Stuttgart, Klett-Cotta, 14. Aufl. 2008

Rothschild, B. (2002). Der Körper erinnert sich. Die Psychophysiologie des Traumas und der Traumabehandlung. Essen, Synthesis

Ruf, M. (2008). Traumatisierte Flüchtlingskinder in Deutschland. Epidemiologie, Therapie sowie neurokognitive und neurophysiologische Korrelate. Unveröffentlichte Dissertation, Universität Konstanz

Scheeringa, M., C. H. Zeannah, M. J. Drell, J. A. Larrieu (1995). Two approaches to the diagnosis of posttraumatic stress disorder in infancy and early childhood. Journal of the American Academy of Child and Adolescent Psychiatry, 34, 191 – 200.

Scheeringa, M. S. (2006). Posttraumatic Stress Disorder: Clinical Guidelines and research findings. In: Handbook of preschool mental health. Development, disorder and treatment. New York, London, The Guilford Press

Schmid, M., Fegert, J.M., Petermann, F. (2010). Traumaentwicklungsstörung: Pro und Contra. In: Kindheit und Entwicklung, 19 (1), 47 – 63

Schore, A. N., Dysregulation of the right brain: A fundamental mechanism of traumatic attachment and the psychopathogeneses of posttraumatic stress disorder. http://www.trauma-pages.com/a/schore-2002.php

Ursprünglich veröffentlicht (2002) in: Australian and New Zealand Journal of Psychiatry, 36, 9 – 30

Ders. (2007). Affektregulation und die Reorganisation des Selbst. Stuttgart, Klett-Cotta

Spangler, G., Zimmermann, P. (Hrsg.) (1995). Die Bindungstheorie. Grundlagen, Forschung und Anwendung. Stuttgart, Klett-Cotta

Spangler G., Zimmermann, P. (1998). Die Bindungstheorie. Grundlagen – Forschung – Anwendung. Stuttgart, Klett-Cotta

Spohr, H.-L., Steinhausen, H.-C. (2008). Fetale Alkohol-Spektrum-Störungen. In: Deutsches Ärzteblatt/PP/11, 529 – 534

Stein, M. et al. (1997). Hippocampal, in women victimized by childhood sexual abuse. Psycholgical Medicine, 27, 951 – 959

Steller, M., Volbert, R. (Hrsg.) (1997). Psychologie im Strafverfahren. Ein Handbuch. Huber, Bern

Steller, M., Köhnken, G. (1989). Statement analysis. Credibility assessment of children's testimonies in sexual abuse cases. In: Raskin, D. C. (Hrsg.). Psychological methods in criminal investigation and evidence. Springer, New York, S. 217 – 245.

Steller, M. (2000). Forensische Aussagepsychologie als angewandte Entwicklungs- und Kognitionspsychologie – Kritik suggestiver Aufdeckungsarbeit am Beispiel einer kindlichen Zeugin aus den Wormser Massenprozessen. In: Praxis der Rechtspsychologie, Sonderheft 1, DPV Bonn

Streeck-Fischer, A. (Hrsg.) (1999). Adoleszenz und Trauma. Vandenhoeck & Ruprecht, Göttingen.

Streeck-Fischer, A., et. al. (2000). Gezeichnet für das Leben? Stationäre Psychotherapie von misshandelten und missbrauchten Kindern. In: Streek-Fischer, Sachsse, Oetzkan (2000)

Streeck-Fischer, A., Sachsse, U., Oezkan, I. (2000). Körper, Seele, Trauma. Vandenkoeck & Ruprecht, Göttingen

Teicher, M. et al. (1993). Early childhood abuse and limbic system ratings in adult psychiatric outpatients. Journal of Neuropsychiatry and Clinical Neurosciences, 5, 301 – 306

Teicher, M. H. et al. (2004). Childhood neglect is associated with reduced corpus callosum area. In: Biological Psychiatry, 56(2), 80 – 85

van der Hart, O., Nijenhuis, E. & Steele, K. (2008). Das verfolgte Selbst. Strukturelle Dissoziation und die Behandlung chronischer Traumatisierung. Paderborn, Jungfermann

van der Kolk, B. (2007). Developmental Trauma Disorder. A new, rational diagnosis for children with complex trauma histories. In: Psychiatric Annals 35, (5), 401 – 408

van der Kolk, B., Pynoos, R. S., Cicchetti, D., Cloitre, M. et al. (2009). Proposal to include a Developmental Trauma Disorder Diagnosis for Children and Adolescents in DSM-V

Volbert, R. (1997). Suggestibilität kindlicher Zeugen. In: Steller, Volbert, Psychologie im Strafverfahren. Ein Handbuch (1997)

Volbert, R., Steller, M. (1998). Aussagefähigkeit von Kindern. Entwicklungspsychologische Aspekte der forensischen Aussagepsychologie. In: Kröber und Dahle (Hrsg.). Sexualstraftaten und Gewaltdelinquenz, S. 235–257, Kriminalistik-Verlag, Heidelberg

Waters, F. (2006). Understanding and Treating Childhood Dissociation, Vortrag auf dem Kongress der Dissoziationspsychologie, November 2007, Bad Krozingen

Weinberg, D. (2000). Psychotherapie mit traumatisierten Kindern. In: Report Psychologie, 7, 437 – 449

Dies. (2002). Psychotherapie mit früh und chronisch traumatisierten Kindern. In: Psychotherapeuten Forum 4, 9 – 17

Dies. (2008). Traumatherapie mit Kindern. Strukturierte Trauma-Intervention und traumabezogene Spieltherapie. Stuttgart, Klett-Cotta

Weinberg, D., Rose, A. (2006). Begutachtung bei traumatisierten Kindern – ein Fallbeispiel. In: Forum Psychotherapeutische Praxis, 6(4), 194 – 199

Weinberg, D., Hensel, Th., Traumazentrierte Spieltherapie. In: Landolt, Hensel (2008). S. 111 – 134

Weinberger, S. (2001). Kindern spielend helfen. Eine personzentrierte Lern- und Praxisanleitung. Beltz, Weinheim

Dies. (2004). Der Therapeut mit der Pappnase. In: Psychotherapeuten Forum 4/04, S. 5 – 12

Weiß, W. (2004). Philipp sucht sein Ich. Zum pädagogischen Umgang mit Traumata in den Erziehungshilfen. Juventa, Weinheim

Zieglgänsberger, W. (2001). Vortrag auf dem Kongress zur aktuellen Hirnforschung, Ludwig-Maximilians-Universität München, 9./10. November 2001